Haug

Heilpraktiker-Kolleg

Lernmodul 13:
Sinnesorgane

Jürgen Sengebusch

173 Abbildungen

Karl F. Haug Verlag · Stuttgart

Bibliografische Information der Deutschen Nationalbibliothek
Die Deutsche Nationalbibliothek verzeichnet diese Publikation in der Deutschen Nationalbibliografie; detaillierte bibliografische Daten sind im Internet über http://dnb.d-nb.de abrufbar.

Ihre Meinung ist uns wichtig! Bitte schreiben Sie uns unter:
www.thieme.de/service/feedback.html

Wichtiger Hinweis: Wie jede Wissenschaft ist die Medizin ständigen Entwicklungen unterworfen. Forschung und klinische Erfahrung erweitern unsere Erkenntnisse, insbesondere was Behandlung und medikamentöse Therapie anbelangt. Soweit in diesem Werk eine Dosierung oder eine Applikation erwähnt wird, darf der Leser zwar darauf vertrauen, dass Autoren, Herausgeber und Verlag große Sorgfalt darauf verwandt haben, dass diese Angabe **dem Wissensstand bei Fertigstellung des Werkes** entspricht.
Für Angaben über Dosierungsanweisungen und Applikationsformen kann vom Verlag jedoch keine Gewähr übernommen werden. **Jeder Benutzer ist angehalten**, durch sorgfältige Prüfung der Beipackzettel der verwendeten Präparate und gegebenenfalls nach Konsultation eines Spezialisten festzustellen, ob die dort gegebene Empfehlung für Dosierungen oder die Beachtung von Kontraindikationen gegenüber der Angabe in diesem Buch abweicht. Eine solche Prüfung ist besonders wichtig bei selten verwendeten Präparaten oder solchen, die neu auf den Markt gebracht worden sind. **Jede Dosierung oder Applikation erfolgt auf eigene Gefahr des Benutzers.** Autoren und Verlag appellieren an jeden Benutzer, ihm etwa auffallende Ungenauigkeiten dem Verlag mitzuteilen.

Karl F. Haug Verlag in Georg Thieme Verlag KG
Rüdigerstraße 14, 70469 Stuttgart, Germany
www.thieme.de

Printed in Germany

Zeichnungen: anchin mabel, Stuttgart/Zürich; Christine Lackner, Ittlingen
Covergestaltung: © Thieme
Layout: J. Böger/Thieme
Satz: L42 AG, Berlin
Druck: AZ Druck und Datentechnik GmbH, Kempten

DOI 10.1055/b000 000 705

ISBN 978-3-13-243982-5 1 2 3 4 5 6

Auch erhältlich als E-Book:
eISBN (PDF) 978-3-13-244140-8
eISBN (epub) 978-3-13-244141-5

Wo datenschutzrechtlich erforderlich, wurden die Namen und weitere Daten von Personen redaktionell verändert (Tarnnamen). Dies ist grundsätzlich der Fall bei Patienten, ihren Angehörigen und Freunden, z. T. auch bei weiteren Personen, die z. B. in die Behandlung von Patienten eingebunden sind. Eventuelle, personenbezogene Daten in den Fallbeispielen, Prüfungsdialogen, Vertiefungsfragen sind fiktiv. Die jeweilige Handlung ist frei erfunden.

Die abgebildeten Personen haben in keiner Weise etwas mit der Krankheit zu tun.

Thieme Publikationen streben nach einer fachlich korrekten und unmissverständlichen Sprache. Dabei lehnt Thieme jeden Sprachgebrauch ab, der Menschen beleidigt oder diskriminiert, beispielsweise aufgrund einer Herkunft, Behinderung oder eines Geschlechts. Thieme wendet sich zudem gleichermaßen an Menschen jeder Geschlechtsidentität. Die Thieme Rechtschreibkonvention nennt Autor*innen mittlerweile konkrete Beispiele, wie sie alle Lesenden gleichberechtigt ansprechen können. Die Ansprache aller Menschen ist ausdrücklich auch dort intendiert, wo im Text (etwa aus Gründen der Leseleichtigkeit, des Text-Umfangs oder des situativen Stil-Empfindens) z. B. nur ein generisches Maskulinum verwendet wird.

Herzlich Willkommen!

Ihr Ziel ist die Erlaubnis zum Ausüben der Heilkunde. Wir möchten Sie auf diesem Weg begleiten. Die Lernmodule des **Heilpraktiker-Kollegs** vermitteln Ihnen alle Kenntnisse, die Sie als Grundlage für diesen Beruf und für das Bestehen der amtsärztlichen Überprüfung benötigen.
Auf dieser Seite geben wir Ihnen eine Einführung in die didaktischen Elemente der einzelnen Lernmodule, damit Sie mit dem HP-Kolleg optimal lernen können. **Viel Erfolg!**

EFFIZIENTES UND NACHHALTIGES LERNEN

ORIENTIEREN – VERSTEHEN – MERKEN – TRAINIEREN

MINDMAPS

Zum Einstieg in jedes Kapitel: Die wichtigsten Schlagworte und Zusammenhänge des Themas im Überblick.

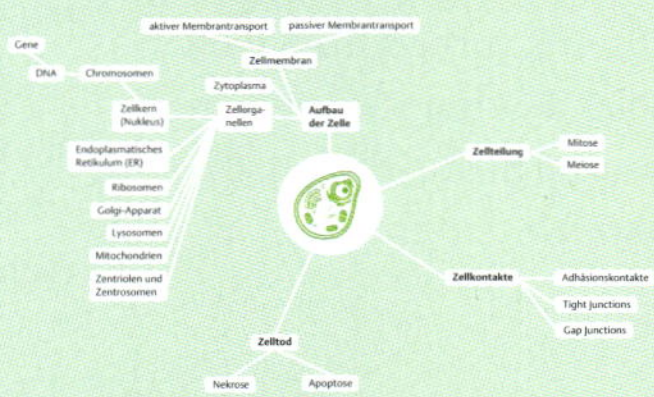

WISSEN

Leicht verständliche Lerneinheiten.

Definition *Merke*

Cave = Diese Aspekte sind für die Sicherheit Ihrer Patienten besonders wichtig.

Fazit – Das müssen Sie wissen = Alle prüfungsrelevanten Fakten nochmals kurz und prägnant zusammengefasst am Ende jeder thematischen Einheit.

GEZIELTE LERNHILFEN

Konkrete Lerntipps zur mündlichen und schriftlichen Prüfung und Stoff, der in der Vergangenheit abgefragt wurde.

Lerntipps – Mündliche Prüfung

Lerntipps – Schriftliche Prüfung

Im Liegen muss das rechte Herz, das im Stehen entstehende Gefälle zu den Beinen nicht mehr überwinden. Außerdem muss es generell nicht so viel leisten wie tagsüber. Es fördert daher nachts die tagsüber eingelagerte Flüssigkeit stärker durch den Kreislauf. Die überschüssige Flüssigkeit wird über die Niere, die nachts auch besser durchblutet ist, ausgeschieden. Viele Patienten mit einer Herzinsuffizienz können nachts nicht mehr durchschlafen, sondern gehen mehrmals pro Nacht zur Toilette.

= In vergangenen schriftlichen Prüfungen bereits abgefragte Inhalte sind farbig markiert.

= Abwechslung beim Lernen mit Videos und Audios

PRAXISTRANSFER

Anhand realistischer Fallbeispiele aus Prüfung und Praxis lernen Sie, wie die theoretischen Inhalte im Alltag in praktisches Handeln übersetzt werden.

Transferbeispiel

HP-Praxis

LERNTRANSFER

Offene Vertiefungsfragen zum Stoff mit ausführlichen Musterlösungen verankern das Gelernte nachhaltig im Gedächtnis.

Vertiefungsfragen

Die perfekte Ergänzung: intensives Prüfungstraining anhand originalgetreuer Fragen der letzten Jahre unter: *hp-trainer.thieme.de* (69,99 € für 12 Monate – oder gratis bei Erwerb des HP-Kolleg SETs mit 18 Lermodulen)

UND

Mehr Lernhilfen, z. B. Fallgeschichten und Prüfungsdialoge, finden Sie unter: *https://hp-kolleg.haug-verlag.de*

Diese Infos finden Sie auch in der App "HP-Kolleg WISSEN TO GO" - zum Download im *Google Playstore* oder *Appstore* (gratis).

Der Autor

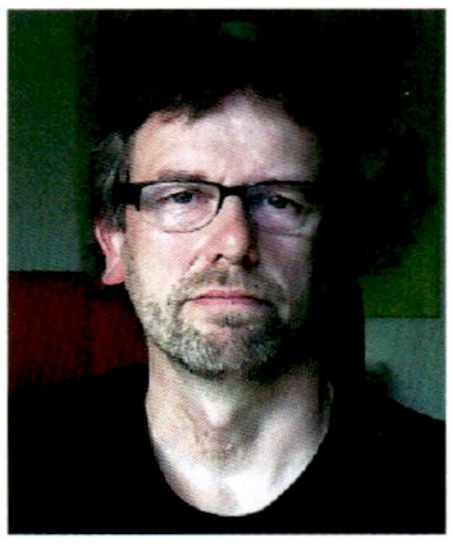

Jürgen Sengebusch

Jürgen Sengebusch ist Diplom-Pädagoge und Heilpraktiker, seit über 25 Jahren in der Ausbildung und Prüfungsvorbereitung von Heilpraktikeranwärter/-innen an der Hufeland-Schule Senden tätig und betreibt u. a. eine Online-Lernplattform für diesen Bereich. Er lebt in Westfalen und in Südfrankreich.

Jürgen **Sengebusch**
art und weise
Kappenberger Damm 423
48163 Münster/Westfalen
Deutschland
www.heilpraktikerlernzentrum.de
www.hufelandschule.de
info@artuweise.de

Vorwort

Ohne die Möglichkeit, Sinneseindrücke aufzunehmen, wäre der Mensch eine stumpfe Masse, unfähig, mit der Umwelt zu kommunizieren, nicht in der Lage, zu lernen oder angemessen auf das zu reagieren, was rings um ihn passiert. Wahrscheinlich pure Fressmasse für andere Lebewesen. Erst unsere Sinnesorgane ermöglichen, aus dieser Rolle herauszutreten. Herausragende Bedeutung haben hier u. a. die Augen und Ohren. Die flächenmäßig größte Struktur ist hierbei die Haut. Sie ist jedoch nicht allein ein Rezeptor für zahlreiche Reize und unsere (schützende) Hülle gegenüber der Außenwelt, sondern gleichwohl Projektionsfläche z. B. für innere (z. B. Stoffwechsel-)Prozesse und unsere Psyche. Beim Blick auf die Haut erkennen erfahrene Therapeut*innen bereits wichtige organische Störungen – sie hat also auch eine grundlegende Bedeutung in der Diagnostik. Also Gründe genug zu erschließen, wie die zugehörigen Vorgänge funktionieren und welche Mechanismen dies stören können.

Inhaltsverzeichnis

1 Einleitung

Der Körper verfügt über zahlreiche Sinnesorgane, die in der Lage sind, **Informationen** sowohl von der **Außenwelt** als auch aus dem **Körperinneren** aufzunehmen.

Die Wahrnehmung der Außenwelt bezeichnet man als **Exterozeption**, die des eigenen Körpers als **Interozeption**. Bei der Interozeption werden **Proprio- und Viszerozeption** unterschieden. Letztere entspricht der Wahrnehmung von Organtätigkeiten (z. B. „Magenknurren"), während die Propriozeption die eigene Körperlage im Raum erfasst. Sie wird auch als Tiefensensibilität bezeichnet.

Sinnesorgane sind mit verschiedenartigen **Sinneszellen** (Rezeptoren, Sensoren) ausgestattet. Diese sind in der Lage, die einwirkenden Reize in **elektrische Signale** umzuwandeln. Diese sog. Rezeptorpotenziale werden u. a. dem zentralen Nervensystem zugeleitet, damit der Körper z. B. auf Veränderungen, Bedrohungen oder auch Annehmlichkeiten **angemessen reagieren** kann.

Relevante Reize sind v. a. Licht und Schall, Temperatur, Bewegung und Druck sowie chemische und physikalische Faktoren.

Beim Menschen werden **5 klassische Sinne** beschrieben: **Sehen, Hören, Riechen, Schmecken** und **Tasten**. Die moderne Physiologie ergänzt weitere Empfindungen: **Temperatursinn** (Thermorezeption), **Schmerzempfindung** (Nozizeption), **Gleichgewichtssinn** (vestibulärer Sinn) und **Körperempfindung** (Tiefensensibilität, Propriozeption).

Entsprechend den aufzunehmenden Reizen sind v. a. folgende Organe als Sinnesorgane zu bezeichnen:

- **Ohren (Hörapparat)**
- **Nase**
- **Augen (Sehapparat)**
- **Mund**
- **Haut**

1.1 Unsere Sinne und Empfindungen

Sehsinn. Die anatomischen Grundlagen sowie der Sehvorgang sind in Kap. 2 beschrieben.

Hörsinn. Die anatomischen Grundlagen sowie der Hörvorgang sind in Kap. 3 beschrieben.

Tastsinn. Mehr zum Tastsinn lesen Sie in Kap. 4.3.1.

Geruchssinn. Der Geruchssinn war insbesondere für den frühen Menschen von großer Bedeutung. Er dient dazu, aromatische Moleküle in der Umgebungsluft wahrzunehmen und zu deuten. Damit verbunden ist einerseits eine Warnfunktion, z. B. Feuer frühzeitig wahrzunehmen und schlechte Nahrung oder andere Bedrohungen auszumachen. Andererseits spielt der Geruchssinn u. a. bei der Partnerbindung eine herausragende Rolle. Studien legen zudem nahe, dass Erinnerungen an Erlebtes vor allem an olfaktorische Informationen gebunden sind. Beim „modernen Menschen" kommt dies erheblich weniger zum Tragen: Aromatisierte Nahrungsmittel, Ausdünstungen z. B. von Bau- und Wohnmaterial, Körperparfums u. v. m. überlagern allzu oft die natürlichen Signale. Dabei können die meisten Menschen physiologisch potenziell mehrere Tausend Gerüche unterscheiden. Bei den meisten Gerüchen handelt es sich um eine Mischung verschiedener Duftstoffe.

Die Sinneszellen für die Wahrnehmung von Duftmolekülen liegen fast vollständig in der Schleimhaut der oberen Nasenmuschel (Regio olfactoria). Chemorezeptoren nehmen dort Reize auf, die in nervale Informationen umgewandelt und über den N. olfactorius zum Gehirn geleitet werden.

Die anatomischen Grundlagen sowie die Physiologie des Riechvorgangs finden Sie in Lernmodul 8 „Atmung, Lunge, Blut, Immunsystem".

Geschmackssinn. Die Wahrnehmung des Geschmacks diente ursprünglich – neben dem Geruchssinn – dazu, die Qualität und Genießbarkeit der Nahrung zu beurteilen. Nach heutigen Erkenntnissen kann der Mensch grundlegend 5 Qualitäten wahrnehmen: salzig, sauer, süß, bitter und umami. Sie werden über unterschiedliche Rezeptoren wahrgenommen. Diese Sinneszellen liegen v. a. in den Geschmacksknospen der Zunge, wobei bestimmte Bereiche auf die verschiedenen Nuancen spezialisiert sind. An der Geschmacksempfindung sind aber auch Sinneszellen im Nasen-Rachen- und Kehlkopfbereich sowie in der Speiseröhre beteiligt.

Schärfe hingegen wird als Reiz über Thermorezeptoren vermittelt und ist somit im biologischen Sinne keine Geschmackswahrnehmung. Die Weiterleitung der abgeleiteten Nervenimpulse an spezifische Areale der Großhirnrinde erfolgt über verschiedene Nerven. Beteiligt sind hier die Hirnnerven VII (N. facialis), IX (N. glossopharyngeus) und X (N. vagus). Die Bewertung der eingehenden Reize ist kulturell und individuell teilweise äußerst unterschiedlich. Sie können eine Hormonausschüttung, Speichelbildung, aber auch Übelkeit oder Brechreiz auslösen. Wenn die Geschmacksknospen geschädigt werden (z. B. bei Rauchern) oder vermindert regenerieren (z. B. im höheren Lebensalter oder bei Vitamin-B_{12}-Mangel), nimmt die Intensität der Geschmacksempfindung ab.

Temperatursinn. Mehr zum Temperatursinn lesen Sie in Kap. 4.3.2.

Schmerzempfinden. Das Schmerzempfinden bezeichnet eine enorm komplexe, subjektive Sinneswahrnehmung. Schmerzen können akut und chronisch, mit unterschiedlichem Charakter sowie mit und ohne Gewebeschädigungen am und im Körper auftreten. Äußerst breit ist das Spektrum subjektiver Empfindungen und körperlicher Reaktionen auf Schmerzreize und -zustände; es reicht von leicht unangenehmen Gefühlen bis zur lebensbedrohlichen Beeinflussung des Nervensystems, umfasst aber auch positive Bewertungen von Schmerzempfinden.

Als akutes Geschehen vermittelt Schmerz ein wichtiges Warnsignal, das auf drohende oder bestehende Gewebsdefekte hinweist. Temporär hat er auch die Funktion, Heilung zu schaffen – u. a., indem das betroffene Gewebe geschont wird. Beim chronischen Geschehen tritt diese Funktion in den Hintergrund; vielmehr bildet sich häufig das eigenständige Krankheitsbild des chronischen Schmerzsyndroms heraus.

Abb. 1.1 Sinneswahrnehmungen und Qualitäten.

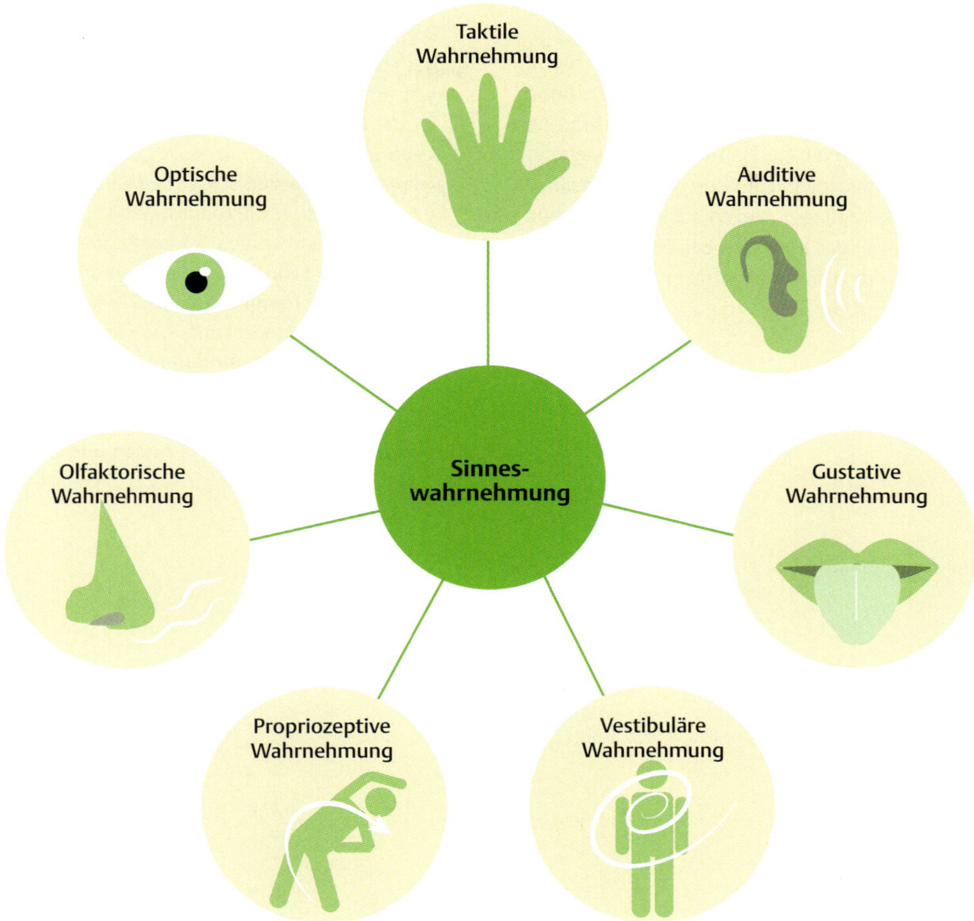

Grafik: J. Sengebusch

Wird ein Schmerz durch drohende oder bestehende Gewebsläsionen ausgelöst, sind sog. Nozizeptoren die Sinneszellen, die den Reiz aufnehmen und umwandeln. Sie sind v. a. in der Haut, in Muskeln und Eingeweiden lokalisiert.

Zusatzinfo

Die Leber kennt keinen Schmerz ...

Dieser eher lustig oder legitimierend gemeinte Stammtischspruch offenbart eine u. U. gefährliche Eigenart verschiedener Gewebe: Die Funktionsgewebe von Gehirn, Leber, Schilddrüse, Pankreas, Niere und anderen Organen enthalten kaum oder **keine Nozizeptoren**. Nur wenn bei Erkrankungen auch schmerzsensible umgebende Strukturen (z. B. Hirnhäute) betroffen sind, wird das Warnsignal Schmerz erzeugt.

Verschiedene Nozizeptoren **reagieren auf unterschiedliche Reize**. So nehmen **Mechanonozizeptoren** vorrangig starke Reize auf, während **polymodale** eher auf chemische oder physikalische Einwirkungen reagieren. Die Ansprechbarkeit sogenannter **stummer Nozizeptoren** wird erst durch **Entzündungsmediatoren** wie Prostaglandine, Bradykinin, Histamin oder Serotonin getriggert. Dies wird als **periphere Sensitivierung** bezeichnet.

Auslöser müssen keineswegs nur somatischer Natur sein. Schmerzempfindungen können auch **psychogen** sein, also durch starke Emotionen hervorgerufen werden. Nicht selten sind sie (Begleit-)Symptom psychiatrischer Erkrankungen.

Schmerzempfindungen sind in hohem Maße auch abhängig von **psychischen und sozialen Prägungen und Erfahrungen** und deshalb subjektiv gefärbt. So kann ein über Nozizeptoren vermittelter elektrischer Impuls bei zwei Menschen objektiv dieselbe Stärke besitzen, aber von beiden subjektiv ganz unterschiedlich verarbeitet werden. Hierbei spielen das **limbische System** und bestimmte Regionen der **Hirnrinde** eine ausschlaggebende Rolle.

Propriozeption und Gleichgewichtssinn. Die **Propriozeption (Tiefensensibilität)** dient der Wahrnehmung der eigenen Körperhaltung und der Orientierung im Raum. Sie erfasst Lage, Bewegung und Widerstand verschiedener Körperbereiche. Mit anderen Worten: Stellung, Beschleunigung, Spannung und Schwere. Diese Informationen sind sowohl für die Planung und Kontrolle willkürlicher als auch für unwillkürliche Bewegungen notwendig. Die wichtigsten **Rezeptoren** dieser Wahrnehmungen liegen **im Bereich des Stütz- und Bewegungsapparates** (Muskel- und Sehnenspindeln, Bänder, Gelenkkapseln und Knochenhaut).

Davon abzugrenzen ist der **Gleichgewichtssinn**, weil damit i. d. R. lediglich die Wahrnehmung über den **vestibulären Apparat** im Innenohr gemeint ist. Auch der Gleichgewichtssinn gibt dem Körper Auskunft über dessen Lage, Haltung und Bewegung.

Zur Wahrung des Körpergleichgewichts durch situationsangemessene Haltungen und Bewegungen tragen auch der **Sehapparat**, das **Tastempfinden** sowie das **Kleinhirn** bei. Dieses „verrechnet" als „zentrale Instanz" die zusammengetragenen Informationen und leitet – flankiert vom Großhirn – daraus Befehle z. B. für den Bewegungsapparat ab.

Fazit – Das müssen Sie wissen

Sinneswahrnehmungen

Menschen nehmen sich und ihre Umwelt über verschiedene Wege und Sinnesorgane wahr. Die Wahrnehmung der Außenwelt bezeichnet man als **Exterozeption,** die des eigenen Körpers als **Interozeption**. Sie umfasst die **Proprio- und die Viszerozeption**.

Relevante Reize sind v. a. Licht und Schall, Temperatur, Bewegung und Druck sowie chemische und physikalische Faktoren.

Beim Menschen werden **5 klassische Sinne** beschrieben: **Hören, Riechen, Schmecken, Sehen** und **Tasten**. Weitere relevante Reize sind **Temperatursinn** (Thermorezeption), **Schmerzempfindung** (Nozizeption), **Gleichgewichtssinn** (vestibulärer Sinn) und **Körperempfindung** (Tiefensensibilität, Propriozeption).

Die entsprechend als „Sinnesorgane" zusammengefassten Organe sind **Ohren, Nase, Zunge, Augen und Haut**.

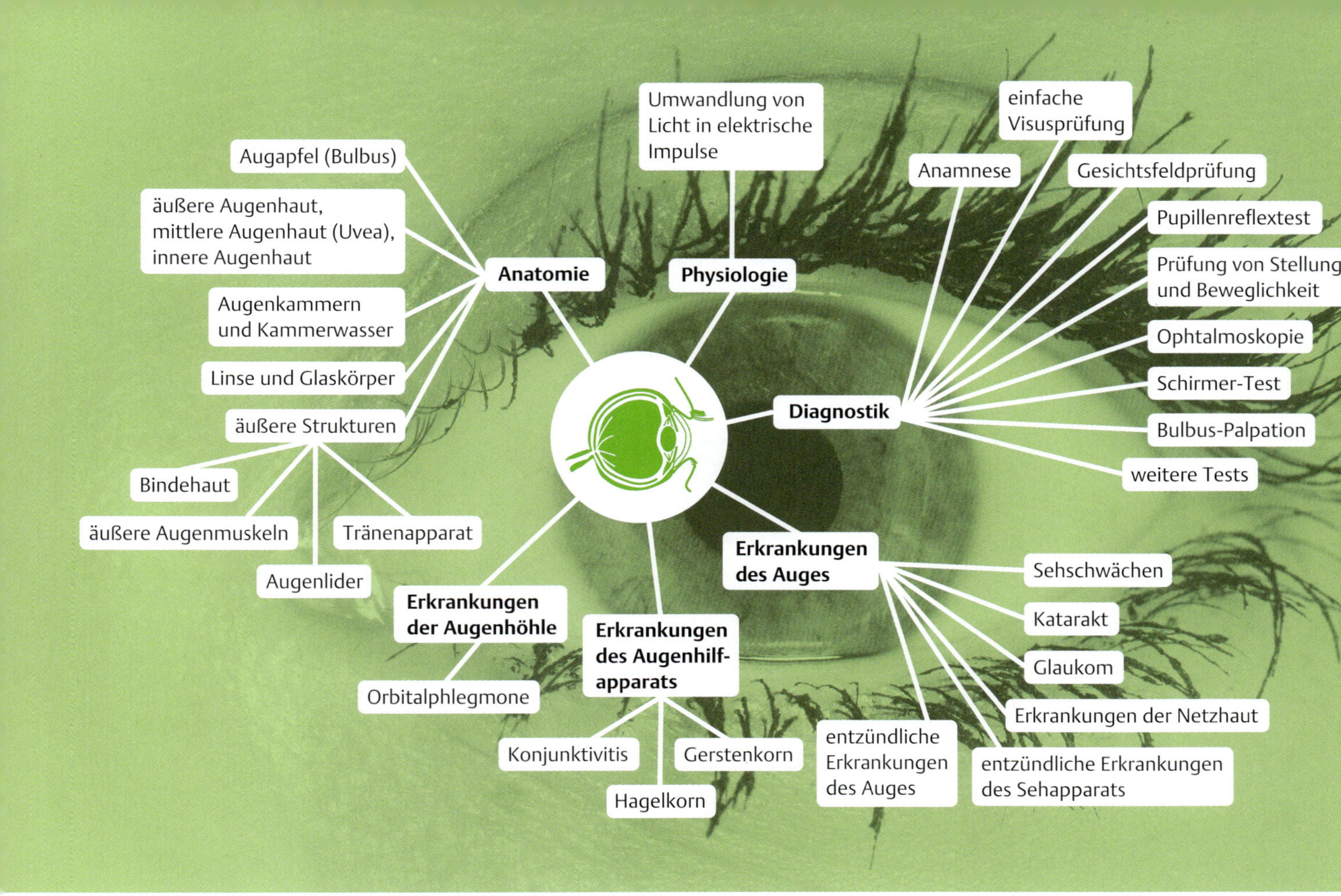

2 Auge

Das Auge ist eines unser wichtigsten Sinnesorgane; die spontane Wahrnehmung und Interpretation unserer Umwelt sowie Kommunikation erfolgen vornehmlich über das Sehen. Zugleich ist es wichtig für die räumliche Orientierung und spielt hier eine wichtige Rolle bei der Kontrolle des Körpergleichgewichts.

Damit diese wichtige Funktion überhaupt erst zum Tragen kommt, muss das Auge eine möglichst unverfälschte Abbildung der Umgebung ermöglichen.

Lerntipps

Sie können das Auge mit einem Fotoapparat vergleichen, wenn Ihnen dies den Zugang zur Funktionsweise erleichtert:

- Linsensystem: starres Frontobjektiv entspricht der Hornhaut
- Blende: Iris (Regenbogenhaut)
- auf Entfernung einstellbares Objektiv: Augenlinse
- Bildträger (Film, fotosensitiver Chip): Netzhaut
- Objektivverschluss: Augenlider
- Gehäuse: Lederhaut

Merke

Aufgaben des Auges

Das Auge nimmt optische (visuelle) Reize wahr und wandelt sie in elektrische Impulse um, die zum Gehirn weitergeleitet und dort erst verarbeitet werden.

2.1 Anatomie des Auges

2.1.1 Lage der Augen

Die Augen (► **Abb. 2.1**) liegen in der knöchernen Augenhöhle (**Orbita**). Sie ist jeweils eine 4–5 cm tiefe Schädelgrube, die aus sieben Knochenstrukturen gebildet wird: Stirnbein, Tränenbein, Siebbein, Jochbein, Oberkiefer, Gaumenbein, Keilbein. In der Augenhöhle sind die äußeren Augenmuskeln verankert (vgl. unten). Die Innenwände der Orbita weisen mehrere Öffnungen zum Durchtritt von Nerven, Blutgefäßen sowie des Tränengangs auf.

Zusatzinfo

Blow-out-Fraktur

Die Knochen im Bereich der Orbita sind von schwammartiger Struktur, also nicht massiv, um das Gewicht des Schädels möglichst gering zu halten. Wenn z. B. ein Golfball ein Auge treffen sollte, werden eher Knochen der Orbita zersplittern, als dass der elastische Bulbus zerstört wird. Man bezeichnet dies auch als Blow-out-Fraktur.

Die Lage der Augen im Schädel bestimmt auch das sog. **Gesichtsfeld**. Dies ist der Bereich, der optisch wahrgenommen werden kann, ohne dass der Kopf bewegt wird. Beim Menschen, dessen Augen nach vorn ausgerichtet sind, beträgt das Gesichtsfeld ca. **175°**, wobei sich die Gesichtsfelder beider Augen stark überschneiden.

Abb. 2.1 Auge.

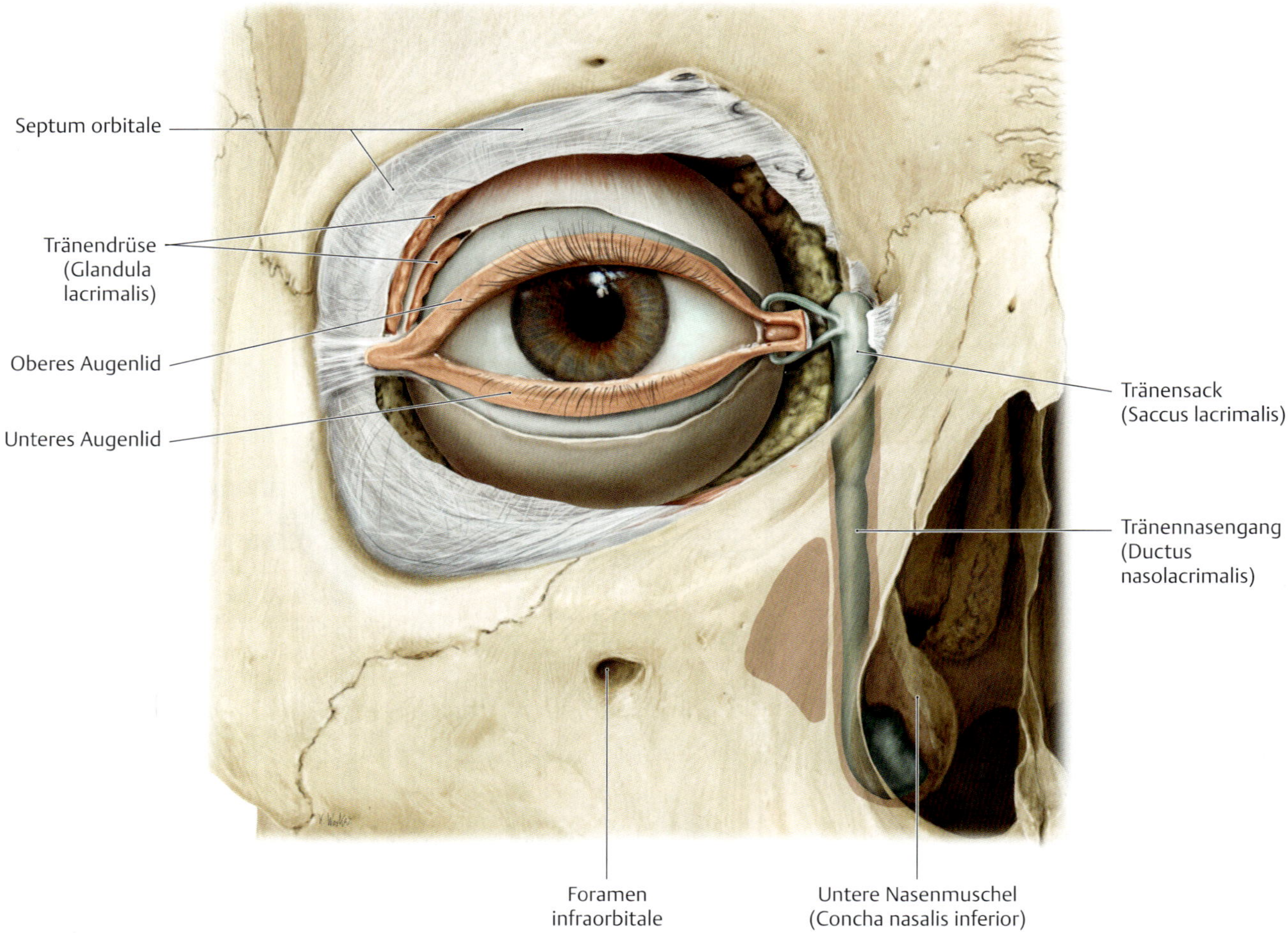

Rechtes Auge, Ansicht von frontal mit Tränenapparat. *Abb. aus: Schünke M, Schulte E, Schumacher U et al. 5.10 Tränenapparat. In: Schünke M, Schulte E, Schumacher U et al., Hrsg. Prometheus LernAtlas - Kopf, Hals und Neuroanatomie. Illustrationen von M. Voll und K. Wesker. 5. Auflage. Stuttgart: Thieme; 2018*

In alle Richtungen des Gesichtsfeldes reduziert sich zum äußeren Rand hin die qualitative und quantitative Wahrnehmung – am Rande werden nur noch sich bewegende Objekte erkannt – dieses dient vor allem als Schutzfunktion, um z. B. rasch auf eine sich nähernde Gefahr reagieren zu können.

Die quantitative, funktionelle Prüfung und Vermessung des Gesichtsfeldes nennt man **Perimetrie**. Sie wird im Abschnitt zur Diagnose genauer beschrieben.

! Cave

Gesichtsfeldausfälle

Ein Gesichtsfeldausfall ist immer abklärungsbedürftig! Er kann durch Tumoren (z. B. der Netzhaut) oder eine zentrale neurologische Störung bedingt sein.

Fazit – Das müssen Sie wissen.

Augenhöhle und Gesichtsfeld

Jedes Auge liegt in einer knöchernen **Augenhöhle (Orbita)**. Der Bereich, der ohne Bewegung des Kopfes gesehen werden kann, das sog. **Gesichtsfeld**, ist daher weitestgehend nach vorn gerichtet. Es beträgt beim Menschen etwa **175°**, wobei sich das Gesichtsfeld des linken und des rechten Auges stark überschneiden.

2.1.2 Aufbau und Feinbau

Augapfel (Bulbus)

Der Augapfel (Bulbus oculi, meist kurz: **Bulbus**) ist die größte Struktur des Auges und gibt ihm seine nahezu gleichmäßige Kugelform (▶ **Abb. 2.2**). Sein Durchmesser beträgt beim Erwachsenen ca. 24 mm. Von außen sieht man davon nur einen vergleichsweise kleinen Teil. Der größte Teil liegt in einem Fettpolster der knöchernen Augenhöhle und wird von den Augenlidern ver-

Abb. 2.2 Aufbau des Auges.

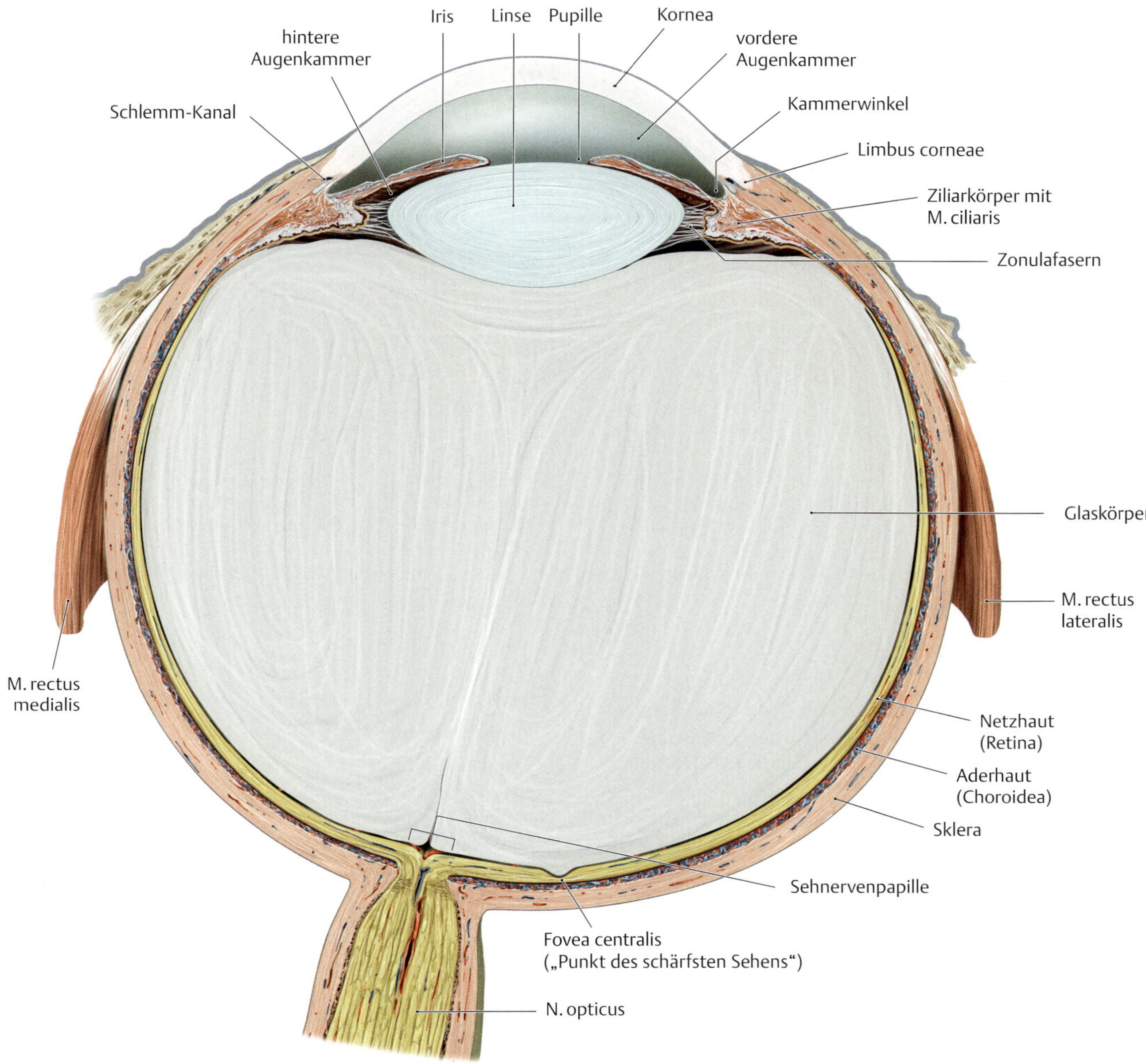

Der Augapfel wurde in der Horizontalebene geteilt. Blick von oben auf die untere Hälfte des rechten Auges. *Abb. aus: Schünke M, Schulte E, Schumacher U. Prometheus. LernAtlas der Anatomie. Prometheus LernAtlas - Kopf, Hals und Neuroanatomie. Illustrationen von M. Voll und K. Wesker. 5. Aufl. Stuttgart: Thieme; 2018*

deckt. Der Bulbus ist von derber Konsistenz und mit Kammerwasser gefüllt. Die Bulbuswand ist dreischichtig aufgebaut (Netzhaut, Aderhaut, Sklera; siehe ▶ **Abb. 2.2**).

Am Auge werden ein vorderer Abschnitt mit Bindehaut (Konjunktiva), Hornhaut (Cornea), Lederhaut (Sklera), Regenbogenhaut (Iris) und Linse (Lens) sowie ein hinterer Abschnitt mit Glaskörper (Corpus vitreum), Netzhaut (Retina) und Sehnerv (Nervus opticus) unterschieden.

Äußere Augenhaut

Die äußere Augenhaut gibt dem Augapfel mechanische Stabilität gegen den Zug der Augenmuskeln (▶ **Abb. 2.3**) und gegen den Augeninnendruck. Sie besteht aus 2 unterschiedlichen Anteilen:

- Die weiße, gefäßreiche **Lederhaut** (**Sklera)** umgibt den größten Teil des Bulbus. Sie ist eine derbe undurchsichtige, dehnungsfeste Bindegewebskapsel.
- Nur in dem Bereich, der vor der Pupille liegt, wird sie durch die durchsichtige und gefäßfreie **Kornea** (**Hornhaut**) ersetzt. Dies ist Voraussetzung dafür, dass überhaupt Licht in das Auge

Abb. 2.3 Augenmuskeln.

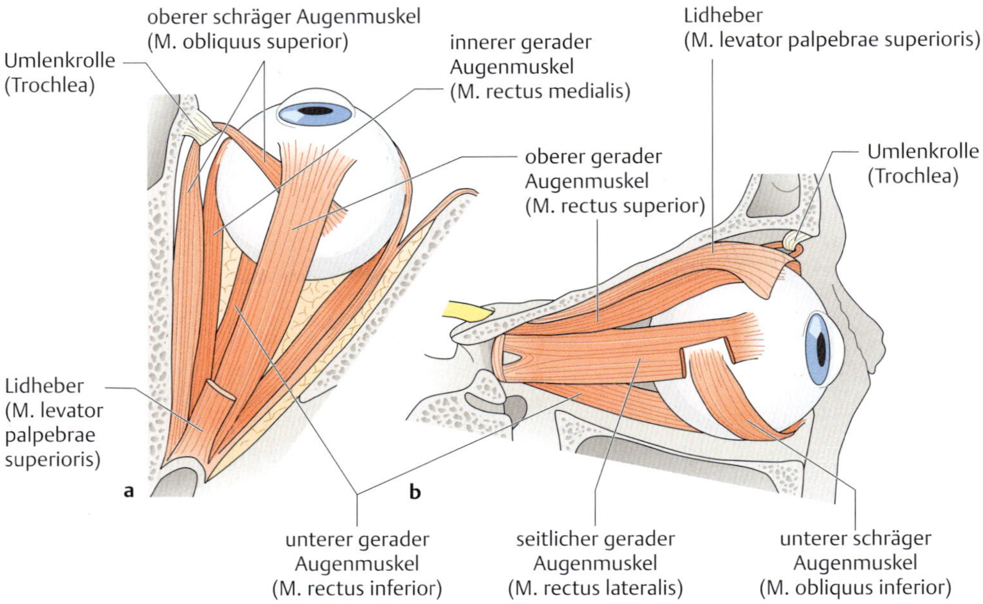

Äußere Augenmuskeln des rechten Auges, **a** in der Ansicht von oben, **b** von der Seite. Der vordere Teil des Lidhebers (M. levator palpebrae superioris) ist in a entfernt. *Abb. aus: Schünke M, Schünke G. Augenlider (Palpebrae). In: Schünke M, Faller A, Hrsg. Der Körper des Menschen. 18., überarbeitete Auflage. Thieme; 2020*

eindringen kann. Ernährt wird die Kornea durch das Kammerwasser, die Tränenflüssigkeit und die arteriellen Gefäße am Hornhautrand. Sekrete der Lidbindehaut sowie der Tränen- und der sog. Meibom-Drüsen bilden gemeinsam einen Flüssigkeitsfilm, der die Hornhaut feucht hält. Im vorderen Abschnitt wird die Sklera – nicht aber die Kornea – von der Bindehaut (Konjunktiva) überzogen.

Mittlere Augenhaut (Uvea)

Die mittlere Augenhaut (Tunica vasculosa bulbi) wird auch als **Uvea** oder Gefäßhaut bezeichnet. Sie besteht aus 3 Anteilen:

- **Iris** (Regenbogenhaut),
- **Ziliarkörper** (Strahlenkörper) und
- **Aderhaut** (Choroidea).

Die **Iris** ist der Anteil der mittleren Augenhaut, der hinter der transparenten Hornhaut sichtbar ist. Sie bildet den pigmentreichen Ring um die Pupille. Das kleine Sehloch im Zentrum der Iris kann durch Muskeln weit- oder enggestellt werden. Hierdurch erfolgt u. a. eine Anpassung an die gegebenen Lichtverhältnisse – vergleichbar mit der Blende eines Fotoapparates. Die hierfür zuständigen Muskeln sind

- der M. sphincter pupillae. Seine Innervation erfolgt durch den Parasympathikus und führt zu einer Verkleinerung der Pupille (**Miosis**);
- der M. dilatator pupillae. Er sorgt für eine Pupillenerweiterung (**Mydriasis**) und wird durch den Sympathikus innerviert.

! Cave

Pupillendifferenzen

Ein Unterschied in der Weite der rechten und linken Pupille (Pupillendifferenz, Anisokorie) kann angeboren sein. Er kann aber auch ein wichtiger Warnhinweis auf eine bedrohliche Hirnproblematik sein. Dasselbe gilt, wenn die Pupillen sich nicht angemessen zu den gegebenen Lichtverhältnissen verhalten (Pupillenstarre).

Der **Ziliarkörper (Strahlenkörper)** ist mit dem Rand der Linse verbunden. Er enthält den ringförmigen **Ziliarmuskel** (M. ciliaris), der die Wölbung der Linse steuert: Spannt er sich an, rundet sich die Linse ab und nahe Objekte werden damit scharf gesehen. Entspannt sich der Muskel, flacht die Linse ab und es kann in der Ferne scharf gesehen werden. Vom Epithel des Strahlenkörpers wird außerdem das **Kammerwasser** gebildet.

Die **Aderhaut** liegt zwischen der Sklera und der Netzhaut. Sie enthält zahlreiche Gefäße und ist für die notwendige intensive Durchblutung des Auges verantwortlich. Zudem steuert sie den Übertritt von Flüssigkeit und Nährstoffen in die Netzhaut.

Innere Augenhaut (Retina)

Die innere Augenhaut, auch Netzhaut oder **Retina** (▶ **Abb. 2.4**) genannt, besteht aus 2 Schichten, die punktuell miteinander verwachsen sind: dem Pigmentepithel und dem neurosensorischen Epithel. Das **Pigmentepithel** sichert die Nährstoffversorgung durch den Stoffaustausch zwischen der Aderhaut und der inneren Schicht der Netzhaut. Das **neurosensorische Epithel** enthält die Sinneszellen des Auges (Photorezeptoren), die optische Reize aufnehmen, in elektrische Impuls (Nervensignale) umwandeln und an den Sehnerv (N. opticus) weitergeben.

Abb. 2.4 Aufbau der Retina.

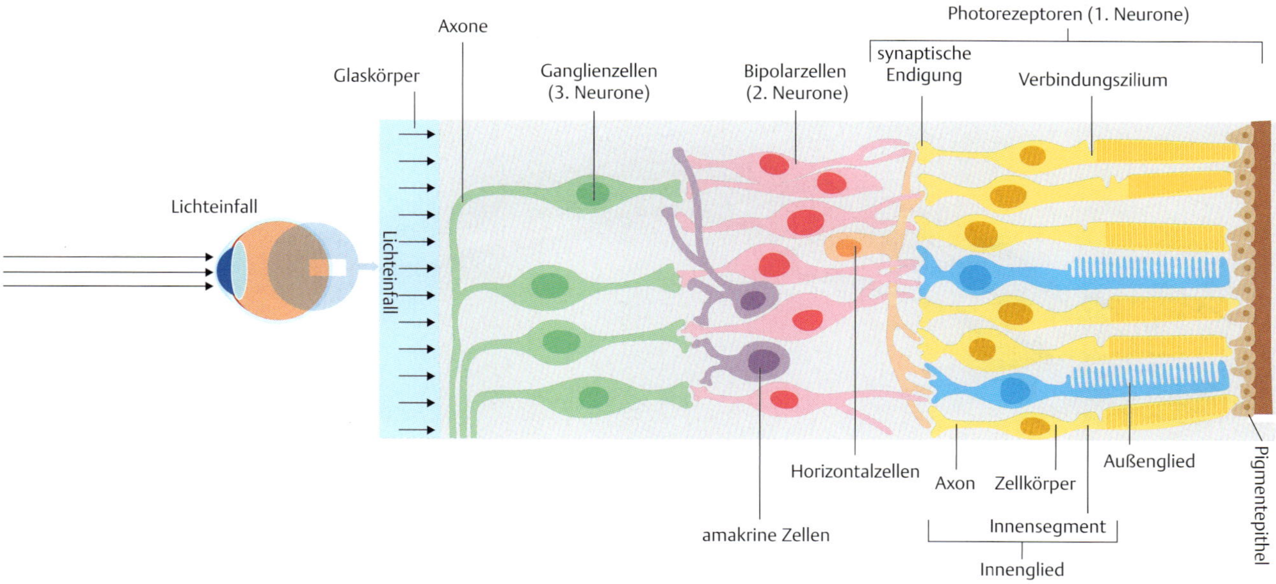

Das neurosensorische Epithel der Netzhaut besteht aus 3 Schichten: den Photorezeptoren, den Bipolarzellen und den Ganglienzellen. Die Außenglieder der Photorezeptoren (gelb: Stäbchen; blau: Zapfen) reichen in das Pigmentepithel, das dem neurosensorischen Epithel außen aufliegt. Die Axone der Ganglienzellen laufen im blinden Fleck zusammen und bilden den Sehnerv. *Abb. nach: Duale Reihe Physiologie. Behrends J, Bischofberger J, Deutzmann R et al., Hrsg. 4., unveränderte Auflage. Thieme; 2021*

Die Netzhaut weist 2 kleine Regionen mit Besonderheiten auf:

- Am sog. **„blinden Fleck" (Sehnervenpapille, Makula)**, tritt der Sehnerv aus dem Augapfel aus. An dieser Stelle befinden sich keine Photorezeptoren.
- Der sog. **„gelben Fleck"** liegt mehr oder weniger direkt in einer Linie mit dem Mittelpunkt der Pupille (Sehachse). Er ist der „Punkt des schärfsten Sehens", da hier die Dichte der Zapfen sehr hoch ist. Stäbchen kommen im gelben Fleck nicht vor.

Zusatzinfo

Der „gelbe Fleck" ist eigentlich gar nicht gelb

In der Ophthalmoskopie (Augenhintergrundspiegelung) stellt sich der „gelbe Fleck" als dunkle Region dar, während der „blinde Fleck" gelb erscheint.

Merke

Störungen der Netzhaut bei Erkrankungen

Die Funktion der Netzhaut ist bei vielen Erkrankungen eingeschränkt. Durchblutungsstörungen und Einlagerungen (z. B. von Zucker und Kalk) führen zu Störungen des Sehvermögens. Insbesondere Diabetiker und Hypertoniker sind dadurch gefährdet. Störungen treten auch bei Aids-Patienten und Menschen mit einer fortgeschrittenen Arteriosklerose auf. Zudem können Tumoren auftreten.

Während die äußere Augenhaut durchgehend ist, lassen die mittlere und die innere Augenhaut an der Vorderseite des Augapfels ein Loch frei, die **Pupille** (► **Abb. 2.5**).

Fazit – Das müssen Sie wissen

Augapfel und Netzhaut

Augapfel

Der **Augapfel (Bulbus oculi)** liegt in einer knöchernen Augenhöhle (Orbita), eingelagert in eine Fettschicht. Im Inneren des Augapfels liegen Linse und Glaskörper. Die Bulbuswand ist 3-schichtig aufgebaut:

- **äußere Augenhaut** mit der Lederhaut (Sklera) und der durchsichtigen Hornhaut (Kornea)
- **mittlere Augenhaut** mit Regenbogenhaut (Iris), Strahlenkörper (Ziliarkörper) und Aderhaut (Choroidea). Kleine Muskeln in der Iris steuern die Pupillenweite (M. sphincter pupillae und M. dilatator pupillae). Der Muskel des Ziliarkörpers steuert die Form der Linse (Anpassung an Fern- und Nahsehen).
- **innere Augenhaut** mit Netzhaut (Retina).

Die äußere Augenhaut ist durchgehend. Mittlere und innere Augenhaut haben an der Vorderseite des Augapfels eine Öffnung, die **Pupille**.

Netzhaut

Die **Netzhaut (Retina)** besteht aus 2 Schichten, dem Pigmentepithel und dem neurosensorischen Epithel. Sie setzt optische Signale in Nervenimpulse um. Das **Pigmentepithel** ist lichtundurchlässig und liegt zwischen der Aderhaut und dem neurosensorischen Epithel, das es mit Nährstoffen versorgt. Das **neurosensorische Epithel** ist lichtdurchlässig und liegt an der Innenfläche des Augapfels, auf die das Licht fällt. Mit den **Stäbchen** (Dämmerungssehen) und den **Zapfen** (Farbsehen) enthält es die Sinneszellen des Auges (Photorezeptoren). Außerdem besteht es aus Nervenzellen (Bipolar- und **Ganglienzellen**), deren Axone sich an der Sehnervenpapille zum N. opticus zusammenschließen.

Abb. 2.5 Bereich der Iris, des Ziliarkörpers und der Pupille.

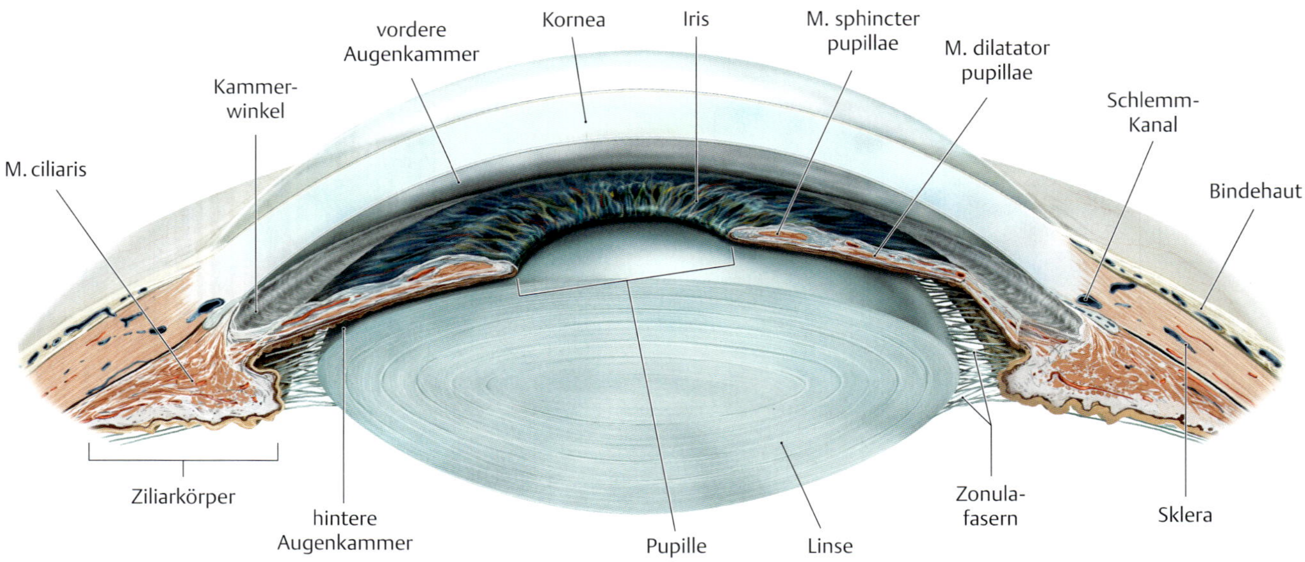

Iris und Ziliarkörper bilden zusammen mit der Aderhaut die mittlere Augenhaut. In der Iris befinden sich kleine Muskeln, über die die Pupillenweite geregelt wird (M. sphincter pupillae und M. dilatator pupillae). Der Muskel des Ziliarkörpers (M. ciliaris) steuert über die Zonulafasern die Form der Linse. *Abb. aus: Schünke M, Schulte E, Schumacher U. Prometheus. LernAtlas der Anatomie. Prometheus LernAtlas - Kopf, Hals und Neuroanatomie. Illustrationen von M. Voll und K. Wesker. 5. Aufl. Stuttgart: Thieme; 2018*

Augenkammern

Der Bulbus umfasst die **vordere und die hintere Augenkammer** sowie den Glaskörper. Die vordere Augenkammer wird vorn von der Kornea und hinten von Iris und Linsenvorderfläche begrenzt. Die hintere Augenkammer liegt zwischen Irisrückseite und Glaskörper, die seitlichen Grenzen bilden Ziliarkörper und Linse. Die Augenkammern sind mit **Kammerwasser** gefüllt.

Kammerwasser

Das transparente Kammerwasser besteht aus Wasser (ca. 98 %), Aminosäuren, Elektrolyten, Ascorbinsäure und dem Immunglobulin G. Es dient der **Ernährung** von Linse und Kornea.

Gebildet wird das Wasser aus dem Blut heraus vom Ziliarkörper. Dieser gibt es in die hintere Augenkammer ab. Von dort fließt es durch die Pupille in die vordere Augenkammer. Der Abfluss und Austausch überfälliger Flüssigkeit erfolgt über den **Schlemm-Kanal** (▶ **Abb. 2.6**). Dieses erweiterte Blutgefäß liegt in den Kammerwinkeln an der Grenze der Sklera zur Kornea und verläuft in sog. Spalträumen. Der kontinuierliche Abfluss sichert einen **konstanten Augeninnendruck**. Bildung und Abfluss des Kammerwassers stehen normalerweise im Gleichgewicht, innerhalb von etwa 3 Stunden wird das Kammerwasser einmal komplett ausgetauscht.

Abb. 2.6 Normaler Abfluss des Kammerwassers.

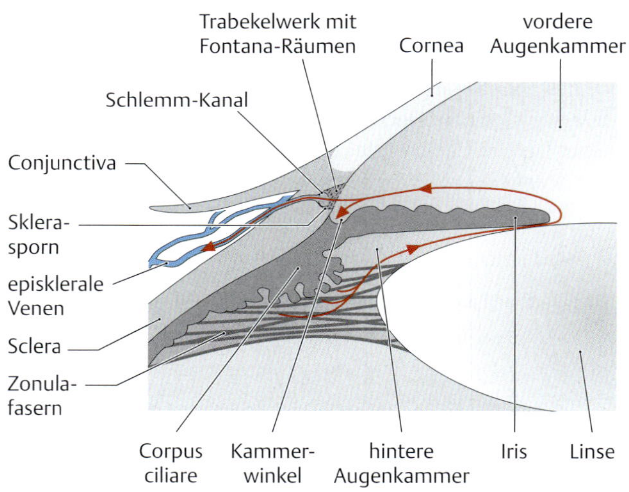

Das Kammerwasser bestimmt den Innendruck des Auges mit. Es wird vom Ziliarkörper im Bereich der Augenhinterkammer produziert und gelangt durch die Pupille in die Vorderkammer des Auges. Über die Spalten des Trabekelwerks im Bereich des Kammerwinkels sickert das Kammerwasser in den Schlemm-Kanal und von dort weiter in die episkleralen Venen. *Abb. aus: Schünke M, Schulte E, Schumacher U et al. 5.13 Iris und Kammerwinkel. In: Schünke M, Schulte E, Schumacher U et al., Hrsg. Prometheus LernAtlas - Kopf, Hals und Neuroanatomie. Illustrationen von Voll M und Wesker K. 5. Auflage. Stuttgart: Thieme; 2018*

Merke

Glaukom

Ein normaler Augeninnendruck ist für das Sehen entscheidend; er führt zur glatten Wölbung der Hornhaut und presst die Photorezeptoren an das Pigmentepithel. Ein Anstieg z. B. durch eine Abflussbehinderung bedingt das Krankheitsbild **Glaukom** (Grüner Star); es ist häufig, prüfungsrelevant und weltweit der wichtigste Auslöser für eine Erblindung. Ein **akuter Glaukomanfall** ist ein **Notfall** und bedarf einer **sofortigen klinischen Behandlung**.

Zusatzinfo

Flüssigkeitsverlust – erkennbar am Auge

Patienten, die einen deutlichen Flüssigkeitsverlust erleiden (z. B. durch Erbrechen und Durchfall), zeigen bei der Palpation der Augen weiche Bulbi. Sie sind also auch ein Symptom bei einem hypovolämischen Schock!

Linse und Glaskörper

Im Inneren des Augapfels liegen die Linse und der Glaskörper. Die Linse wird teilweise von der **Iris** (Regenbogenhaut) bedeckt.

Linse (Lens). Hinter der Pupille liegt die Linse des Auges, die die vordere große Augenkammer von der hinteren kleineren Augenkammer trennt. Sie ist eine konvex geformte Sammellinse mit ca. 10 mm Durchmesser. Ihre Wölbung und damit auch ihre Brechkraft werden bestimmt durch die Zonulafasern, die vom Ziliarmuskel ausgehen. Die Fasern können Zug auf die Linse ausüben und somit die Linsenstellung regulieren.

Glaskörper (Corpus vitreum). Hinter der Linse liegt der kugelförmige Glaskörper. Er füllt den Innenraum des Augapfels aus und grenzt vorn an die Linse und die hintere Augenkammer. Er ist mit einer durchsichtigen viskosen (gallertartigen) Flüssigkeit gefüllt. Der Glaskörper enthält weder Zellen noch Gefäße und gehört zu den lichtbrechenden Strukturen.

Fazit – Das müssen Sie wissen

Linse, Glaskörper und Augenkammern

Linse

Bei der **Linse** (Lens) des Auges handelt es sich um eine Sammellinse mit ca. 10 mm Durchmesser. Sie liegt hinter der Pupille und ist über die Zonulafasern mit dem Ziliarkörper verbunden. Durch den Zug dieser Fasern verändert sie ihre Wölbung und damit ihre **Brechkraft**.

Glaskörper und Augenkammern

Der **Glaskörper** liegt hinter der Linse und füllt den Innenraum des Augapfels aus. Er ist mit einer durchsichtigen viskosen Flüssigkeit gefüllt.

Die **vordere Augenkammer** wird vorn von der Kornea und hinten von Iris und Linsenvorderfläche begrenzt. Die **hintere Augenkammer** liegt zwischen Irisrückseite, Linse, Ziliarkörper und Glaskörper. Die Augenkammern sind mit **Kammerwasser** gefüllt. Es wird vom Ziliarkörper gebildet und gelangt aus der hinteren Augenkammer durch die Pupille in die vordere. Von dort fließt es über den Kammerwinkel und den Schlemm-Kanal ab. Das Kammerwasser dient der Ernährung von Linse und Kornea, seine Menge bestimmt den **Augeninnendruck**.

Äußere Strukturen

Hinzu kommen Strukturen, die das Auge umgeben und die für dessen Funktion erforderlich sind (Bindehaut, äußere Augenmuskeln, Tränenapparat und Augenlider). Sie werden als **Hilfsapparat** des Auges bezeichnet.

Bindehaut

Die Bindehaut des Auges (**Konjunktiva**) kleidet die Innenseite der Augenlider aus und schlägt im **Bindehautsack** auf die Sklera der Bulbusvorderseite um (▶ **Abb. 2.7**). Die Kornea wird **nicht** von Bindehaut bedeckt. In der Bindehaut liegen kleine Gefäße und Becherzellen. Letztere sind an der Bildung der Tränenflüssigkeit beteiligt.

Merke

Augenbindehaut

Die Kornea ist **nicht** von Bindehaut bedeckt.

Fazit – Das müssen Sie wissen

Bindehaut des Auges

Die **Bindehaut (Konjunktiva)** bedeckt die Innenseite der Lider und schlägt im **Bindehautsack** auf die Sklera der Bulbusvorderseite um. Die Kornea ist **nicht** von Bindehaut bedeckt. In der Bindehaut liegen kleine Gefäße und Becherzellen. Letztere sind an der Bildung der Tränenflüssigkeit beteiligt.

Abb. 2.7 Lider und Bindehaut.

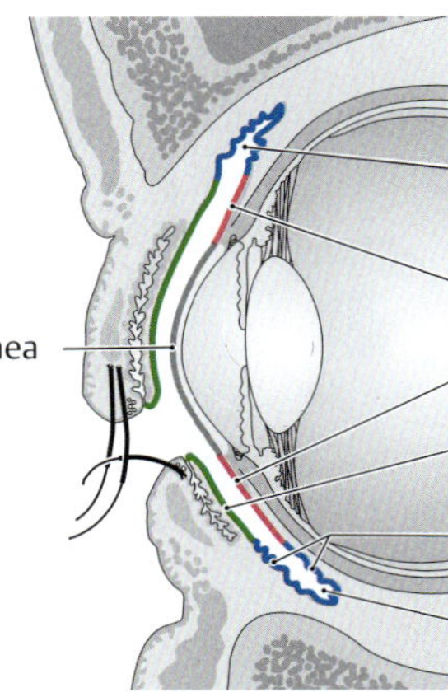

Die Bindehaut bedeckt die Innenseite der Augenlider (grün dargestellt) und die Sklera (rot dargestellt). Dort, wo sie von den Lidern auf die Sklera umschlägt (blauer Bereich), bildet sie den oberen bzw. den unteren Bindehautsack. Die Kornea ist bindehautfrei. *Abb. aus: Schünke M, Schulte E, Schumacher U et al. 5.13 Iris und Kammerwinkel. In: Schünke M, Schulte E, Schumacher U et al., Hrsg. Prometheus LernAtlas - Kopf, Hals und Neuroanatomie. Illustrationen von Voll M und Wesker K. 5. Auflage. Stuttgart: Thieme; 2018*

Äußere Augenmuskeln

Da beide Augen verschiedene Ausschnitte erfassen, müssen ihre Stellung und ihre Bewegungen genau koordiniert werden. Bei nahezu allen Augenbewegungen (mit Ausnahme des Fokussierens eines nahen Gegenstandes) bewegen sich die Augäpfel in dieselbe Richtung, also z. B. nach rechts. Dazu müssen die beiden Augen unterschiedliche Bewegungen vollziehen: „Nach rechts" bedeutet für den linken Augapfel eine (größere) Bewegung nach innen, für den rechten eine (kleinere) Bewegung nach außen. Diese Motorik muss sehr genau abgestimmt werden, andernfalls kommt es zu Doppelbildsehen (Diplopie). Diese Koordination leisten je **6 äußere Augenmuskeln** (▶ **Abb. 2.8**). Die 4 geraden und 2 schrägen Augenmuskeln setzen außen am Augapfel an und ziehen von dort aus zur hinteren Wand der Augenhöhle und bestimmen so die **Blickrichtung**.

Sie werden durch verschiedene motorische Hirnnerven gesteuert.

Merke

Störungen der Augenmuskeln

Störungen der Augenmuskulatur machen sich bemerkbar durch einen **Nystagmus** (Augenzittern) oder Abweichungen in Form eines **Strabismus** (Schielen) oder des Abdriftens beim Versuch, einen Gegenstand zu fixieren (**Akkommodationsproblem**). Die Störung muss nicht augenärztlich, sondern neurologisch abgeklärt werden. Häufig liegt eine Läsion von Hirnnerven zugrunde. Störungen der äußeren Augenmuskeln bzw. der zuständigen Nerven können eine **Diplopie** (Doppeltsehen) hervorrufen.

Fazit – Das müssen Sie wissen

Äußere Augenmuskeln

Die **äußeren Augenmuskeln** setzen außen am Augapfel an und steuern die Blickrichtung. Es gibt 4 gerade und 2 schräge Augenmuskeln.

Merke

Angeborene Fehlstellungen der Augen führen nicht zum Schielen

Ältere Leser kennen noch die Fernsehserie „Daktari", in der ein vermeintlich schielender Löwe „Clarence" auftrat. Regelmäßig wurden aus seiner vermeintlichen Sicht Szenen mit Doppelbildern dargestellt. Da der Löwe die Augenfehlstellung schon seit Geburt hatte, ist dies Unsinn. Er hat wahrscheinlich bereits als Welpe gelernt, die Bilder im Hirn zu einem Ganzen zusammenzufügen – genauso, wie es auch der Löwe und der Mensch tun, deren Augen normal gestellt sind.

Abb. 2.8 Äußere Augenmuskeln.

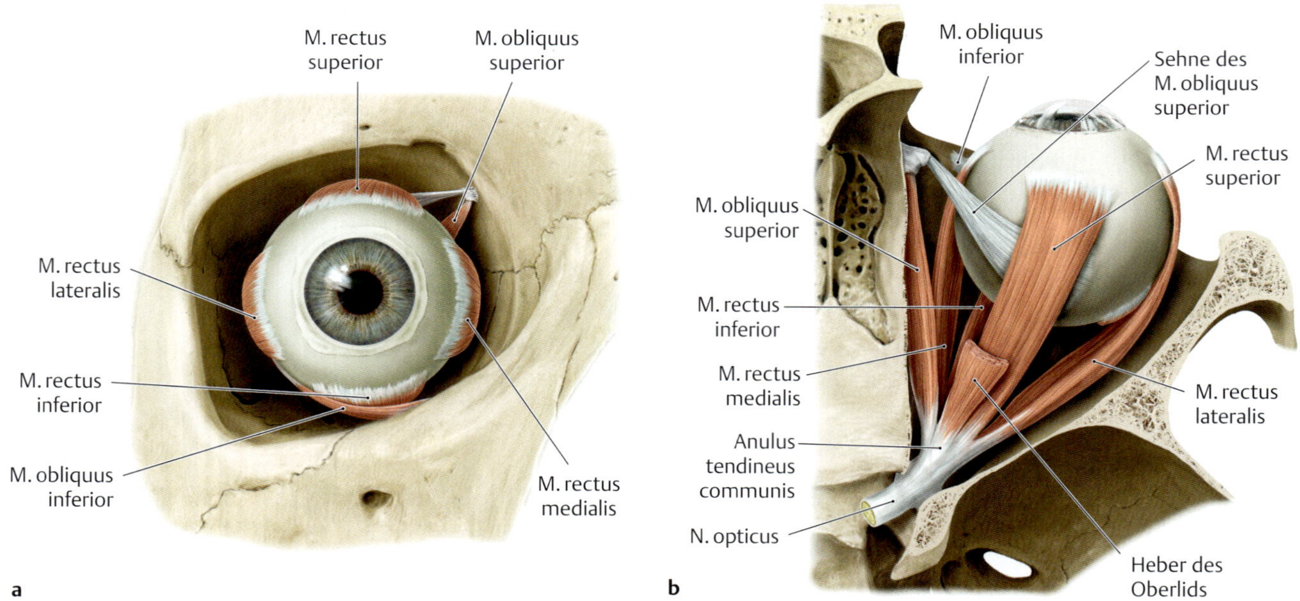

a Ansicht von vorn.

b Ansicht von oben.

Abb. aus: Schünke M, Schulte E, Schumacher U et al., Hrsg. Prometheus LernAtlas - Kopf, Hals und Neuroanatomie. Illustrationen von Voll M und Wesker K. 5. Auflage. Stuttgart: Thieme; 2018

Transferbeispiel

Abends schielt der Opa

Der kleine Henning* (8) ist ein aufgeweckter Junge. Nicht wenig Zeit verbringt er, indem er mit leicht zugekniffenen Augen und gerunzelter Stirn seine Umwelt beobachtet – von Nachbars Katze, wenn sie im Garten umherstreift, bis zum Busfahrer, wenn der die Münzen aus dem Rückzahlautomaten klackern lässt. Gestern Abend war Opa (68) sein Objekt. Heute Morgen fordert er von seiner Mutter eine Erklärung für eine Entdeckung: „Mama, wenn der Opa abends müde wird, dann sitzt er ja immer in seinem dicken Sessel. Und da habe ich gesehen, dass dann der Kopf so ein bisschen zur Seite fällt, aber die Augen nicht ganz zugehen. Dann fängt er an zu schielen und manchmal sind die Augen fast ganz weg – das sieht ganz gruselig aus! Da sieht man nur noch das Weiße! Warum macht er das? Schläft der etwa gar nicht wirklich und will mir Angst machen?"

Was steckt dahinter?

Hennings Opa ist müde und erschöpft – das betrifft zum einen sein Gehirn (weswegen er in ein Dösen gleitet), andererseits die gesamte Muskulatur – also auch die der Augenlider und der Augäpfel. Besonders in der Übergangsphase zum Schlaf „konkurriert" der Wunsch, wach zu sein und das Umfeld weiter im Blick zu behalten, mit der Notwendigkeit, den Körper zur Ruhe kommen zu lassen. Sinkt der Kopf nach unten, drehen sich die Bulbi nach oben und die schlaffen Augenlider lassen nur noch einen Teil unbedeckt, der „nur das Weiße" zeigt. Zeigte Opa dieses Bild auch im tiefen Schlaf, so würde man von einem Lagophthalmus sprechen, einem allerdings pathologischen Geschehen, das bei neurologischen Erkrankungen, Exophthalmus oder bestimmten Infektionen auftreten kann.

**Name fiktiv, Fallgeschichte frei erfunden*

Tränenapparat

Der Tränenapparat besteht aus den Tränendrüsen und den Tränenwegen (► **Abb. 2.9**). Die **Tränendrüsen** (Glandulae lacrimales) liegen am äußeren oberen Orbitarand. Ihre Ausführungsgänge münden in den **oberen Bindehautsack** und bilden täglich bis zu 500 ml **Tränenflüssigkeit**, die mit dem Lidschlag über die Kornea verteilt wird. Der Tränenfilm benetzt die Binde- und Hornhaut permanent und stellt auf diesem Wege sicher, dass sie gereinigt und geschützt werden. Der Tränenfilm besteht aus 3 Schichten (von außen nach innen): der **Lipidschicht** (die eine Verdunstung verhindert), der **wässrigen Schicht** (Hauptanteil) und der **Muzinschicht** (von Becherzellen der Bindehaut gebildeter Schleimanteil, der für die Haftung des Tränenfilms auf der Hornhaut sorgt).

Abb. 2.9 Tränenapparat (schematisch).

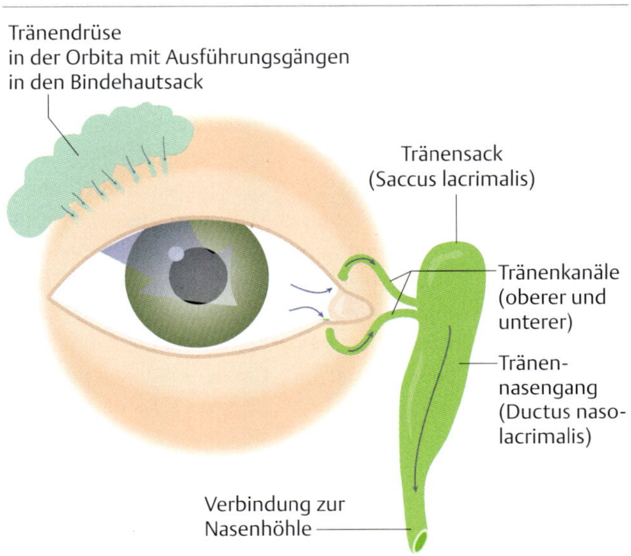

Grafik: J. Sengebusch

Die Tränenflüssigkeit gelangt über die **Tränenpünktchen** im inneren Augenwinkel und die **Tränenkanälchen** in den **Tränensack**. Von dort fließt sie über den **Tränen-Nasen-Gang** in die Nasenhöhle. Die Verteilung der Flüssigkeit wird u. a. durch den Lidschlag gelenkt. Die Tränenflüssigkeit enthält u. a. das Enzym Lysozym und ist dadurch antibakteriell.

Zusatzinfo

Tränenflüssigkeit – häufig (unbewusstes) Thema im Alltag

Dass die Tränenwege im Nasen-Rachen-Raum enden, merkt man bereits sehr früh im Leben: wenn beim Weinen auch die Nase „mitläuft". Im weiteren Lebensverlauf kommt jedoch häufig ein anderes Problem zum Tragen, nämlich der Mangel an Flüssigkeit. Viele Menschen leiden am Syndrom des „trockenen Auges" und einer nachfolgend anhaltenden leichten Entzündung der Horn- und Bindehäute (Keratokonjunktivitis). Die Patienten berichten über „müde und juckende Augen". Begünstigt wird dies durch häufigen Aufenthalt in Innenräumen mit trockener Luft und durch Bildschirmarbeit.

HP-Praxis

Entzündungen am Auge

Bei einem Gerstenkorn, einer Bindehaut- oder einer Tränensackentzündung kann evtl. ein Behandlungsverbot nach § 24 IfSG und ggf. auch eine Meldepflicht für HP nach § 6 IfSG vorliegen. Entscheidend ist hier der Auslöser der Erkrankung.

Fazit – Das müssen Sie wissen

Tränenapparat

Der **Tränenapparat** besteht aus den Tränendrüsen und den Tränenwegen. Die **Tränendrüsen** (Glandulae lacrimales) liegen am äußeren oberen Orbitarand. Sie produzieren die Tränenflüssigkeit, die mit dem Lidschlag über die Kornea verteilt wird. Die Tränenflüssigkeit gelangt über die **Tränenpünktchen** im inneren Augenwinkel und die **Tränenkanälchen** in den **Tränensack**. Von dort fließt sie über den **Tränen-Nasen-Gang** in die Nasenhöhle. Die Tränenflüssigkeit wirkt antibakteriell, schwemmt Fremdkörper von der Hornhaut und schützt die Kornea vor Austrocknung.

Augenlider

Die Augenlider schützen das Auge vor Schäden (z. B. durch einfliegende Fremdkörper) und dienen als Licht- und Blendschutz. Sie werden vom M. orbicularis oculi bewegt. Am Lidrand, an dem auch die Wimpern ansetzen, liegen die **Lidranddrüsen** (Moll-

und Zeis-Drüsen), die zu den Talg- bzw. Schweißdrüsen gehören. Im Oberlid sitzen die **Meibom-Drüsen**, deren fettreiches Sekret den Tränenfilm vor schneller Verdunstung schützt.

HP-Praxis

Neurologische Diagnostik

Die **Stellung der Augenlider** gibt unter Umständen wichtige Hinweise auf neurologische Erkrankungen oder Störungen. Eine **einseitige Ptosis** (herabhängendes Oberlid) ist z. B. Teil der sog. Horner-Trias, die auf eine Störung des Ganglion stellatum weist, die z. B. durch **Tumoren** im oberen Mediastinum oder im Halsbereich ausgelöst werden kann. Eine im Tagesverlauf zunehmende **beidseitige Ptosis** ist typisch bei einer **Myasthenia gravis** (Muskelschwund-Erkrankung).
Achtung: Seitenunterschiede in der Lidstellung können angeboren und somit ohne Krankheitswert sein.

Fazit – Das müssen Sie wissen

Augenlider

Die **Augenlider** schützen das Auge vor Schäden und dienen als Licht- und Blendschutz. Am Lidrand, an dem auch die Wimpern ansetzen, liegen die **Lidranddrüsen** (Moll- und Zeis-Drüsen). Im Oberlid sitzen die **Meibom-Drüsen**, deren Sekret den Tränenfilm vor schneller Verdunstung schützt.

2.1.3 Gefäßversorgung des Auges

Das Auge wird arteriell allein von Ästen der **A. ophthalmica** versorgt, die aus der A. carotis interna stammt (▶ **Abb. 2.10**). Das Gefäß zieht zusammen mit dem Sehnerv durch eine Öffnung an der Rückwand der knöchernen Augenhöhle. Das venöse Blut der kleineren Augenvenen fließt in die obere und in die untere **V. ophthalmica** und von dort in einen venösen Sinus der Dura mater.

! Cave

Schlaganfall

Der Schlaganfall (Apoplex) basiert auf einer Durchblutungsstörung im Gehirn. Nicht selten ist die A. carotis beteiligt, daher kann auch das Auge mit einem Sehverlust betroffen sein. Da die Minderdurchblutung vorübergehend sein kann (sog. TIA: transitorische ischämische Attacke), ist auch ein flüchtiger Sehverlust ein wichtiges Alarmzeichen und bedarf einer sofortigen Abklärung! Auch Gefäßentzündungen in Augennähe (z. B. bei einer Arteriitis temporalis = Entzündung der Schläfenarterie) können auf die A. ophthalmica übergehen und zur Erblindung führen.

2.1.4 Innervation des Auges

Die Netzhaut setzt optische Reize in elektrische Impulse um. Diese werden gebündelt vom **Sehnerv (N. opticus = II. Hirnnerv)** über Sehbahnen ins zentrale Nervensystem (ZNS) zur Sehrinde des Großhirns im hinteren Schädelbereich geleitet (▶ **Abb. 2.16**). Ein Teil der Sehnervfasern verläuft über die Sehnervenkreuzung (Chiasma opticum). Aus dem Verlauf des Nervs und der Sehbahnen und der Eigenart von Sehausfällen lassen sich z. B. wichtige Rückschlüsse auf die Lokalisation von Hirntumoren ziehen.

Abb. 2.10 Gefäßversorgung des Auges.

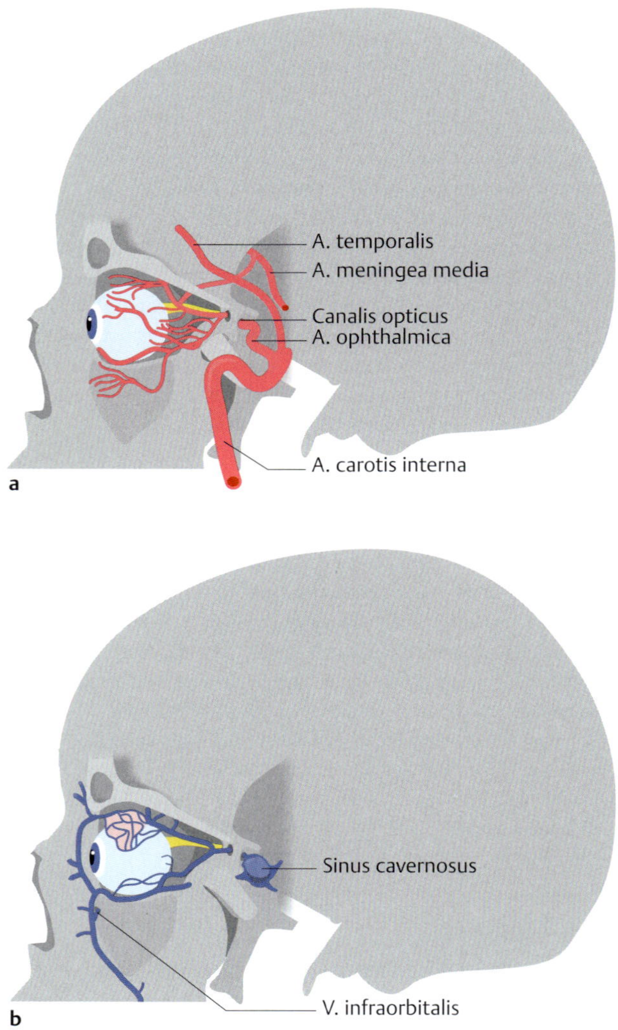

a Arterielle Versorgung.
b Venöser Abfluss.
Grafik: J. Sengebusch

Die Innervation der äußeren Augenmuskeln erfolgt über **3 Hirnnerven: N. oculomotorius, N. trochlearis und N. abducens** (▶ **Abb. 2.11**). Der N. oculomotorius führt zusätzlich parasympathische Fasern und ist darüber auch an der Pupillenengstellung und der Aktivität des Ziliarmuskels beteiligt. Die Iris und somit die Pupillenöffnung werden von Sympathikus und Parasympathikus beeinflusst. Der **Sympathikus** stellt die Pupille über den M. dilatator pupillae weit, der **Parasympathikus** stellt sie über den M. sphincter pupillae eng. Er steigert außerdem die Tränenproduktion.

Abb. 2.11 Innervation der Augenmuskeln durch die Hirnnerven.

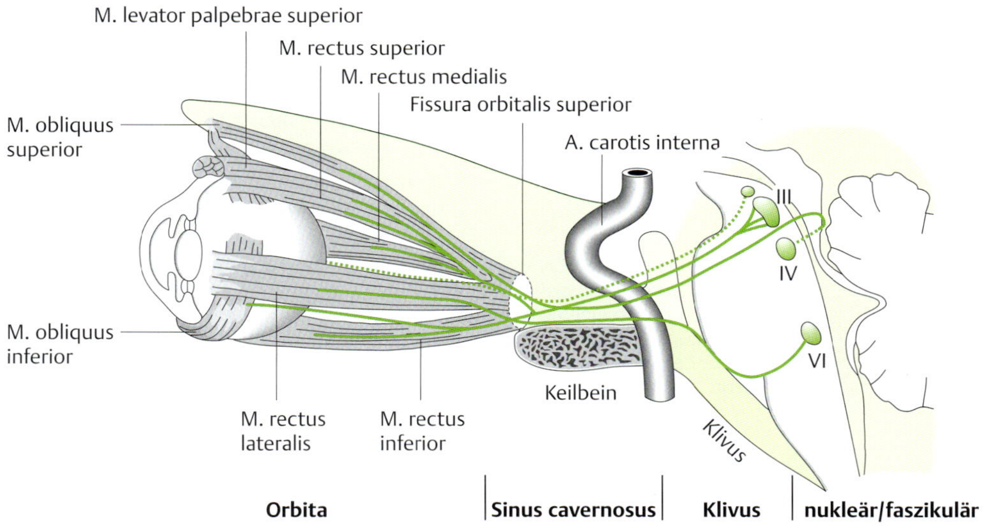

Die 3 okulomotorischen Hirnnerven und ihr Verlauf zu den 6 äußeren Augenmuskeln.
III: N. oculomotorius
IV: N. trochlearis
VI: N. abducens *Abb. aus: Urban P, Thömke F. Allgemeines. In: Urban P, Hrsg. Klinisch-neurologische Untersuchungstechniken. 2., überarbeitete Auflage. Thieme; 2016*

Lerntipps

Pupillenweite

Eselsbrücke: „Mydriasis" ist das lange Wort für die große Pupille, „Miosis" das kurze Wort für die kleine Pupille.

Zusatzinfo

Flott wie eine DSL-Leitung

Die Informationsübertragung im N. opticus besitzt eine Bandbreite, die mit der einer DSL-Internet-/Telefonleitung vergleichbar ist. Forscher gehen davon aus, dass der menschliche Sehnerv pro Sekunde etwa 1 Mbit Informationen vom Auge zum Gehirn leitet.

Fazit – Das müssen Sie wissen

Gefäßversorgung und Innervation des Auges

Das Auge wird arteriell von Ästen der **A. ophthalmica** versorgt, die aus der A. carotis interna stammt. Das venöse Blut fließt über die Sinus der Dura mater ab.
Die optischen Reize werden vom **Sehnerv (N. opticus)** von der Netzhaut in Richtung ZNS geleitet. Die Innervation der äußeren Augenmuskeln übernehmen verschiedene Hirnnerven. Die Pupille wird vom Sympathikus weit- und vom Parasympathikus enggestellt. Die Weitstellung der Pupille bezeichnet man als **Mydriasis**, eine Engstellung als **Miosis**. Die physiologische Anpassung der Pupillenweite ist der Pupillenreflex.

2.2 Physiologie des Auges

2.2.1 Der Sehvorgang im Überblick

Die **Funktion der Augen** ist es, **optische Signale** (Licht, Farben) aus der Umwelt aufzunehmen und **in elektrische Impulse** (Nervensignale) **umzuwandeln**, sodass sie vom Gehirn verarbeitet werden können. Einfallendes Licht durchscheint bei geöffneten Augen die Hornhaut, die Linse und den Glaskörper und fällt schließlich auf die dahinterliegende Netzhaut. Beim gesunden Auge gewährleisten diese anatomischen Strukturen den optimalen Ablauf des Sehvorgangs. Am Sehvorgang sind also ein lichtbrechender Apparat und ein neuraler Teil des Auges beteiligt.

2.2.2 Funktionsweisen der beteiligten Strukturen

Linse – Lichtbrechung und Akkommodation

Die **Linse** ist die einzige Struktur des Auges, die die Brechung des Lichts beim Durchtritt durch das Auge verändern kann. Sie passt die Gesamtbrechkraft des Auges so an, dass die betrachteten Objekte unabhängig von ihrer Entfernung zum Auge scharf auf der Netzhaut abgebildet werden (▸ **Abb. 2.12**). Diese Anpassung bezeichnet man als **Akkommodation** (▸ **Abb. 2.13**). Dabei verändert die Linse ihre Form und damit ihre Krümmung. Beim Blick in die Ferne flacht sie ab (sog. **Fernakkommodation**), wodurch sich ihre Brechkraft vermindert. Werden Objekte in der Nähe betrachtet, nimmt ihre Wölbung und damit ihre Brechkraft zu (sog. **Nahakkommodation**). Die Steuerung erfolgt über den Ziliarmuskel.

Bei der **Nahakkommodation**, dem Fokussieren naher Gegenstände, spielt auch die **Pupille** eine Rolle. Sie erhöht die Tiefenschärfe des Bildes, indem sie sich verengt.

Abb. 2.12 Anpassung der Brechkraft der Linse an die Entfernung des Objekts.

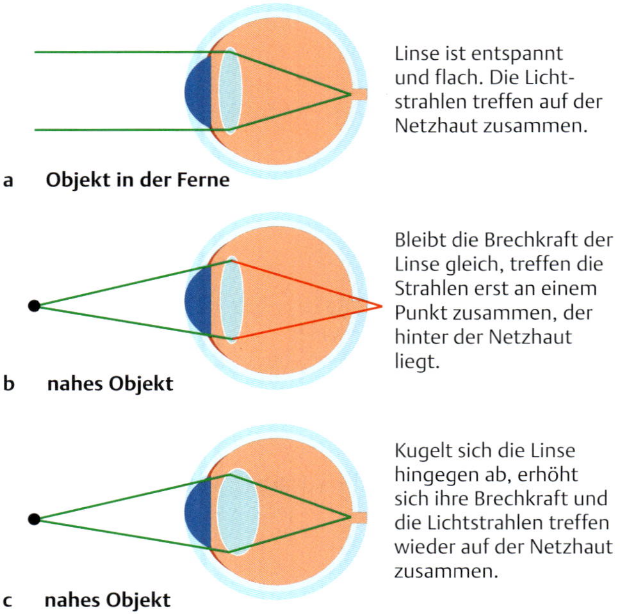

Bei entspannter Linse werden Objekte, die in der Ferne liegen, scharf auf der Netzhaut abgebildet (**a**). Veränderte sich die Brechkraft der Linse, träfen sich bei der Betrachtung naher Objekte die Strahlen erst hinter der Netzhaut (**b**). Das Bild wäre somit unscharf. Dadurch, dass die Linse ihre Form und damit ihre Brechkraft verändert, können aber auch nahe Objekte scharf auf der Netzhaut abgebildet werden (**c**). Die Brechkraft der Kornea und des Glaskörpers wurden in der Abbildung nicht berücksichtigt, weil sie nicht veränderbar ist. *Abb. aus: I care Anatomie, Physiologie. 2., aktualisierte Auflage. Thieme; 2020*

Abb. 2.13 Akkommodation.

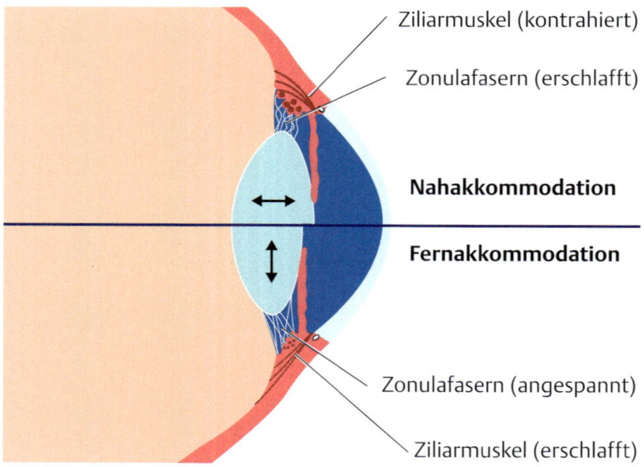

Werden Objekte in der Nähe betrachtet, zieht sich der ringförmige Ziliarmuskel zusammen. Der Ziliarkörper wird dadurch in Richtung Glaskörper gezogen, und die Zonulafasern erschlaffen. Der Zug an der Linse lässt nach, die Linse kugelt sich ab und nimmt an Dicke zu. Beim Blick in die Ferne erschlafft der Ziliarmuskel. Dadurch spannen sich die Zonulafasern, ihr Zug an der Linse nimmt zu und die Linse flacht ab. *Abb. aus: Schwegler JS, Lucius R: Der Mensch – Anatomie und Physiologie. 7. überarbeitete Auflage. Thieme 2021*

Zusatzinfo

Akkommodationsprobleme und Korrekturlinsen

Bei manifesten Akkommodationsproblemen müssen dauerhaft Korrekturlinsen (Brille, Kontaktlinsen) getragen werden. Als zusätzlich vorgeschaltete Linse gleichen sie die mangelnde Brechkraft der Linse aus (▶ **Abb. 2.14**). Mit zunehmendem Alter verliert die Linse an Elastizität und kann nicht mehr ausreichend auf Objekte scharfstellen. Dies führt entweder zu Kurzsichtigkeit (**Myopie**), Weitsichtigkeit (**Hyperopie**) oder zu beidem. Das gilt auch, wenn z. B. der Bulbus verlängert oder verkürzt (also nicht mehr regelgerecht rund) ist. Diese Veränderungen treten nicht selten im Wachstum (Kinder) auf, können sich aber auch zurückbilden. Auch Veränderungen der Hornhaut (z. B. Verkrümmungen = **Astigmatismus**) führen zu einer fehlerhaften Lichtbrechung; das auf die Netzhaut projizierte Bild erscheint verschwommen oder verzerrt. Astigmatismus ist altersunabhängig, die betroffenen Personen sind oftmals zudem kurz- oder weitsichtig. In Deutschland hat fast die Hälfte aller Menschen, die eine Brille tragen, eine Hornhautverkrümmung. Alterssichtigkeit (**Presbyopie**) entsteht durch die abnehmende Elastizität der Linse im Alter. Dies beeinträchtigt die Akkommodationsfähigkeit bzw. die Naheinstellungsreaktion: Die Betroffenen können in der Nähe nicht mehr scharf sehen.

HP-Praxis

Kopfschmerzen

Im „echten Leben" sind Kopfschmerzen häufig durch Fehl- oder Überbelastung der Augen bedingt. Das betrifft v. a. Kinder und Menschen, die viel Bildschirmarbeit leisten müssen, sowie Brillenträger, bei denen die Sehhilfe nicht mehr zur Sehleistung passt. Fragen Sie – bevor Sie an gravierende Geschehen denken – zunächst nach diesen Aspekten.
Das gilt auch für die HP-Überprüfung; es ist zwar anzunehmen, dass derart „banale Hintergründe" kein Prüfungsgegenstand sind, bezeugt aber realitätsnahes Denken.

Die jeweilige Lichtbrechung durch die Linse bedingt auch, dass
- das auf der Netzhaut projizierte Bild auf dem Kopf steht. Erst das Gehirn „dreht" das Bild wieder um 180°.
- entfernte Gegenstände als klein bzw. nahe Gegenstände als groß wahrgenommen werden.

Zusatzinfo

Kleinkinder müssen das Sehen erst trainieren und lernen

In den ersten Lebensmonaten sieht ein Säugling monochrom, nimmt also die Welt in schwarz und weiß wahr. Erst ab einem Alter von rund 2 Monaten erkennen Kleinkinder auch Farben. Ab ungefähr dem 4. Lebensmonat können Babys Gegenstände im Radius eines Meters wahrnehmen und entwickeln nach und nach das binokulare Sehen – also die Verknüpfung der leicht unterschiedlichen Informationen, die dem Gehirn von beiden Augen zugeleitet werden. Man geht davon aus, dass Säuglinge bis dahin Doppelbilder wahrnehmen.
Ihr Gehirn muss also lernen, aus 2 Bildern eine einzige schlüssige Abbildung zu machen. Gleichzeitig entwickelt sich die Vorstellung einer Dreidimensionalität. Kleinkinder lernen zudem, dass entfernte Gegenstände nicht wirklich klein und nahe Objekte gar nicht so groß sind, wie sie scheinen.

Abb. 2.14 Linsen als Akkommodationshilfen.

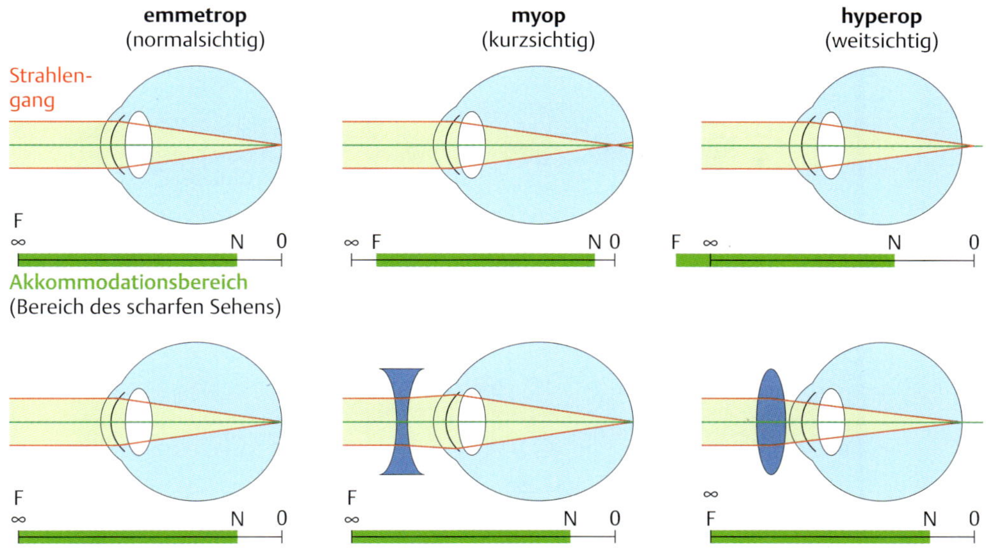

In der oberen Reihe sind verschiedene Brechkraftanomalien gezeigt; unten ist die Korrektur durch Linsen dargestellt. Unter jedem Schema ist der Akkommodationsbereich als oranger Balken illustriert. F, Fernpunkt; N, Nahpunkt. *Abb. aus: Gründer S. Brechungsanomalien. In: Gekle M, Wischmeyer E, Gründer S et al., Hrsg. Taschenlehrbuch Physiologie. 2., überarbeitete Auflage. Thieme; 2015*

Pupillen –Anpassung an die Lichtverhältnisse

Bei einem plötzlichen Helligkeitseinfall in ein Auge oder in beide Augen verengen sich beide Pupillen. Die parallele Reaktion bezeichnet man als **konsensuelle Lichtreaktion**. Der Reiz, der durch den Lichteinfall entsteht, wird über Teile der Sehbahn zum Kern des N. oculomotorius transportiert. Die parasympathischen Fasern dieses Hirnnervs führen zu einer Verengung der Pupille. Da einige der Fasern auf die Gegenseite kreuzen, wird die Engstellung physiologisch an beiden Pupillen ausgelöst. Diese physiologische Reaktion wird z. B. beim Verdacht auf Hirnnervenstörungen geprüft.

Fazit – Das müssen Sie wissen

Lichtbrechung und Akkommodation

Durch die Veränderung ihrer Brechkraft passt die Linse die Gesamtbrechkraft des Auges so an, dass die betrachteten Objekte unabhängig von ihrer Entfernung zum Auge scharf auf der Netzhaut abgebildet werden. Die Anpassung der Linse an die Entfernung des Objekts bezeichnet man als **Akkommodation**. Bei der **Nahakkommodation** spielt auch die **Pupille** eine Rolle. Sie erhöht die Tiefenschärfe, indem sie sich verengt.

Retina – Reizumwandlung

Vom lichtbrechenden Apparat wird das Bild auf die Netzhaut und damit auf den lichtempfindlichen Teil des Auges projiziert.

Die Netzhaut besteht aus 3 Zell-Schichten: den **Photorezeptoren** auf der lichtabgewandten Seite, den **Bipolarzellen** als mittlere Schicht und den **Ganglienzellen** auf der dem Licht zugewandten Innenseite. Die Zellen der einen Schicht sind mit denen der benachbarten Schicht über Synapsen verbunden.

Photorezeptoren.

Die Rezeptoren liegen, anders als evtl. erwartet, nicht direkt hinter dem Glaskörper. Das Licht muss vielmehr erst die Netzhaut durchdringen, bevor es die lichtempfindlichen Teile der Retina erreicht.

Es gibt 2 Typen von Photorezeptoren:

- **Stäbchen:** Sie sind helligkeitsempfindlich und ermöglichen das Sehen bei geringer Helligkeit (Dämmerungssehen, Schwarz-Weiß-Sehen).
- **Zapfen:** Sie sind farbempfindlich und dienen der Wahrnehmung von Farben (Tages- und Farbsehen). 3 Zapfentypen verarbeiten verschiedene Farbsignale: Rot-Zapfen, Blau-Zapfen und Grün-Zapfen. Der Farbeindruck setzt sich aus den Signalen aller 3 Typen zusammen.

Zusatzinfo

Farbsinnstörungen

Unter einer **Farbsinnstörung** versteht man den Ausfall eines **Zapfentyps** (Rot, Grün oder Blau), der meist angeboren ist. Dabei fallen nur die Farbanteile des jeweiligen Zapfentyps aus. Am häufigsten ist eine Störung des **Rot-Grün-Sehens**. Sie betrifft sehr viel häufiger Männer (8 %) als Frauen (0,4 %). Eine **vollständige Farbenblindheit** (Achromasie) tritt nur sehr selten auf. Dadurch, dass alle 3 Zapfentypen ausfallen, können bei dieser Anomalie keine Farben wahrgenommen werden.

In den Photorezeptoren geschieht die **Phototransduktion,** die Umwandlung von Licht (elektromagnetische Wellen) in elektrische Ladungen (▸ **Abb. 2.15**).

Stäbchen und Zapfen enthalten jeweils ein Pigment (**Sehfarbstoff**), das bei Anwesenheit von Licht seine Struktur ändert. Über eine Signalkaskade wird dadurch ein elektrisches Potenzial aus-

Abb. 2.15 Phototransduktion: Umwandlung optischer Reize in Nervensignale.

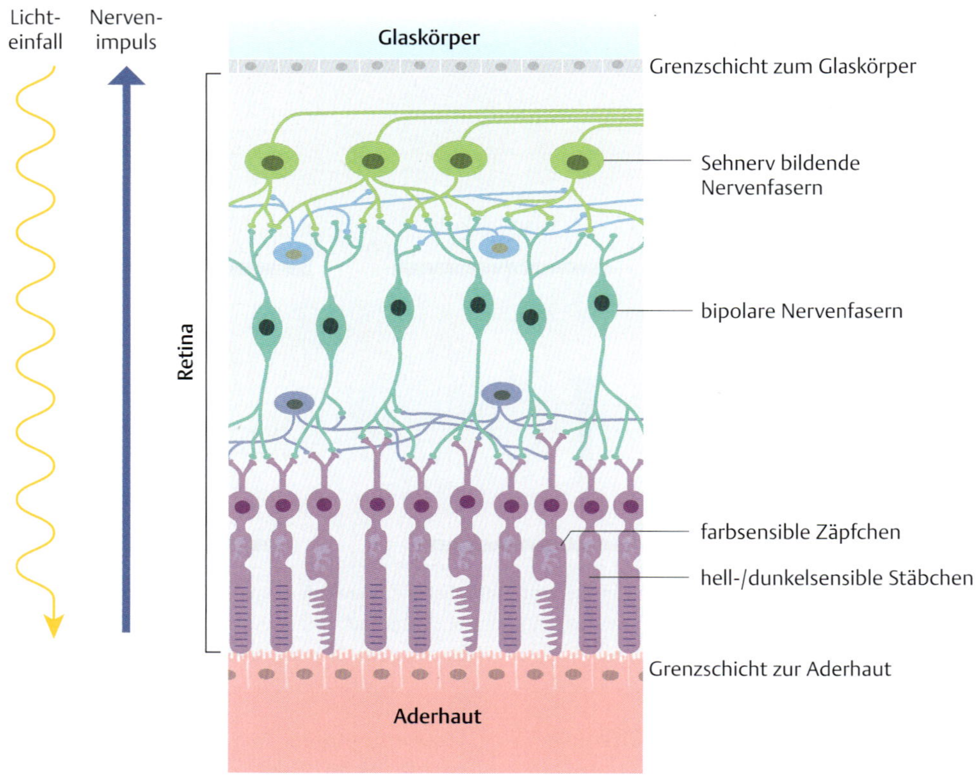

Grafik: J. Sengebusch

gelöst. Der Sehfarbstoff besteht aus einem Protein und einem Abkömmling des Vitamin A.

Zusatzinfo

Vitamin A – das „Augen-Vitamin"

Vitamin A spielt eine große Rolle beim Sehvorgang, besonders beim Dämmerungs- und Nachtsehen. Menschen mit einem Mangel klagen z. B. über Nachtblindheit. Im Extremfall kann ein ausgeprägter Vitamin-A-Mangel zur Blindheit führen. Vitamin-A-Mangel ist der weltweit häufigste Vitaminmangel. Risikogruppen sind u. a. alte Menschen, Patienten mit deutlichen Fettverdauungsstörungen (Vitamin A ist fettlöslich!), Schwangere und Stillende und teilweise Menschen mit veganer Ernährungsweise.

Bipolar- und Ganglienzellen. Die Nervenimpulse, die aus der Umwandlung der Lichtreize entstehen, werden über die **Bipolarzellen** der mittleren Schicht an die **Ganglienzellen** der dritten Schicht weitergegeben. In den Ganglienzellen entstehen Aktionspotenziale, die über den Sehnerv ans Gehirn weitergeleitet werden. Der Sehnerv verfügt dazu über ca. eine Million Fasern!

Zusatzinfo

Diabetische Retinopathie

In Europa und Nordamerika ist die diabetische Retinopathie – die Schädigung der Netzhaut durch einen Diabetes mellitus – die häufigste Ursache für Erblindung bei Patienten zwischen dem 20. und 65. Lebensjahr; die Tendenz steigt weltweit. Nach rund 20 Jahren Krankheitsdauer sind bei ca. 90 % der Diabetiker pathologische Veränderungen des Augenhintergrunds zu befunden. Dabei sind Typ-1-Diabetiker generell häufiger und früher im Verlauf betroffen und entwickeln häufiger Komplikationen. Patienten mit DM Typ 2 sind eher seltener und später im Verlauf betroffen. Bei Typ-I-Diabetikern treten erste Veränderungen bereits nach dem 10. Lebensjahr auf. Eine frühzeitige optimale Kontrolle und Behandlung kann das Erblindungsrisiko um 95 % senken.

Fazit – Das müssen Sie wissen

Aufbau der Retina und Reizumwandlung

Die Netzhaut besteht aus 3 Schichten: den **Photorezeptoren** auf der lichtabgewandten Seite, den **Bipolarzellen** als mittlere Schicht und den **Ganglienzellen** auf der Innenseite. Die Zellen der einen Schicht sind mit denen der benachbarten Schicht über Synapsen verbunden.

Die **Photorezeptoren** wandeln eintreffende Lichtstrahlen in elektrische Signale um. Diese werden über die Bipolarzellen an die Ganglienzellen weitergegeben, in denen ein Aktionspotenzial entsteht. Über den Sehnerv und die Sehbahn werden die Informationen ans Gehirn weitergegeben.

Bei den Photorezeptoren unterscheidet man **Stäbchen** für die Helligkeitswahrnehmung und **Zapfen** für das Farbsehen. Es gibt 3 Zapfentypen: Rot-Zapfen, Blau-Zapfen und Grün-Zapfen. Der Farbeindruck setzt sich aus den Signalen aller 3 Typen zusammen.

Sehbahn – Weiterleitung

Die vornehmliche Verarbeitung der Licht- bzw. Bildimpulse findet in der Sehrinde des Gehirns im Hinterkopf statt. Die Sehbahn stellt sicher, dass die Informationen von den Augen hierhin gelangen. Sie besteht aus den 3 Zelltypen der Retina, dem Sehnerv und den Nervenfasern des Thalamus bis zur Sehrinde.

Der Sehnerv (N. opticus, II. Hirnnerv) verlässt die Augenhöhle und zieht in Richtung Hypothalamus. Unterhalb des Hypothalamus liegt die **Sehnervenkreuzung (Chiasma opticum)**. Hier treffen sich die Fasern des rechten und des linken Sehnervs (► **Abb. 2.16**).

Dabei verlaufen die Fasern der temporalen Gesichtsfeldhälften auf der Ursprungsseite weiter, während die Fasern der nasalen Gesichtsfeldhälfte auf die Gegenseite kreuzen. Dadurch entstehen der rechte und der linke **Tractus opticus**, die die Nervensignale zum Thalamus leiten. Im Thalamus wird auf ein weiteres Neuron verschaltet. Dessen Fasern ziehen zum **primären Sehzentrum** in der Großhirnrinde (**primäre Sehrinde**). Die Anordnung der Informationen bleibt über die gesamte Sehbahn hinweg erhalten: Informationen, die aus benachbarten Photorezeptoren stammen, werden auch nebeneinander in der Sehrinde abgebildet.

Fazit – Das müssen Sie wissen

Die Sehbahn

Die Sehbahn besteht aus 4 hintereinandergeschalteten Neuronen. Der **Photorezeptor** stellt das 1., die **Bipolarzellen** das 2. und die **Ganglienzelle** das 3. Neuron dar. Die Axone der Ganglienzelle verbinden sich zum **Sehnerv** (N. opticus, II. Hirnnerv), der am **blinden Fleck** die Netzhaut verlässt. An der **Sehnervenkreuzung** (Chiasma opticum) kreuzen sich die Fasern so, dass jeweils die Fasern der rechten und die der linken Gesichtsfeldhälften als rechter und linker **Tractus opticus** weiterverlaufen. Im Thalamus wird auf das 4. Neuron umgeschaltet, das dann weiter zur **Sehrinde** zieht.

Abb. 2.16 Die Sehbahn.

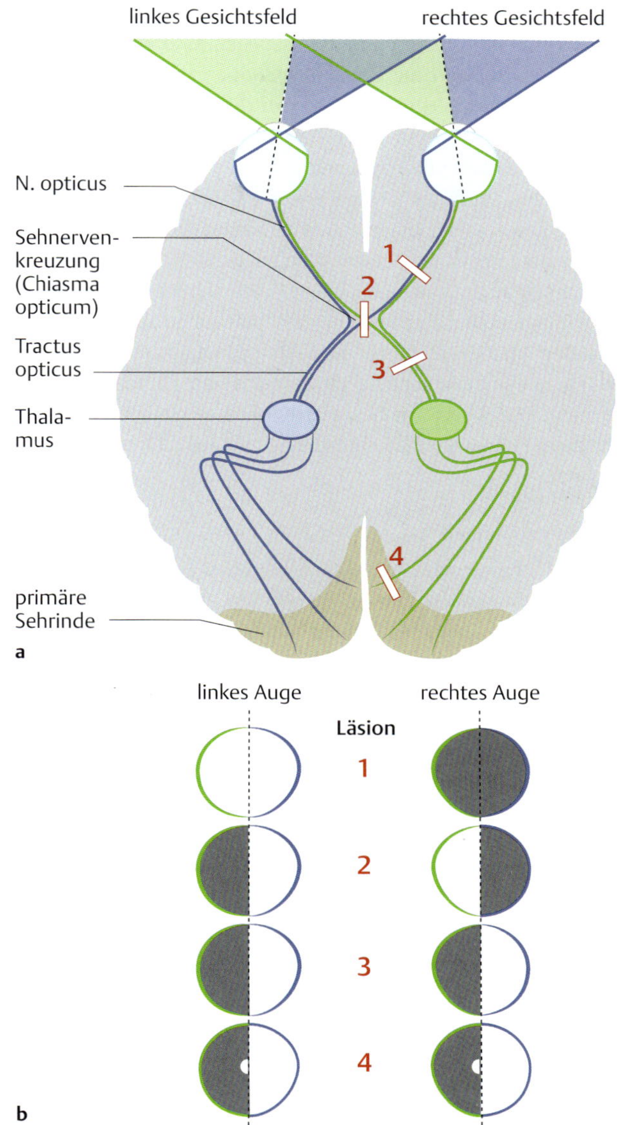

a Verlauf. Die Axone der Ganglienzellen der Netzhaut verlaufen als N. opticus zur Sehnervenkreuzung. Dort kreuzen die Fasern der naseswärts gelegenen Retinaabschnitte jeweils auf die Gegenseite. Dadurch lagern sich die Fasern der jeweils rechten bzw. der linken Gesichtsfeldhälfte jedes Auges zusammen und ziehen als Tractus opticus zum Thalamus. Von hier werden die Reize an das primäre Sehzentrum in der Großhirnrinde weitergeleitet.

b Gesichtsfeldausfälle. Die entsprechenden Läsionsorte sind in a dargestellt. 1 Blindheit des rechten Auges (bei Läsion des rechten Sehnervs), 2 bitemporale Hemianopsie (Verlust der beiden äußeren Gesichtsfelder, bei Läsion der Sehnervenkreuzung), 3 linksseitige homonyme Hemianopsie (Verlust des linksseitigen Gesichtsfelds auf dem rechten und auf dem linken Auge, bei Läsion des rechten Tractus opticus), 4 linksseitige homonyme Hemianopsie unter Aussparung der Makula (bei Läsion der rechten primären Sehrinde). Befindet sich die Läsion in der rot gezeichneten Sehbahn, besteht der Gesichtsfeldausfall verständlicherweise auf der rechten Seite.

Abb. aus: Gekle M, Wischmeyer E, Gründer S et al., ed. Taschenlehrbuch Physiologie. 2. Auflage. Thieme; 2015

Primäre Sehrinde – Interpretation des Bildes

Die primäre Sehrinde besitzt zahlreiche Verknüpfungen mit dem sekundären Sehzentrum und den visuellen Assoziationsgebieten, die bei der Auswertung der Informationen mitwirken. So wird z. B. in bestimmten Hirnbereichen nur die Trennung von Vordergrund und Hintergrund erfasst, an anderer Stelle werden Kontraste oder Farben unterschieden.

Im Gehirn wird das Geschehene inhaltlich gedeutet. Das Gehirn versucht – wie bei anderen Sinneseindrücken auch – zunächst, die Informationen mit bereits gespeicherten Informationen (Erfahrungen) abzugleichen. Darauf beruhen u. a. optische Täuschungen oder Illusionen im psychiatrischen Sinne. Die Interpretation im Gehirn hängt sowohl von Erfahrungen und dem Willen, etwas zu erkennen, ab als auch von kulturgebundenen Normen. Die Kunst (insbesondere Malerei, Zeichnung) macht sich diese Phänomene häufig zunutze (▶ **Abb. 2.17**).

Zusatzinfo

Gesichtsblindheit

Beispielsweise nach einer Gehirnverletzung sind manche Menschen außerstande, diese Verknüpfungen von Informationen zu leisten. Sie können z. B. ein Gesicht zwar sehen (und könnten es beschreiben oder nachzeichnen), aber nicht mehr einem Menschen zuordnen, den sie gut kennen – die Assoziationsbrücke fehlt. Das Krankheitsbild wird als Prosopagnosie (Gesichtsblindheit) bezeichnet. Dasselbe Phänomen ist auch für andere Sinneseindrücke beschrieben und ist gar nicht selten! Es kann sogar sein, dass die Informationen des Sehapparats an falschen Speichern (Erfahrungen) andocken und dann zu bizarrem Erleben führen. Eindrucksvoll beschrieben ist das u. a. in dem Buch „Der Mann, der seine Frau mit einem Hut verwechselte" des britischen Neurologen und Schriftstellers Oliver Sacks.

Abb. 2.17 Optische Täuschung: Ebbinghaus-Illusion.

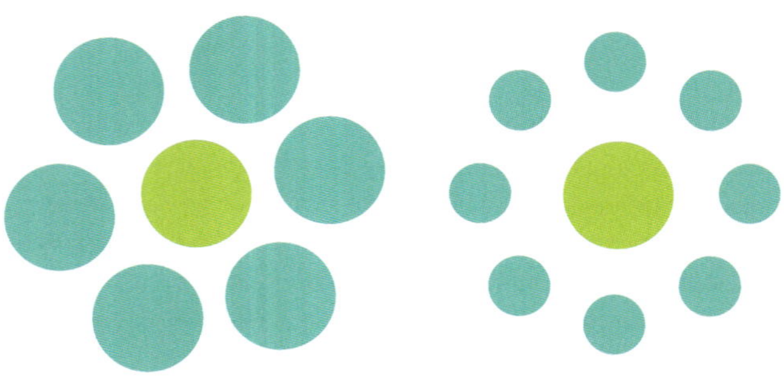

Von den meisten Menschen wird der linke grüne Kreis kleiner eingeschätzt. Beide Kreise sind jedoch gleich groß. Diese Wahrnehmungstäuschung entsteht, weil Menschen den grünen Kreis automatisch ins Verhältnis zu den blauen Kreisen setzen. Das Phänomen entdeckte der Psychologe Herrmann Ebbinghaus bereits im 19. Jahrhundert.
Abb. aus: I care Pflege. 2. Auflage. Thieme; 2020

Lerntipps

Aus den Funktionen des Auges Testungen ableiten

Sie werden eine Idee davon haben, wie die Funktionen des Auges getestet werden, wenn Sie schon einmal bei einem Augenarzt waren und auch, wenn Sie bereits im Kapitel Neurologie die Hirnnerventests gelernt haben. Vergessen Sie diese Erfahrungen und dieses Wissen für einen Moment! Überlegen Sie sich vielmehr an dieser Stelle, welche Funktionen die einzelnen Strukturen des Auges erfüllen müssen und wie Sie diese mit einfachen Tests überprüfen können.
Beispiel: Die Augenlider müssen das Auge schützen – Testung: vorsichtige Simulation eines Fremdkörpers (z. B. mithilfe eines Wattestäbchens) – physiologische Reaktion: Lidschluss, bevor die Kornea berührt wird.

2.3 Diagnostik bei Erkrankungen des Auges

2.3.1 Einfache Inspektion

Bei der Inspektion der Augen kann ein Heilpraktiker wichtige erste Befunde erheben (▶ **Abb. 2.18**).

Lerntipps – Mündliche Prüfung

In der Heilpraktikerprüfung wie im „echten Leben" vorgehen.

Zeigen Sie in der Überprüfung, dass Sie nicht vom Lehrbuch zur Praxis übergehen, sondern lebensnah und praktisch denken. Fragen Sie zu Beginn einer Fallstellung auch nach dem, was in der Realität gar nicht gefragt werden muss – weil man es bereits sieht: Dazu gehören z. B. Gangbild, Schonhaltungen, Habitus, Gesichtsfarbe und auch die Augen. Fragen Sie den Prüfer nach evtl. Befunden bei einem raschen Blick in die Augen des vorgestellten Patienten:
Fällt an den Skleren etwas auf (z. B. ein Ikterus), an den Lidern (z. B. Ptosis = hängendes Lid), an den Pupillen (z. B. Seitendifferenz, Entrundung oder nicht ans Licht angepasste Weitstellung) oder im direkten Umfeld der Augen (z. B. Ödeme, Entzündungszeichen)? Scheuen Sie sich nicht, sich kurz die Konjunktiven zeigen zu lassen (Blässe?). Das alles verläuft in der Praxis quasi nebenbei in Sekundenschnelle und kann gleichwohl sehr wichtige Hinweise erbringen.

Wichtige Inspektionsbefunde, die ohne genaue Betrachtung erhoben werden können, zeigt ▶ **Tab. 2.1**.

Abb. 2.18 Inspektionsbefunde am Auge.

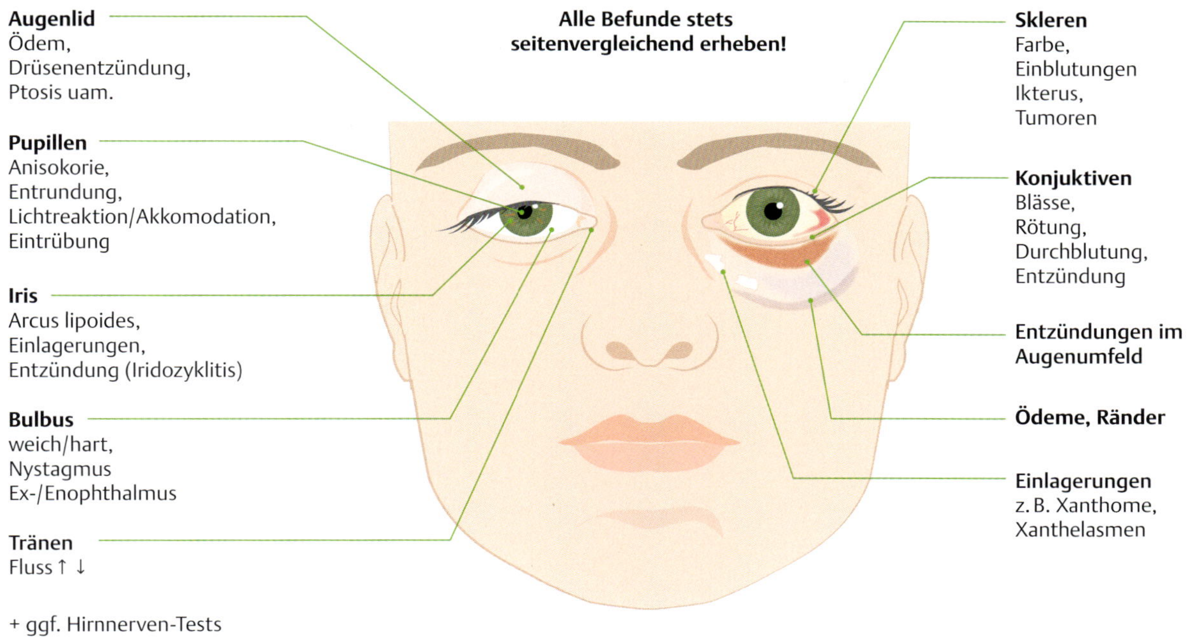

Grafik: J. Sengebusch

Tab. 2.1 Wichtige Inspektionsbefunde, die ohne Betrachtung erhoben werden können.

Befundaspekt	Mögliche Befunde	Mögliche Hinweise auf ... (Auswahl)
Bulbi / Augenhöhlen / äußere Augenmuskeln	Exophthalmus (Hervortreten des Augapfels aus der Augenhöhle) / Enophthalmus (ein- oder beidseitiges Einsinken des Augapfels in die Augenhöhle) Abweichungen, Asymmetrien	endokrine oder neurologische Störungen, Entzündungen der Augenhöhle/-muskeln und des Auges und Autoimmunerkrankungen (z. B. Morbus Basedow)
	Enophthalmus, beidseitig	sehr ausgeprägte Mangelsyndrome (Kachexie), Fraktur des Orbitabodens
	Exophthalmus, einseitig	Tumoren und Entzündungen der Augenhöhle
	Enophthalmus, einseitig	Störung der Augenmuskeln, z. B. Horner-Syndrom
	Bell-Phänomen	TIA/Apoplex
	Störungen der Augenbewegung Nystagmus	angeboren; Läsion der Augenmuskeln (z. B. aufgrund orbitaler Raumforderungen), endokrine Störungen, z. B. endokrine Orbitopathie bei Morbus Basedow; neurologische Störung, z. B. bei Multipler Sklerose
	pathologisches Abdriften / Akkommodationsstörungen, Konvergenzschwäche, Divergenzschwäche, Bulbusparesen	
	nur durch zusätzliche Palpation ermittelbar: harter Bulbus	erhöhter Augeninnendruck, Glaukom
	nur durch zusätzliche Palpation ermittelbar: weiche Bulbi	Exsikkose
	„blaues Auge“ (Hämatom)	Verletzung, Nasen- oder Schädelbruch

▸ **Tab. 2.1** Fortsetzung.

Befundaspekt	Mögliche Befunde		Mögliche Hinweise auf … (Auswahl)
Pupillen	Mydriasis	einseitig (Anisokorie)	angeboren Migräne Glaukom Hirndruckzeichen, Hirnnervenläsion (Okulomotoriusparese), TIA/Apoplex
		beidseitig	Dunkelheit, vegetative Erregung Drogen (z. B. Kokain, LSD) Medikamente (Mydriatika) angeborenes Glaukom Mittelhirnläsionen
	Miosis	einseitig (Anisokorie)	angeboren Horner Syndrom, Hirndrucksteigerung, Hirnnervenläsion, TIA/Apoplex
		beidseitig	Licht, Ermüdung / Schlaf Drogen (z. B. Heroin, Opium, Cannabis) Medikamente (Miotika, Narkotika) Meningitis
	Lichtstarre, fehlende Lichtreflexe (vgl. unten)		neurologische Störung (Hirndruckzeichen, Hirnnervenläsion) Intoxikation, z. B. Drogen, Medikamente Koma
	entrundete Pupillen		Alarmzeichen für zerebrale Raumforderung Argyll-Robertson-Pupille (Neuro-Lues, Mittelhirnläsion)
Iriden/Linsen	Iridozyklitis		rheumatische Erkrankungen, Herpesinfektionen
	Linsentrübung		Katarakt
	Arcus lipoides / Arcus senilis: (weißer Ring am äußeren Irisrand)		Fettstoffwechselstörung
Skleren/Hornhäute	Ikterus		Bilirubinstörungen (z. B. Leber-, Gallenwegs- oder Pankreaserkrankungen, Hämolyse; insb. bei Menschen aus Afrika oder Asien, tlw. aufgrund angeborener Anämien)
	Kayser-Fleischer-Kornealring: brauner Ring am Limbus		Morbus Wilson
	bläuliche Einfärbung		Osteomalazie, Osteogenesis imperfecta physiologisch bei 20 % der Neugeborenen
	Einlagerungen		Tumor, rheumatische Erkrankung
	Einblutungen, Gefäßzeichnungen		Trauma, Glaukom, Drucksteigerung (Pressen, Husten, Hypertonie)
			Glaukom, Pertussis, Verletzungen, Entzündungen, hämorrhagische Diathese
	Trockenheit		Sicca-Syndrom, Sjögren-Syndrom
	Entzündung		endokrine Ophthalmopathie, Reiter-Syndrom; Herpes ophthalmicus

▶ **Tab. 2.1** Fortsetzung.

Befundaspekt	Mögliche Befunde	Mögliche Hinweise auf ... (Auswahl)
Augenlider, Tränensäcke, Augenumfeld	Schwellung, Ödem	Allergie/Quincke-Ödem lokale Entzündung Schilddrüsenunterfunktion, Nierenerkrankungen (z. B. nephrotisches Syndrom), u. a. Eiweißmangelsyndrom
	Ptosis (hängendes Lid), evtl. mit Fältelung	angeboren, Lähmungen (Nervus oculomotorius, sympathischer Grenzstrang / Horner-Syndrom) Muskelschwäche (Myasthenia gravis), Tumor der Tränendrüse, Botulismus, kann in jedem Lebensalter auftreten
	Knoten (Xanthome) und weiche, gelbliche Fettablagerungen im inneren Lidwinkel (Xanthelasmen)	Fettstoffwechselstörung
	Verfärbung	oft ohne Krankheitswert, Übermüdung, Mangelzustände
	Hämatome	Trauma, Blutungsneigung
	Geschwürbildung, Verklebungen	Entzündung des Tränenapparates
	umschriebene Lidschwellung (ohne Rötung, nicht schmerzhaft)	chronische Liddrüsenentzündung = Hagelkorn, Lidtumor, chronische Tränendrüsenentzündung
	umschriebene Lidschwellung (mit Rötung, schmerzhaft)	Liddrüsenentzündung = Gerstenkorn (an Unter- oder Oberlid); akute Tränendrüsenentzündung (am Oberlid); Lidabszess (Rötung und Eiteransammlung); Herpes ophthalmicus
	Unter- oder Oberlid nach innen gedreht, Bindehautrötung	Entropium (häufig bei älteren Menschen)
	Unterlid nach außen gedreht, unvollständiger Lidschluss, trockenes Auge	Ektropium (häufig bei älteren Menschen) Exophthalmus
	seltener und/oder inkompletter Lidschluss: Graefe-, Möbius-, Dalrymple-Zeichen	Basedow-Hyperthyreose Exophthalmus
	Xanthome, Xanthelasmen	Hinweis auf Fettstoffwechselstörung
	Ptosis	Horner-Trias, TIA/Apoplex
Konjunktiven an Auge und Lid	Blässe	Anämie
	Rötung	Polyglobulie (Erythrozytose), Polyzythämie Hyposhagma Arteriosklerose, Hypertonie, Hustenanfälle (z. B. bei Pertussis), Pressen hämorrhagische Diathese
	Rötung mit Jucken, Schmerz	Entzündungen (z. B. an Skleren, Konjunktiven, Kornea, Uvea), u. a. als Teil der Reiter-Trias, bei Exophthalmus oder Sicca-Syndrom z. B. Hagel- oder Gerstenkorn, Glaukomanfall allergische Reaktion

Zusatzinfo

Drogen und ihre Wirkung auf die Pupillen

Eine beidseitige Mydriasis wird bewirkt durch Drogen und Auslöser von A (Angst, Aufregung) über C (Cannabis) und K (Kokain) bis L (LSD) – eine Ausnahme macht Heroin (= Morphin).
Eine beidseitige Miosis wird ausgelöst durch Drogen von M (Morphin) über N (Nikotin) und O (Opium) bis S (Amphetamin „Speed“).
Aber Achtung: Viele Drogenkomsumenten sind sog. Multitoxikomane – eine eindeutige Symptomatik ist deshalb meist schwer abzulesen.

2.3.2 Anamnese

Die Anamnese bei Verdacht auf Erkrankungen des Sehapparates richtet sich in erster Linie auf die **aktuellen Beschwerden**, sollte aber auch relevante Risiken und Vorbelastungen berücksichtigen.

Anamnese zu aktuellen Beschwerden

Patienten schildern hin und wieder lediglich, dass sie „schlecht gucken“ können, ohne die Beschwerde genau beschreiben zu können. Allerdings kann man nur mit einer genauen Beschreibung zu einer seriösen Diagnose gelangen. ▶ **Tab. 2.2** und ▶ **Tab. 2.3** zeigen Sehstörungen und Beschwerden sowie die Krankheiten, auf die sie hinweisen können.

Tab. 2.2 Differenzierung von Sehstörungen.

Sehstörung	Möglicher Hintergrund
unscharfes Nah- oder Fernbild	v. a. Bulbus- oder Linsenveränderungen (Weit-/Kurzsichtigkeit) Fehl- oder Überbelastung Hypoglykämie
verzerrtes Sehen	Hornhautverkrümmung, -läsion Netzhautablösung und -einblutungen
Nebel- oder Schleier	Katarakt (grauer Star), Glaukom (grüner Star), Schäden der Sklera oder der Netzhaut (z. B. bei Diabetes mellitus) Drogen Migräne Arteriitis temporalis
Newton-Ringe (Regenbogenfarben) um Lichtquellen	Glaukom
Farben (Gelb, Grün, Orange)	Digitalis-Intoxikation Drogen, optische Halluzinationen
Doppelbilder	Fehlleistung der Augenmuskeln (z. B. durch orbitale Raumforderungen oder Störungen der beteiligten Hirnnerven, z. B. bei Multipler Sklerose, Botulismus oder Myasthenia gravis) Drogen (z. B. Alkohol) Orbitabodenfraktur
Nystagmus	idiopathisch vgl. Doppelbilder
beidseitige Gesichtsfeldeinschränkung („Scheuklappenphänomen“)	v. a. Läsion der im Chiasma opticum kreuzenden Nervenbahnen (z. B. Hypophysentumor)
zentraler Gesichtsfeldausfall	Makuladegeneration
punktueller (nicht zentraler) Gesichtsfeldausfall	Läsionen der Netzhaut, u. a. durch Tumoren
plötzlicher einseitiger Totalausfall	Entzündung des Sehnervs
(flüchtiger) einseitiger Totalausfall	TIA / Apoplex
Kulissen-, Vorhang- oder Mauerphänomen	(flächige) Netzhautablösung
Rußregen- oder Bienenschwarm („Mouches volantes“)	(diffuse) Netzhautablösung Glaskörperablösung/-einblutung Migräne
Blitze	(akute) Netzhautablösung

Tab. 2.3 Beschwerden, evtl. ohne Sehstörungen.

Beschwerde	Mögliche Hintergründe
Jucken, Brennen des Auges	Reizung der Sklera und Kornea, z. B. allergisch; bei verminderter Tränenproduktion (Syndrom des trockenen Auges, z. B. Sjögren-/Sicca-Syndrom oder verringertem Lidschluss (z. B. bei Exophthalmus)
Jucken, Brennen der Bindehäute	Konjunktivitis, Keratokonjunktivitis allergisch
Schmerzen im oder am Auge	Fehl- oder Überbelastung Entzündungen Sehnerv-Verkürzung akuter Glaukomanfall Störungen der äußeren Sehnerven Sinusitis, Migräne, Arteriitis temporalis
Druck- und Spannungsgefühl am Auge	Harter Bulbus = Glaukom
Fremdkörpergefühl am Auge	Hornhautreizung oder -verletzung (evtl. Fremdkörper), Keratokonjunktivitis
Fremdkörpergefühl am Augenlid	z. B. Hagel- oder Gerstenkorn, Konjunktivitis
Lichtscheu	meningeales Syndrom, Keratokonjunktivitis
trockenes Auge (Sicca-Syndrom)	trockene, reizstoffreiche Umluft verminderter Lidschlag (z. B. durch Exophthalmus, periphere Fazialisparese, lange Bildschirmarbeit) Lidfehlstellungen Binde- und Hornhautentzündungen Sjögren-Syndrom Vitamin-A-Mangel
Tränenfluss	tlw. ohne Krankheitswert Fehlsichtigkeit, Überanstrengung Reizung (z. B. allergisch, mechanisch) Lidfehlstellungen (v. a. Ektropium) Entzündung Trigeminusneuralgie, Cluster-Kopfschmerz
Sekretfluss (wässrig, schleimig, eitrig)	Infektion
Schwellung(sgefühl) am Augenlid	Ödem, z. B. bei Niereninsuffizienz, allergisches Quincke-Ödem

Lerntipps – Mündliche Prüfung

Anatomie und Physiologie des Auges

Anatomie und Physiologie sind ein eher seltenes Thema in den HP-Überprüfungen. Das Auge ist jedoch ein sehr **wichtiger Aspekt der Diagnostik**. Stellen Sie sich die Situation vor, wenn sich Ihnen ein Patient vorstellt – wohin schauen Sie in den ersten Momenten? Mit größter Sicherheit betrachten Sie auch die Augen des Betroffenen. Sie können dort eine Fülle an Befunden ermitteln, deren Ursache gar nicht mal im Sehapparat liegt: eine Verfärbung der **Skleren** (z. B. Ikterus), **Entzündungen** (z. B. im Kontext rheumatischer oder endokriner Erkrankungen), **Abweichungen der Pupillen oder der Bulbi** aufgrund neurologischer Störungen, Veränderungen der **Bindehäute** (z. B. bei Anämien), Auffälligkeiten eines oder beider **Augenlider** (z. B. Ptosis beim Horner-Syndrom oder Myasthenie) oder Befunde im **Augenumfeld** (z. B. Ödeme, Xanthome). Legen Sie beim Lernen einen Ihrer Schwerpunkte auf diesen Aspekt.

Fazit – Das müssen Sie wissen

Auge – Inspektion und Anamnese

Wichtige Informationen aus der Anamnese sind die aktuellen Beschwerden, der Gebrauch von Sehhilfen, Augenerkrankungen in der Familie, Vorerkrankungen, Verletzungen und die Einnahme von Medikamenten.

Bei der klinischen Untersuchung des Auges werden Stellung und Beweglichkeit des Augapfels und die Reaktion der Pupille überprüft. Die Lider, Binde-, Horn- und Lederhaut und der Tränenfluss werden beurteilt. Die Härte des Augapfels kann z. B. bei Verdacht auf ein Glaukom vorsichtig ertastet werden.

Anamnese zu Vorbelastungen und Risiken

Bei der Anamnese wird u. a. gefragt nach:

- **bisherigen Sehhilfen**, Zeitpunkt und Ergebnissen der letzten augenärztlichen Kontrolle
- bekannten **Augenerkrankungen** in der Familie
- **Risikofaktoren** für aktuelle Beschwerden: relevanten **Vorerkrankungen**, z. B. Diabetes mellitus, Hypertonie, Arteriosklerose, Schilddrüsenerkrankungen, rheumatischen Erkrankungen, Allergien, Hirntumoren, **physikalisch-chemischen Belastungen** (z. B. Stäuben, häufiger Bildschirmarbeit), **Stress**
- **bei Kindern: Wachstumsschub** (Sehstörungen durch unregelmäßiges Wachstum der Augenstrukturen), **Einschulung** (Überlastung durch ungewohnte Anforderungen an das Sehen)
- möglichen **Verletzungen;** Achtung: Kleine Verletzungen wie Augensplitter, die sich in der Hornhaut festsetzen, werden z. B. nicht immer gleich bemerkt.

Abb. 2.19 Sehprobentafel.

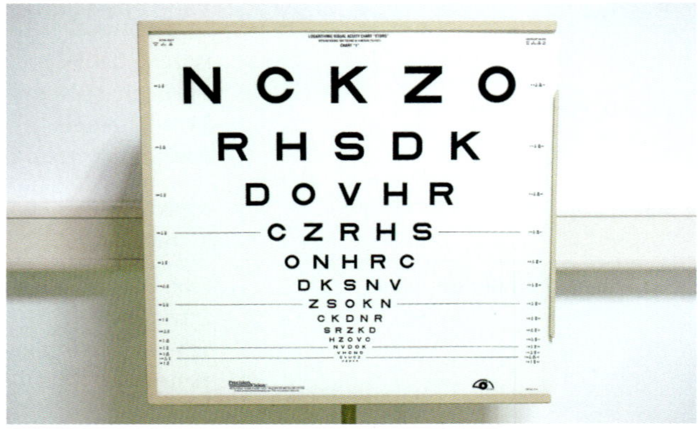

Foto: K. Oborny, Thieme Group

2.3.3 Klinische Untersuchung

Die meisten klinischen Untersuchungen zur Befundung am Auge werden **durch Fachärzte** und nicht vom Heilpraktiker durchgeführt – u. a., weil spezielle Gerätschaften notwendig sind. In der Naturheilpraxis werden in aller Regel nur orientierende Untersuchungen vorgenommen. Ein Teil der Untersuchungen gehört auch zum sog. **neurologischen Status**. Diese Untersuchungen werden nachfolgend nur kurz angesprochen und im Lernmodul 12 „Nervensystem“ genauer erläutert.

Merke

Auffälligkeiten fachärztlich abklären lassen.

Alle während der Untersuchung festgestellten Auffälligkeiten sollten so schnell wie möglich augenärztlich abgeklärt werden. Bei akuten Sehausfällen – z. B. dem akuten Fehlen von Farben – oder akuten Einschränkungen des Gesichtsfelds müssen Sie **ggf.** den **Notarzt** rufen bzw. sollten den Patienten sofort an einen **Neurologen** überweisen.

Abb. 2.20 Test des N. opticus (II): Gesichtsfeldprüfung.

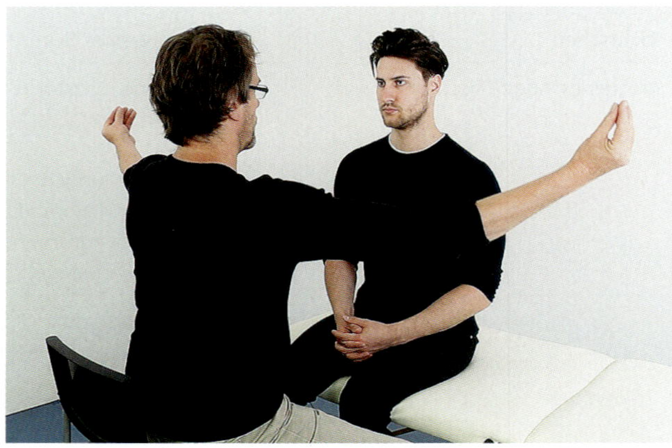

Foto: K. Oborny, Thieme Group. In: Sengebusch J, Herzog M. Intensivtraining körperliche Untersuchung und Diagnostik für Heilpraktiker. Stuttgart: Haug; 2021

Einfache Visusprüfung

Eine grundlegende Untersuchung ist die einfache Visusprüfung mithilfe einer **Visustafel** (Sehproben- oder Sehtafel; ▶ **Abb. 2.19**). Die Prüfung wird als **Nah- und als Fernsichtprüfung** durchgeführt. Der Patient soll Mustertexte laut vorlesen bzw. dargestellte Abbildungen benennen können. Die Untersuchung ist detailliert im Lernmodul 12 „Nervensystem“ beschrieben.

Gesichtsfeldprüfung

Mit der Gesichtsfeldprüfung (Perimetrietest) ermittelt man, ob ein Patient das physiologische Sehfeld vollständig oder nur eingeschränkt erfassen kann (▶ **Abb. 2.20**). Ausfälle im Gesichtsfeld werden als **Skotome** bezeichnet. Das Gesichtsfeld kann systematisch (z. B. Chiasma-Syndrom, Makuladegeneration) oder punktuell (andere Läsionen der Retina) eingeschränkt sein. Der Perimetrietest ist im Lernmodul 12 „Nervensystem“ genauer beschrieben.

Test der Lichtreaktion – Pupillenreflextest

Mit einem Pupillenreflextest wird geprüft, ob die Pupillen eines Patienten regelgerecht reagieren – also aufeinander abgestimmt (konsensuell) und den Lichtverhältnissen entsprechend, und zur Nahakkommodation fähig sind. Die entsprechenden Tests sind im Lernmodul 12 „Nervensystem“ ausführlich beschrieben.

Pupillenweite. ▶ **Tab. 2.4** zeigt mögliche Ursachen einer Miosis (Engstellung der Pupille) oder einer Mydriasis (Weitstellung der Pupille).

Anisokorie und Pupillenstarre. Eine Anisokorie (auch Anisokurie) beschreibt eine Pupillendifferenz von mehr als 1 mm, eine Pupillenstarre ist eine verminderte oder fehlende Reaktion. Mögliche Ursachen zeigt ▶ **Tab. 2.5**.

Tab. 2.4 Mögliche Ursachen für eine Miosis oder Mydriasis.

Miosis	Mydriasis
Medikamente, z. B. Morphin, Sympatholytika/Parasympathikomimetika	Medikamente, z. B. Atropin, Mittel gegen die Parkinson-Erkrankung, Parasympathikolytika
Drogen, z. B. Morphin, Heroin	Drogen, z. B. Cannabis, LSD, Kokain
Vergiftungen, z. B. Fliegenpilz	Vergiftungen, z. B. Botulinum-Lebensmittelvergiftung
Hirnhautentzündung (Meningitis)	Schädigung des Hirnstamms, z. B. bei Herz-Kreislauf-Stillstand mit Sauerstoffmangel im Gehirn oder durch Trauma
Hirnblutungen (besonders im Bereich der Pons)	Koma
Iritis (Regenbogenhautentzündung) oder Iridozyklitis (Entzündung von Iris und Ziliarkörper) → Reizmiosis	Glaukom
angeborene Miosis	epileptischer Anfall
	Schreck, Adrenalin-Symptomatik, Phäochromozytom (hormonell aktiver Tumor des Nebennierenmarks oder der sympathischen Paraganglien)
	Läsion des N. oculomotorius

Tab. 2.5 Mögliche Ursachen für eine Anisokorie und Pupillenstarre.

<table>
<tr><th>Anisokorie</th><th>Pupillenstarre</th></tr>
<tr><td>angeborene Anomalie (essenzielle oder physiologische A., Vorkommen bei ca. 4 % der Bevölkerung)</td><td>keine angeborenen Ursachen</td></tr>
<tr><td colspan="2">Hirndruck-Erhöhung (z. B. bei Tumor, Blutungen, Apoplex, Ödem)</td></tr>
<tr><td colspan="2">Koma, Hirnabszess</td></tr>
<tr><td colspan="2">Störung der parasympathischen Efferenz (Sphinkterstörung; N. III)</td></tr>
<tr><td colspan="2">Störung der sympathischen Efferenz (Dilatatorstörung) bei Horner-Symptomenkomplex (komplette Trias: Miosis, Ptosis des Augenlids, Enophthalmus)</td></tr>
<tr><td colspan="2">Infektionen (z. B. Iritis)</td></tr>
<tr><td colspan="2">Glaukom</td></tr>
<tr><td></td><td>reflektorische Pupillenstarre:
Ausfall der Lichtreaktion bei vorhandener Konvergenzreaktion (Argyll-Robertson-Phänomen bei Neuro-Lues und Mittelhirnläsionen)</td></tr>
</table>

Fazit – Das müssen Sie wissen

Untersuchung der Pupillenreaktion

Beleuchtet man ein Auge des Patienten, verengt sich im Normalfall dessen Pupille (direkte Lichtreaktion) ebenso wie die des nicht beleuchteten Auges (indirekte oder konsensuelle Lichtreaktion). Eine gestörte Lichtreaktion weist auf eine Störung im Verlauf der Sehbahn hin. Die Prüfung der Lichtreaktion gehört zur Standarddiagnostik in der Notfallmedizin und Neurologie.

Prüfung von Stellung und Beweglichkeit (Motilität) der Augen

Der N. oculomotorius (N. III), der N. trochlearis (N. IV) und der N. abducens (N. VI) sind gemeinsam für die Koordination zielgerichteter Bewegungen des Augapfels zuständig. Die Nerven ziehen von der Augenhöhle (Orbita) zu ihren Kernlokalisationen im Stammhirn. Ihre Funktion wird durch verschiedene Tests geprüft, die in Lernmodul 12 „Nervensystem“ beschrieben werden.

Ophthalmoskopie

Bei der **Ophthalmoskopie** (auch Funduskopie, Augenhintergrundspiegelung) wird mithilfe eines kleinen Gerätes der Augenhintergrund, im engeren Sinne die Retina, betrachtet („gespiegelt"). Der Augenspiegel (**Ophthalmoskop**) ist eine technisch einfache Kombination aus Lampe und Lupe, mit dem der dunkle Augenhintergrund beleuchtet und vergrößert sichtbar wird (► **Abb. 2.21**, ► **Abb. 2.22**). Die Untersuchung ist obligatorisch im Rahmen von augenärztlichen Vorsorgemaßnahmen. Der Heilpraktiker darf sie theoretisch auch durchführen. Da jedoch oft verschreibungspflichtige Mydriatika (z. B. Atropin) eingesetzt werden und der Untersuchende erfahren sein sollte, sollte ein Augenarzt die Untersuchung vornehmen.

Abb. 2.21 Das Ophthalmoskop.

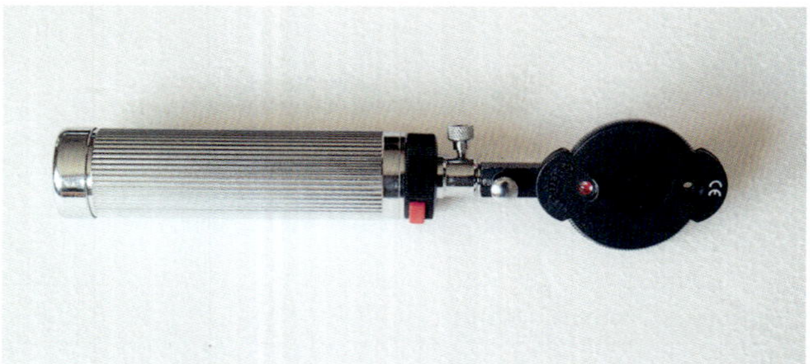

Foto: Jürgen Sengebusch

Untersuchung der Tränensekretion (Schirmer-Test)

Der sog. **Schirmer-Test** ist ein Test zur Untersuchung der Tränensekretion bei Verdacht auf ein sog. „trockenes Auge". Dabei wird die Stabilität des Tränenfilms anhand kleiner Lackmusstreifen überprüft, die in den unteren Bindehautsack eingelegt werden und sich bei Tränenkontakt einfärben (► **Abb. 2.23**). Zusätzlich kann augenärztlich über ein spezielles Verfahren der Muzingehalt der Tränenflüssigkeit geprüft werden. Beide Verfahren sind in der Naturheilpraxis nicht gängig.

Bulbus-Palpation

Die **Tonometrie**, die Beurteilung des **Augeninnendrucks**, hat in der augenärztlichen Vorsorge einen hohen Stellenwert. Ein erhöhter Druck im Glaskörper (Glaukom = grüner Star) schädigt den Sehnerv bis hin zum kompletten Verlust der Sehkraft. Für die Tonometrie-Untersuchungen werden spezielle Geräte eingesetzt. In der Heilpraktiker-Praxis kann der Augeninnendruck orientierend durch Tasten ermittelt werden. Mit der Palpation kann

Abb. 2.23 Schirmer-Test.

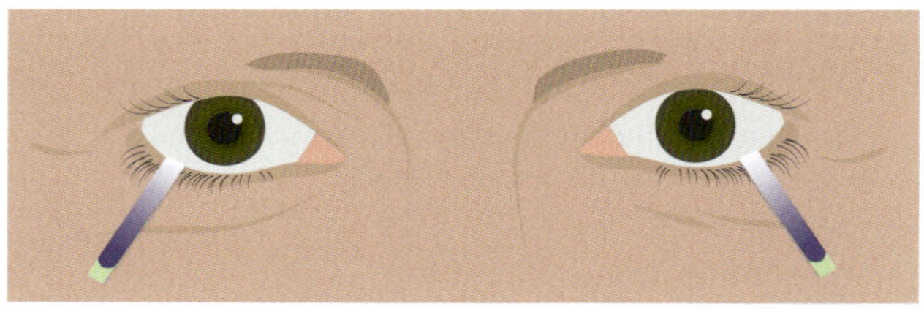

Lackmuspapierstreifen werden in den Bindehautsack eingelegt. *Abb. aus: I care Krankheitslehre. 2., überarbeitete Auflage. Thieme; 2020*

Abb. 2.22 Ophthalmoskopie: physiologischer und pathologischer Befund.

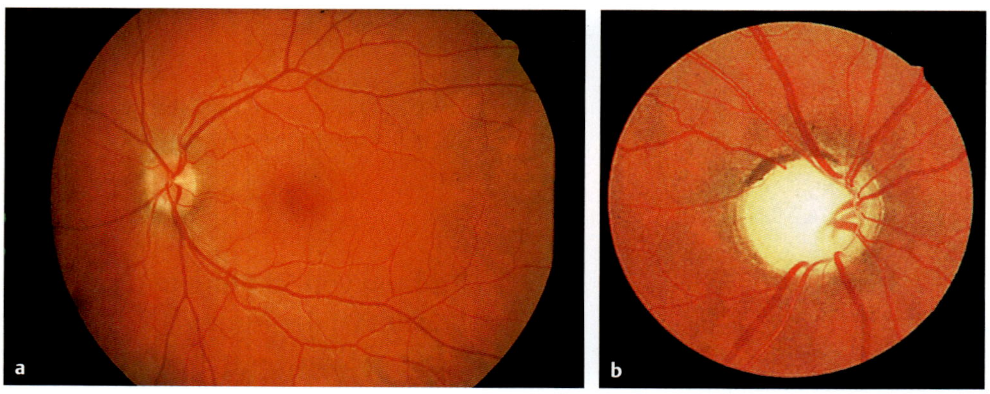

a Physiologischer Befund. *Abb. aus: Füeßl H. Ophthalmoskopie. In: Füeßl H, Middeke M, Hrsg. Duale Reihe Anamnese und Klinische Untersuchung. 6., aktualisierte Auflage. Thieme; 2018*

b Pathologischer Befund: Veränderungen der Papille (Degeneration des Sehnervs). *Abb. aus: Burk A, Burk R. Primäres Offenwinkelglaukom (POWG). In: Burk A, Burk R, Hrsg. Checkliste Augenheilkunde. 6., vollständig überarbeitete und erweiterte Auflage. Thieme; 2018*

Abb. 2.24 Bulbuspalpation.

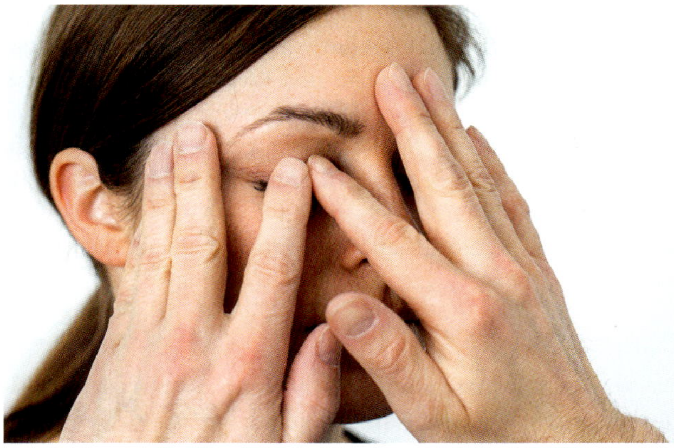

Bulbuspalpation (digitale Tonometrie). Man palpiert den Augapfel durch das Oberlid. *Foto: K. Oborny, Thieme Group*

der Untersucher eine Seitendifferenz zwischen beiden Bulbi feststellen (▶ **Abb. 2.24**). Die Abschätzung des Drucks bei Beteiligung beider Bulbi verlangt Erfahrung, kann aber durch den Vergleich mit den eigenen Augen erleichtert werden.

Merke

Akuter Glaukom-Anfall

Ein Glaukom-Anfall ist in aller Regel ein einseitiges Geschehen. Deshalb können Sie bei Verdacht auf einen akuten Glaukom-Anfall eine vergleichende Palpation vornehmen. Das betroffene Auge erscheint steinhart, das gesunde lediglich prallelastisch. Sie müssen nicht befürchten, dass Sie mit der Untersuchung die Augen schädigen – der Augenbulbus ist außerordentlich robust.

Fazit – Das müssen Sie wissen

Bulbus-Palpation (Tonometrie)

Auch wenn Sie die apparative Messung des Augeninnendrucks in Ihrer Praxis nicht durchführen (und dies auch ggf. in der Prüfung betonen), müssen Sie die Indikationen dazu kennen: Sie wird bei Verdacht auf Glaukom oder zur Vorsorge durchgeführt. Gemessen wird der Druck, der notwendig ist, um die (anästhesierte) Hornhaut mit einem Messkörper abzuplatten/einzudrücken. Alternativ wird bestimmt, wie stark ein kurzer Luftstoß die Hornhaut verformt.

Weitere augenärztliche Untersuchungen

Augenärztlich werden regelmäßig u. a. folgende weitere Tests und Untersuchungen durchgeführt: Bestimmung der Sehschärfe mit Berücksichtigung der Bogenminute, Farbsinnprüfung, Bestimmung der Brechkraft (Refraktionsbestimmung), Spaltlampenuntersuchung, apparative Messung des Augeninnendrucks (Tonometrie), weitere bildgebende Verfahren / weitere Diagnostik (z. B. CR/MRT).

2.3.4 Ausgewählte Befunde am Auge

Arcus senilis

Als Arcus lipoides corneae (auch Arcus senilis) bezeichnet man eine i. d. R. beidseitige, schmale, ringförmig am äußeren Hornhautstroma angelegte, weißliche Lipidinfiltration. Ein **Arcus senilis oder lipoides** muss – je nach Alter des Patienten – unterschiedlich bewertet werden: Bei Patienten im höheren Alter entsteht der Ring oft durch Kalk- und Fettablagerungen, die meist ohne Krankheitswert sind. Ein Auftreten vor dem 50. Lebensjahr (auch: Arcus juvenilis) kann auf eine Fettstoffwechselstörung hinweisen. Die Betroffenen zeigen ein hohes Athero- und somit Arteriosklerose-Risiko.

Anisokorie

Die Anisokorie beschreibt eine ungleiche Größenstellung der Pupillen. Sie kann harmlos sein, wenn sie **angeboren** ist. Tritt sie jedoch erstmalig – und ggf. in Verbindung mit einer Lichtstarre der Pupille auf, kann dies ein Hinweis auf eine Störung der **efferenten Leitungsbahn für die Steuerung der Pupillenreaktion** sein. Als Ursache kommen zerebrale Ischämien (Schlaganfallgeschehen), Hirntumoren, -ödeme und -blutungen in Betracht.

Auch Nervenentzündungen, das Glaukom oder lokale, einseitige Anwendungen (Medikamente) können eine Anisokorie auslösen.

Xanthelasmen

Xanthome und Xanthelasmen sind Fettablagerungen in der Haut und treten u. a. an den Augen auf. Sie sind ein Hinweis auf eine Stoffwechselstörung bzw. Stoffwechselbelastung des Körpers und kommen z. B. bei einer Hypercholesterinämie vor. Xanthome sind rote oder strohgelbe hirsekorn- bis fingernagelgroße scharf begrenzte Knötchen, Xanthelasmen eher sackartige Hauteinlagerungen. Insbesondere Xanthome können auch an anderen Körperstellen (u. a. Gelenke, Handflächen) auftreten und recht groß werden. Die Erscheinungen selbst haben keinen Krankheitswert, die Ursache muss aber abgeklärt werden.

2.4 Erkrankungen des Auges

2.4.1 Sehschwächen

Die häufigsten Sehschwächen sind die Kurz- und die Weitsichtigkeit sowie die Hornhautverkrümmung. Ursächlich sind in erster Linie angeborene Deformationen, ein unregelmäßiges Wachstum der Augenstrukturen in der Kindheit sowie degenerative Veränderungen (Alterssehschwäche).

Lerntipps – Mündliche Prüfung

Sehschwächen zunächst ausschließen

Klassische Sehschwächen sind die statistisch wahrscheinlichste Ursache für Visusstörungen. In der HP-Überprüfung ist dies zwar praktisch nie die Lösung eines vorgestellten Patientenfalls, sollte aber stets zunächst ausgeschlossen werden.

Myopie

Bei der **Kurzsichtigkeit** (Myopie) ist der Bulbus zu lang (geworden). Die Formveränderung bedingt, dass die einfallenden Lichtstrahlen **nicht auf der Netzhaut** gebündelt werden, sondern der Punkt des schärfsten Sehens **vor der Netzhaut** im Glaskörper liegt. Das Bild erscheint für den Patienten unscharf. Eine Korrektur erfolgt, indem eine (konkave) Streuungslinse (Brille oder Kontaktlinse) vor das Auge gesetzt oder indem der Bulbus operativ verkürzt wird (meist mithilfe eines Lasers).

Hyperopie

Bei der **Weitsichtigkeit** (Hyperopie) ist im Gegensatz zur Myopie der **Bulbus zu kurz**, so dass die Lichtstrahlen **hinter der Netzhaut** gebündelt werden und sich deshalb ein unscharfes Bild ergibt. Die Störung wird durch eine (konvexe) Sammellinse ausgeglichen.

Astigmatismus

Bei der **Hornhautverkrümmung** (Astigmatismus, auch Stabsichtigkeit) zeigt die **Kornea** entweder eine zu starke, eine zu schwache oder eine ungleichmäßige **Wölbung** (Krümmung). Objekte werden verzerrt und unscharf gesehen – typisch ist die elliptische Darstellung von runden Objekten auf der Netzhaut, Punkte werden als Linie (Stab) gesehen. Die Korrektur erfolgt durch eine Brille mit zylindrisch geschliffenem Glas oder eine Abtragung von Hornhaut mit Laserstrahlen.

2.4.2 Katarakt (grauer Star)

Definition

Katarakt (grauer Star)

Eine Katarakt ist die **Trübung** der normalerweise klaren **Augenlinse**. Sie ist eine häufige Erkrankung besonders des Alters und führt zu einer fortschreitenden Einschränkung des Sehvermögens.

Pathophysiologie

Bei der Katarakt trübt die Linse des Auges ein (▶ **Abb. 2.25**). Ursächlich sind Beeinträchtigungen im Austausch von Nähr- und Abfallstoffen mit dem Kammerwasser, eine veränderte Zusammensetzung des Kammerwassers oder ein Eindringen des Kammerwassers in die dann aufquellende Linse.

Die Erkrankung ist in über 90 % der Fälle eine **Alterserscheinung**, die meist erst nach dem 60. Lebensjahr auftritt und sich langsam entwickelt. Begünstigend wirken vor allem ein Diabetes mellitus, hohe UV-Belastung, Rauchen, Alkoholabhängigkeit, die langjährige Einnahme von Glukokortikoiden und Mangelernährung sowie andere Augenerkrankungen. Eine **angeborene Katarakt** kann aufgrund einer familiären Disposition entstehen oder bei einer Infektion der Mutter mit Röteln-, Masern- oder Mumpsviren in der frühen Schwangerschaft. Seltener spielen auch angeborene Stoffwechselerkrankungen oder Fehlbildungen eine Rolle. Häufig ist zunächst ein Auge stärker betroffen.

Symptomatik

Die Patienten berichten aufgrund der eingetrübten Linse von **Grauschleier- oder „Nebelsehen“**, sind von Licht **schneller geblendet** und nehmen **Kontraste und Farben schwächer wahr**. Wenn die Katarakt an nur einem Auge zur Veränderung der Brechkraft führt, sehen die Betroffenen evtl. auch **Doppelbilder**. Manche Patienten werden durch die Katarakt **kurzsichtig**, sodass sie plötzlich keine Brille mehr gegen ihre Altersweitsichtigkeit benötigen. Alle Sehstörungen werden nach und nach ausgeprägter.

Diagnostik

Die Verdachtsdiagnose wird aufgrund der **Beschwerden des Patienten** gestellt. Bei einer fortgeschrittenen Katarakt erkennt insbesondere das geübte Auge die **Pupillentrübung inspektorisch**. Die Diagnose wird letztlich augenärztlich über einen Durchleuchtungstest der Linse und eine Betrachtung mit der Spaltlampe gesichert. Mögliche Grunderkrankungen müssen in der Diagnostik berücksichtigt werden.

Therapie

Ein sog. **Altersstar** wird erst behandelt, wenn das Sehvermögen deutlich beeinträchtigt oder zu befürchten ist, dass konsekutiv ein Glaukom entsteht. Bei **Kindern** muss zur Erhaltung des Sehvermögens frühzeitig therapiert werden. Therapie der Wahl ist der Austausch der getrübten Linse gegen ein **Implantat**. Dieser Eingriff ist mittlerweile eine Routinemaßnahme, die i. d. R. in kurzer Zeit und ambulant abgewickelt wird. Da nach der Operation Zellreste der Linsenkapsel zurückbleiben, kann sich ein sog. **Nachstar** entwickeln, der mittels Laser entfernt werden kann.

Abb. 2.25 Katarakt.

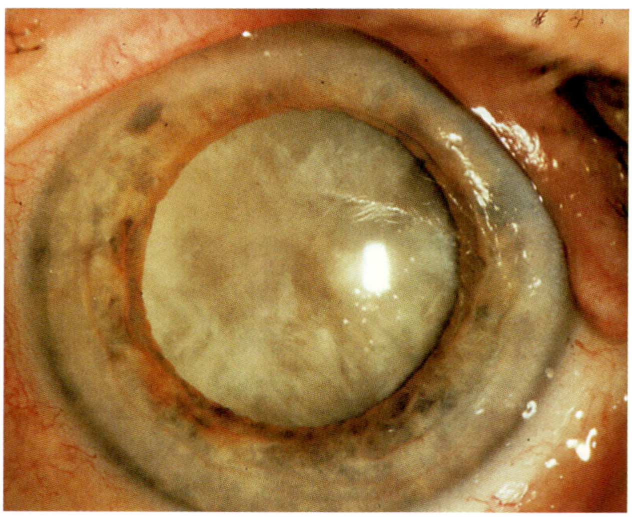

Cataracta matura (reifer Altersstar). Die Linse ist diffus getrübt, der Linsenkern ist bräunlich. Die leuchtend weiße Stelle ist der Lichtreflex durch Beleuchtung. *Abb. aus: Lang G. Trübungen der Linse (Katarakte). In: Lang G, Esser J, Gareis O et al., Hrsg. Augenheilkunde. 6., überarbeitete Auflage. Thieme; 2019*

Fazit – Das müssen Sie wissen

Katarakt – grauer Star

Bei der Katarakt trübt die Linse des Auges ein. Ursächlich sind v. a. Austauschprobleme des Kammerwassers oder sein Eindringen in die dann aufquellende Linse. Die Erkrankung ist in über 90 % der Fälle eine **Alterserscheinung**, wobei ein bestehender Diabetes mellitus eine wichtige Rolle spielt. Leitsymptom sind Visusstörungen des Patienten (**Grauschleier- oder „Nebelsehen"**, evtl. auch **Doppelbilder**. Die getrübte Pupille kann evtl. bereits inspektorisch auffallen. Therapie der Wahl ist der operative Austausch der Linse.

2.4.3 Glaukom (grüner Star)

Definition

Glaukom (grüner Star)

Als Glaukom bezeichnet man Schäden am Auge, die aufgrund einer pathologischen **Augeninnendruck-Steigerung** entstehen. Ursächlich ist eine **Abflussstörung des Kammerwassers**. Das Glaukom kann als langsam progrediente Erkrankung oder als akuter Anfall (und dann als Notfall!) auftreten.

Grundlegende Pathophysiologie verschiedener Glaukomformen

Die Produktion und der Abfluss des Kammerwassers stehen physiologisch in einem Gleichgewicht, um den Augeninnendruck konstant zu halten. Steigender Druck schädigt den Sehnerv und die Ganglienzellen der Netzhaut und ihre Axone. So geht das Sehvermögen akut oder schleichend verloren. Die genauen Ursachen sind nicht in jedem Fall zu ermitteln. In der Regel liegt eine **Abflussbehinderung** vor, nur in sehr **seltenen Fällen wird zu viel Kammerwasser** gebildet.

Hierbei unterscheidet man verschiedene Formen des Glaukoms, deren Charakteristika sich teilweise überschneiden:

Ätiopathologisch. Man unterscheidet zwischen angeborenem (**kongenitalem**) Glaukom (z. B. durch Fehlbildungen oder Tumoren), **sekundärem** Glaukom (aufgrund von Verletzungen, Tumoren, Diabetes mellitus oder langer Kortison-Anwendung) und **primärem** grünem Star, bei dem es v. a. durch altersbedingte Ablagerungen zu Abflussbehinderungen kommt.

Funktionell. Funktionell wird das **Offenwinkelglaukom (auch Weitwinkelglaukom)** vom **Winkelblockglaukom** differenziert (▶ **Abb. 2.26**). Beim selteneren Winkelblockglaukom ist der Kammerwinkel und damit der Zulauf zum Schlemm-Kanal blockiert; beim Offenwinkelglaukom ist der Winkel zwar weit ge-

Abb. 2.26 Entstehung eines Glaukoms.

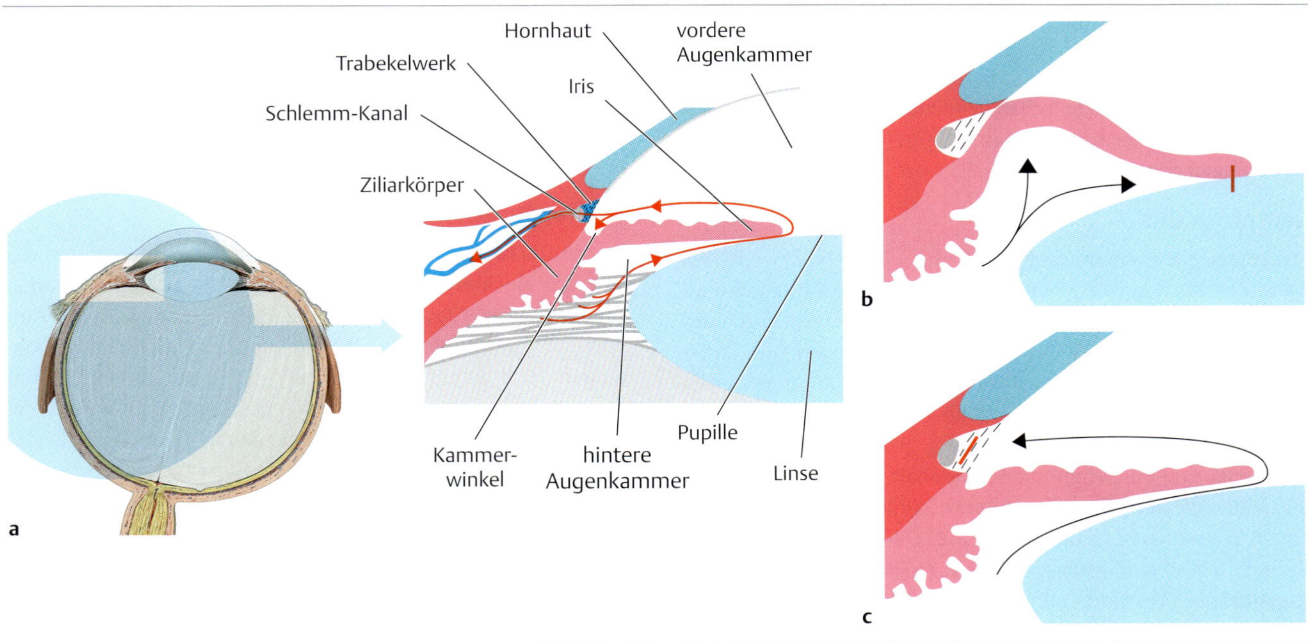

a Normalbefund. Normalerweise wird das Kammerwasser vom Ziliarkörper in der hinteren Augenkammer gebildet. Es gelangt durch die Pupille in die Vorderkammer des Auges. Im Kammerwinkel fließt es über das Trabekelwerk in die episkleralen Venen ab. Kontrahiert sich der Ziliarmuskel, strafft sich der Kammerwinkel und das Kammerwasser kann leichter abfließen.

b Winkelblock. Beim Winkelblock kann das Kammerwasser nicht durch die Pupille abfließen. Dadurch wird die Iris nach oben gedrückt, die so den Kammerwinkel verschließt. Wenn die vordere Augenkammer flach ist, reicht unter Umständen eine Pupillenerweiterung aus, um einen Winkelblock auszulösen.

c Primäres Offenwinkelglaukom. Hier ist der Abfluss durch das Trabekelwerk verlegt.

Abb. aus: Schünke M, Schulte E, Schumacher U et al., Hrsg. Prometheus LernAtlas - Kopf, Hals und Neuroanatomie. Illustrationen von Voll M und Wesker K. 5. Auflage. Stuttgart: Thieme; 2018

nug gestellt, das für die Flüssigkeitsaufnahme zuständige Trabekelwerk jedoch nicht ausreichend durchlässig (▶ **Abb. 2.26**).

Verlaufsform. Nach der Verlaufsform kann ein **akutes** von einem **chronischen** Winkelblockglaukom unterschieden werden.

Physikalisch. Beim **Normaldruckglaukom** werden die normalen Innendruckwerte der Augen nicht überschritten, beim **Niedrigdruckglaukom** findet man sogar einen erniedrigten Augeninnendruck bei gleichzeitig auftretenden charakteristischen Schäden.

Merke

Augeninnendruck

Wann ein Patient seinen Augeninnendruck als zu hoch „empfindet", ist individuell unterschiedlich. Gelegentlich werden auch eine Belastung der äußeren Augenmuskeln oder Stirnkopfschmerzen so wahrgenommen. Als physiologisch gilt im Allgemeinen ein Augeninnendruck von 15 (± 3) mmHg. Bei den meisten Glaukom-Patienten erhöht sich der Druck auf über 21 mmHg.

Chronisches Glaukom

Pathophysiologie

Das **primär chronische Offenwinkelglaukom** (PCOG) ist die häufigste Glaukomform und entwickelt sich über einen langen Zeitraum. Bei einem PCOG ist der Abflusswiderstand im Trabekelwerk am Schlemm-Kanal des Kammerwinkels erhöht. Dadurch kann das Kammerwasser nicht mehr richtig abfließen. Auch im Schlemm-Kanal oder in den sich anschließenden Venen ist der Druck erhöht. Beim **chronischen Winkelblockglaukom (Engwinkelglaukom)** ist der Kammerwasserabfluss meistens durch Verwachsungen oder Verklebungen erschwert.

Symptomatik

Das primäre Weitwinkelglaukom ist häufig lange beschwerdefrei. Meist erst nach längerer Entwicklung klagen die Patienten über (zunächst oft einseitige) Kopfschmerzen, Verschlechterungen des Sehvermögens und über das **Sehen von Farbringen** (um Lichtquellen) und **Gesichtsfeldausfälle.** Es kann zu Rötungen eines oder beider Augen kommen. Da beim chronischen Winkelblockglaukom der Augeninnendruck häufig großen **Schwankungen** unterliegt, sind die Symptome wechselhaft. Treten Druckspitzen auf, leiden die Betroffenen unter denselben Beschwerden wie bei einem Weitwinkelglaukom (▶ **Abb. 2.27**). Bei **Neugeborenen** fallen eine schlechte Nahrungsaufnahme, **Lichtscheu** (Photophobie), **Augentränen** (Epiphora) und Lidkrämpfe (Blepharospasmen) auf.

Diagnostik

Die Verdachtsdiagnose ergibt sich aus dem **Bericht des Patienten**. Bei der augenärztlichen Untersuchung besteht ein Glaukomverdacht, wenn hohe **Augeninnendrücke gemessen** werden. Die Diagnose wird gesichert über den **Nachweis bestehender Schädigungen** mittels Ophthalmoskopie und Gesichtsfeldprüfung. In die Diagnostik sind möglicherweise zugrundeliegende weitere Erkrankungen einzubeziehen!

Abb. 2.27 Typischer Gesichtsfeldausfall bei fortgeschrittenem chronischem Offenwinkelglaukom.

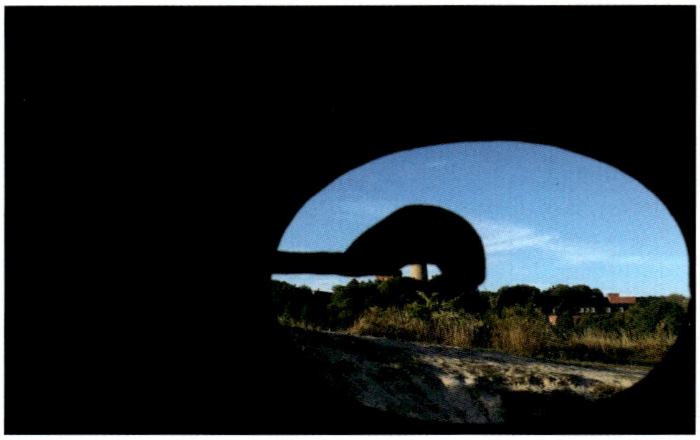

Foto von: J. Böger, Thieme Group

Therapie

Der erhöhte Augeninnendruck wird eingangs **medikamentös** behandelt. In der Regel kommen neurogen wirkende Augentropfen zum Einsatz, die die Pupillen- und damit die Kammerwinkelstellung beeinflussen. Bei erfolgloser Therapie wird eine operative Korrektur z. B. des Trabekelwerks vorgenommen. Begünstigende Grunderkrankungen müssen begleitend therapiert werden.

Akuter Glaukomanfall

Definition

Beim **akuten Glaukomanfall** erhöht sich der Augeninnendruck **innerhalb weniger Minuten** auf Werte von bis zu 70 mmHg! In aller Regel ist **nur ein Auge** betroffen.

Pathophysiologie

Der **akute Glaukomanfall** entsteht, wenn der Kammerwinkel **plötzlich blockiert** ist (akuter **Winkelblock**). Dabei liegt immer ein chronisches Glaukom zugrunde. Durch einen äußeren Auslöser – z. B. die ausgeprägte Weitstellung der Pupille (in der Dunkelheit, durch Stress oder Schmerz) – wird der ohnehin bereits verengte Kammerwinkel weiter verengt. Als Folge staut sich das Kammerwasser in der Hinterkammer. Dadurch wird die Iriswurzel gegen das Trabekelwerk des Schlemm-Kanals gedrückt und der Kammerwinkel gänzlich blockiert. Der Augeninnendruck steigt in der Folge innerhalb von Minuten um ein Vielfaches.

Symptomatik

Der Anfall geht fast stets mit starken **Schmerzen** am betroffenen Auge einher. Vegetativ reagieren die Betroffenen häufig mit Übelkeit und schwallartigem Erbrechen sowie einer **Schocksymptomatik**, die sich durch Adrenalin-Zeichen (v. a. Unruhe, Kaltschweißigkeit, Tachykardie) zeigt. Das Auge ist auffallend rot (▶ **Abb. 2.28**), das Sehen erschwert. Aufgrund der gestörten Lichtbrechung sehen die Betroffenen oft farbige Ringe um Lichtquellen (sog. Newton-Ringe).

Abb. 2.28 Akuter Glaukomanfall (Winkelblock).

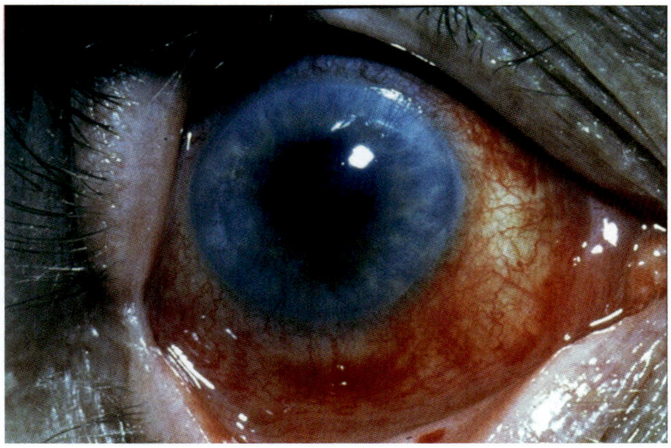

Das Auge ist stark gerötet, die Hornhaut ist matt. *Abb. aus: Hahn G. Glaukom. In: Hahn G, Hrsg. Kurzlehrbuch Augenheilkunde. 1. Auflage. Thieme; 2012*

Diagnostik

Die Diagnose wird zunächst anhand des klinischen Bildes gestellt. Theoretisch kann der Bulbus palpiert werden: Er präsentiert sich als steinhart. Die Pupille des betroffenen Auges ist weitgestellt und reagiert bei der Überprüfung mit der Diagnostiklampe nicht mehr auf Lichtreize (lichtstarre Pupille).

HP-Praxis

Notruf

Ein akuter Glaukomanfall ist ein **Notfall** und es muss **sofort** ein **Notruf** abgesetzt werden. Allein aufgrund des drohenden Kreislaufkollapses ist dies die einzige Möglichkeit! Auf jedwede weitere Diagnostik wird verzichtet; lediglich das Standard-Notfallmanagement (i.V.-Zugang, Kontrolle der Vitalfunktionen, Lagerung und weitere Maßnahmen je nach Situation) wird eingeleitet. Wenn das Geschehen nicht sofort behandelt wird, droht der **Verlust des Augenlichts**.

Therapie

Die Notfalltherapie richtet sich u. a. nach dem vegetativen Zustand des Patienten. Eventuell müssen **Schmerz- und Beruhigungsmittel** verabreicht sowie Maßnahmen zur **Kreislaufstabilisierung** eingeleitet werden. Mit Blick auf das Glaukom werden u. a. intravenös osmotische Diuretika verabreicht, die dem Auge indirekt Wasser entziehen, sowie Mittel, die die Kammerwasserproduktion hemmen. In der Klinik erfolgt zur Druckminderung in aller Regel eine lasergestützte operative Öffnung der Verbindung zwischen Augenvorder- und -hinterkammer.

! Cave

Erbrechen beim akuten Glaukomanfall

Erbrechen und Übelkeit können beim akuten Glaukomanfall so stark in den Vordergrund treten, dass das Glaukom zu spät als Ursache der Symptome erkannt wird. Die Schmerzen können so stark sein, dass reflektorisch ein akutes Abdomen (palpatorisch bretthharte Bauchdecke, Bauchschmerz, Kreislaufdekompensation) auftritt.

Transferbeispiel

Hausbesuch bei einem Patienten mit Kopfschmerzen

Sie werden dringend zu einem Hausbesuch gebeten. Der Mann der Anruferin hat heftigste Kopfschmerzen. Er kennt das von seiner Migräne – dieses Mal sind die Schmerzen aber auf der anderen Kopfseite. Der Mann hat bereits einmal erbrochen. Sie finden den Patienten im Bett vor. Sie befürchten zunächst eine Hirnblutung und inspizieren die Augen, um evtl. eine Anisokorie zu befunden. Dabei sehen Sie wider Erwarten etwas anderes: Die Pupille des Auges auf der Schmerzseite ist vergrößert, das Auge jedoch zudem gerötet, die Skleren sind von feinen Adern durchzogen und Sie meinen, einen leichten Exophthalmus zu sehen. Sie palpieren beide Augenbulbi im Seitenvergleich und stellen fest, dass das betreffende Auge steinhart ist.
Die Diagnose lautet: akuter Glaukomanfall. Es handelt sich um einen Notfall!

Fazit – Das müssen Sie wissen

Glaukom – grüner Star

Als Glaukom bezeichnet man eine Reihe von Augenerkrankungen unterschiedlicher Ursache, die eine irreversible Schädigung des Sehnervs und der Retina zur Folge haben. Der wichtigste Auslöser ist die **Erhöhung des Augeninnendrucks** aufgrund von **Abflussbehinderungen** durch Verlegungen des Schlemm-Kanals und des Trabekelwerks. Die Patienten klagen zunehmend über Kopfschmerzen und Sehstörungen, die sich v. a. als **Farbensehen** und **Gesichtsfeldausfälle** zeigen.
Der **akute Glaukomanfall** ist ein **Notfall**, bei der eine plötzliche (in aller Regel einseitige) **Winkelblockade** den Augeninnendruck binnen weniger Minuten massiv erhöht. Symptome sind ein sehr schmerzhaftes, gerötetes Auge mit steinhartem Bulbus, Übelkeit und Erbrechen. Es droht akute **Erblindung** Zunächst wird – bei allen Glaukomformen – der **Augeninnendruck medikamentös gesenkt**. Dann wird der Abfluss des Kammerwassers mittels Laser **operativ** verbessert. Das Glaukom ist eine **sehr häufige Erkrankung**.

2.4.4 Erkrankungen der Netzhaut

Netzhautablösung

Definition

Netzhautablösung

Bei der Netzhautablösung (Ablatio retinae) trennen sich die 2 ineinander verwobenen Schichten der Netzhaut: Das Stratum nervosum löst sich teilweise oder ganz vom Pigmentepithel. Das Geschehen ist selten, kann aber insbesondere unbehandelt rasch zur Erblindung führen.

Pathophysiologie

Die Verbindung zwischen der neurosensorische Netzhautschicht und dem Pigmentepithel der Retina kann aus unterschiedlichen Gründen verloren gehen. **Traumen**, **Durchblutungsstörungen** (z. B. aufgrund von Diabetes mellitus), eine **Glaskörperabhebung**, eine ausgeprägte **Kurzsichtigkeit** und **Augenentzündungen** gehören zu den häufigsten Auslösern. Meist führt ein **Riss an den Anheftungsstellen** der Retinaschichten zu einem **Loch in der Netzhaut** (▶ **Abb. 2.29**).

An den Stellen, an denen die Verbindung zwischen Pigmentepithel und Nervenschicht verloren geht, wird die Netzhaut nicht mehr ausreichend mit Nährstoffen versorgt. In der Folge gehen hier Teile der Photorezeptorschicht (Stäbchen- und Zapfenschicht) zugrunde. Dies führt zu den typischen Symptomen.

Symptomatik

Leitsymptom der Netzhautablösung sind **Sehstörungen**. Da die Ablösung jedoch sehr unterschiedlich verlaufen kann (z. B. punktuell, flächig oder diffus), sind diese nicht bei jedem Patienten gleich. Jede der nachfolgend genannten Beeinträchtigungen des Sehvermögens muss für sich an eine Netzhautablösung denken lassen.

Ein Abheben des Glaskörpers von der Netzhautinnenfläche nehmen Patienten meist als **Lichtblitze** wahr. Bei einer eher diffusen Ablösung und wenn es nach Einreißen der Retina zu kleinen Einblutungen in den Glaskörper kommt, sehen die Betroffenen kleine, nach unten absinkende schwarze Punkte (**Mouches volantes** = fliegende Mücken oder **Rußregen**). Die Symptomatik tritt auch bei Glaskörpereintrübungen auf und muss unbedingt sofort differenziert werden! Lichtblitze und schwarze Punkte treten häufig bereits vor einer Netzhautablösung auf und sollten möglichst rasch abgeklärt werden.

Lösen sich die Schichten flächig ab, berichten Betroffene z. B. von einer „Wand", die von unten nach oben „wächst", oder einen „Vorhang", der entweder von oben nach unten fällt oder sich von der Seite her schließt (▶ **Abb. 2.30**; „**Mauer-**, **Vorhang-** oder **Kulissenphänomenen**") (Achtung: nicht zu verwechseln mit dem Kulissenphänomen bei Gaumensegelparese!).

Wenn die Stelle des schärfsten Sehens, die Fovea centralis, von der Ablösung mitbetroffen ist, kommt es zudem zu einer deutlichen allgemeinen Sehverschlechterung. Objekte werden verschwommen oder verzerrt gesehen; Betroffene sehen verschwimmende schwarze **Flecken und Schleier, Schatten** oder haben Gesichtsfeldausfälle.

Merke

Schmerzlosigkeit der Netzhaut

Die Netzhaut ist nicht sensibel innerviert. Eine Netzhautablösung bereitet deshalb keine Schmerzen. Die Dramatik der Erkrankung wird von Patienten aus diesem Grund häufig unterschätzt. Sehr oft liegen bereits vorab Augenerkrankungen (z. B. diabetische Retinopathie, Kurzsichtigkeit oder eine Katarakt) und damit Sehstörungen vor. Dies erhöht nochmals das Risiko, das Geschehen zu spät einzuordnen.

Diagnostik

Anamnese und **klinische Symptomatik** liefern die Verdachtsdiagnose. Risikofaktoren werden miterfasst. Eine **Ophthalmoskopie** unter Zuhilfenahme eines Mydriatikums sichert die Diagnose. Wenn man aufgrund einer Glaskörperblutung den Augenhintergrund nicht einsehen kann, erfolgt die Diagnose per Ultraschall.

Abb. 2.29 Pathomechanismus der Netzhautablösung.

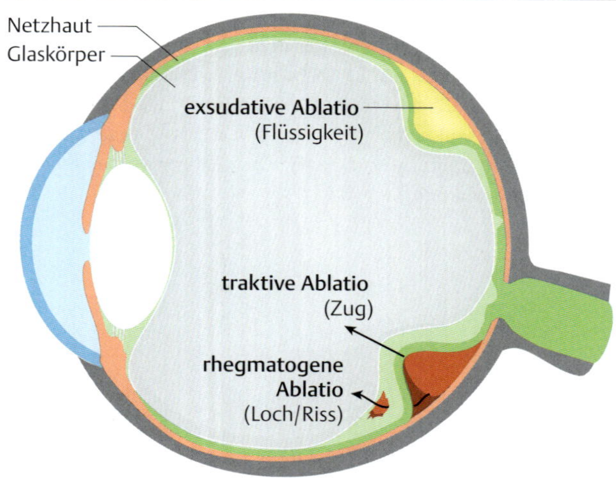

Grafik: J. Sengebusch

Abb. 2.30 Gesichtsfeld bei Netzhautablösung.

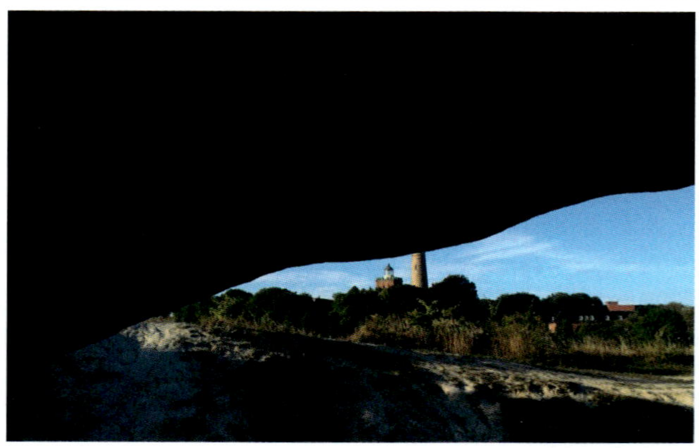

Die Patienten sehen – je nach Art der Ablösung – z. B. einen „Vorhang" fallen. *Foto: J. Böger, Thieme Group*

Therapie

Mittels **Laser- und Kältebehandlung** kann die Verbindung der Retinaschichten wiederhergestellt und ein Riss bzw. Loch kompensiert werden. Bei der rissbedingten Ablösung führt die Operation in über 90 % der Fälle zur Heilung. Bei Beteiligung des gelben Flecks sind nachhaltige Beeinträchtigungen des Sehvermögens nicht vermeidbar. Je nach Ursache muss auch eine mögliche Grunderkrankung (z. B. Diabetes mellitus, Bluthochdruck) mitbehandelt werden.

Fazit – Das müssen Sie wissen

Netzhautablösung

Eine Netzhautablösung ist ein dramatisches Geschehen, weil sie **rasch zur Erblindung** führen kann. Sie sollte daher frühzeitig erkannt und ohne Verzug behandelt werden. Sie entsteht, wenn die Verbindung zwischen der neurosensorische Netzhautschicht und dem Pigmentepithel der Retina verloren geht. Meistens führt ein **Riss an den Anheftungsstellen** der Retinaschichten zu einem **Loch in die Netzhaut** und den charakteristischen Folgen. Prädisponierende Faktoren sind dabei **Traumen**, **Durchblutungsstörungen** (z. B. aufgrund von Diabetes mellitus), eine **Glaskörperabhebung**, eine ausgeprägte **Kurzsichtigkeit** und **Augenentzündungen.**
Symptome einer Netzhautablösung sind typische Sehphänomene/-störungen: **Lichtblitze**, **Rußregen (Mouches volantes)**, **Mauer-**, **Vorhang-** oder **Kulissenphänomen**. Die Therapie erfolgt meist durch **Laserbehandlung**.

Diabetische Retinopathie

Definition

Diabetische Retinopathie

Die diabetische Retinopathie (Retinopathia diabetica) ist eine sehr häufige Komplikation des Diabetes mellitus, bei der die Netzhautgefäße durch die chronisch erhöhte Blutglukose geschädigt sind.

Pathophysiologie

Bei einem lange nicht erkannten oder schlecht eingestellten Diabetes mellitus schädigt die hohe Blutglukosekonzentration die Gefäße. Dies geschieht auch am Auge. Es kommt zu **Mikroangiopathien**, pathologischen Veränderungen der kleinen Blutgefäße. Beschädigt werden u. a. das Endothel der Netzhautarteriolen und -kapillaren. Im Verlauf lagern sich Fette ab und es kommt zu petechialen Blutungen (**nicht proliferative Retinopathie**), die neben Gefäßverschlüssen die Netzhautversorgung immer mehr einschränken. Eine kompensatorische Gefäßneubildung (**proliferative Retinopathie**) verläuft häufig nicht regelgerecht – die Gefäße sind brüchig und führen zu immer neuen Blutungen und Narbenbildungen, die letztlich eine Netzhautablösung provozieren. Im Bereich des gelben Flecks entsteht oft begleitend ein **Makulaödem** (**diabetische Makulopathie**). Mehr zum Diabetes mellitus finden Sie im Lernmodul 14 „Hormone und Stoffwechsel“.

Zusatzinfo

Die süße Erblindung – ein Luxusproblem

Rund 10 – 15 Jahre nach Auftreten des Diabetes mellitus sind rund 70 % aller Patienten von der Retinopathie betroffen. **Sowohl Typ-1-Diabetiker,** als auch Patienten mit DM Typ 2 sind betroffen. Tritt die Erkrankung bereits in der Jugend auf, entwickeln sich die Endothelschäden rascher. Die diabetische Retinopathie ist in den Industrieländern die häufigste Ursache für einen kompletten Sehverlust. Nach Berechnungen erblindet in Deutschland alle 90 Minuten ein Diabetiker und alle 9 Minuten kommt ein neuer Fall von diabetischer Retinopathie hinzu – Tendenz steigend. Der Grund ist vor allem in der Lebensweise zu finden: Übermäßige und unausgewogene Nahrungsaufnahme bei meist viel zu geringer körperlicher Aktivität, gepaart mit Stress, gelten als Hauptaspekte der Entwicklung der Krankheit. In der „westlichen Kultur“ werden die Betroffenen immer jünger; u. a. im Zuge der Globalisierung zeichnet sich Ähnliches auch nahezu weltweit ab.

Symptomatik

Meist bemerken die Patienten eine **Verminderung der Sehfähigkeit** erst, wenn bereits Komplikationen wie ein Makulaödem, eine Glaskörpereinblutung oder eine Netzhautablösung eingetreten sind. Die Visusprobleme reichen von Problemen beim Nahsehen über **Schleiersehen und Gesichtsfeldausfälle** bis zu **fast totalem Sehausfall**.

Diagnostik

Die Diagnose ergibt sich zunächst aus der Anamnese sowie den Schilderungen des Patienten. Gesichert wird sie durch **Ophthalmoskopie** und **Fluoreszenzangiografie**.

Therapie

Besonders in einem frühen Stadium steht die Behandlung der Grunderkrankung im Vordergrund – eine möglichst **optimale Blutzucker- und Blutdruckeinstellung** (v. a. über Medikamente) und die **Anpassung der Lebensführung**. Dazu gehören Bewegung, Ernährung und Meidung weiterer **Risikofaktoren**, die die Gefäße schädigen können (z. B. Tabak- und Alkoholabusus). Der Augenhintergrund muss mehrmals im Jahr **kontrolliert** werden.

Bei fortgeschrittener Erkrankung ist eine **Lasertherapie** Mittel der Wahl. Ziel der Behandlung ist i. d. R., das periphere Netzhautgebiet zu reduzieren, um die Blutversorgung auf die Netzhautmitte zu konzentrieren und fragile Gefäßneubildungen zu mindern. Ist eine Lasertherapie nicht möglich, können **Medikamente in den Glaskörperraum** injiziert werden, die die Gefäßlecks abdichten und dadurch die Netzhautschwellung vermindern. Die Behandlung ist zwar effektiv, aber in ihrer Wirkungsdauer begrenzt. Bleiben die Maßnahmen ohne anhaltenden Erfolg, muss ggf. der Glaskörper entfernt werden.

Fazit – Das müssen Sie wissen

Diabetische Retinopathie

Eine Erkrankung an Diabetes mellitus führt fast immer zu Schäden an den Netzhautgefäßen. Diese verursachen u. a. **Verschlüsse und Blutungen**, eine **Minderversorgung** und **Vernarbung** der Netzhaut und schließlich eine **Ablösung** der Retina. Die Betroffenen bemerken die **Verminderung der Sehfähigkeit** oft erst bei fortgeschrittenem Geschehen als **Schleiersehen und Gesichtsfeldausfälle**. Die Erkrankung kann zu Erblindung führen. Eine möglichst frühzeitige effektive **Blutzuckereinstellung** verzögert das Fortschreiten der Netzhautveränderungen. In vielen Fällen ist eine Lasertherapie Maßnahme der Wahl.

Altersbedingte Makuladegeneration (AMD)

Definition

Altersbedingte Makuladegeneration

Die altersbedingte (auch altersbezogene) Makuladegeneration (AMD) ist eine pathologische Veränderung der Augennetzhaut im Bereich des „gelben Flecks" (Macula lutea; Stelle des schärfsten Sehens). Die AMD führt zum **Nachlassen der zentralen Sehschärfe bis zu umfassenden Visusstörungen**. Die Erkrankung betrifft v. a. ältere Menschen.

Pathophysiologie

Die AMD wird hervorgerufen durch übermäßige Ablagerungen von Stoffwechselprodukten in der äußeren Netzhautschicht (Pigmentepithel) sowie der Aderhaut (▶ **Abb. 2.31**). Die Abbauprodukte bestehen aus spezifischen Eiweiß-Fett-Verbindungen, die normalerweise im Pigmentepithel abgebaut werden. Ihre Anhäufung wird als **Drusen** bezeichnet und führt zu einem Zellsterben, das auch auf die Photorezeptoren der Netzhaut übergeht.

Risiken sind v. a. hoher Tabakkonsum, genetische Veranlagungen, Hypertonie und hohe Homocystein-Konzentrationen im Blut sowie Belastungen durch UV-Strahlung. Betroffen sind meistens Menschen höheres Alter (ab ca. 65).

Man unterscheidet 2 Formen der AMD: Bei der **trockenen AMD** ist das Pigmentepithel durch Drusen zwar geschädigt und weniger funktionsfähig, jedoch nicht gerissen oder gebrochen. Bei der deutlich selteneren **feuchten AMD** dringt zunächst wässrige Flüssigkeit, dann auch Blut unter das Pigmentepithel und die Makula. Dieser Prozess wird begünstigt durch die kompensatorische Bildung neuer Kapillaren (**Neovaskularisationen**), die jedoch durchlässig und sogar brüchig sind. Der Flüssigkeitsaustritt führt zu einer Schwellung der Makula (**Makulaödem**), die sich dann von ihrem Untergrund abheben kann. Es kommt zu einer raschen und dramatischen Verschlechterung des Sehvermögens (▶ **Abb. 2.32**).

Symptomatik

Bei der **trockenen AMD** verschlechtert sich das Sehvermögen meist über einen langen Zeitraum. Da das Netzhautzentrum betroffen ist, vermindert sich zunächst das Farb- und Kontrastsehen in der Mitte des Gesichtsfeldes. Später haben Betroffene eine Gesichtsfeldeinschränkung in Form eines zentralen **„grauen Flecks"**. Der zentrale Gesichtsfeldausfall dehnt sich allmählich nach außen aus. Die AMD bleibt lange unbemerkt, da sie keine Schmerzen verursacht und zunächst nur ein Auge betroffen ist. Der Sehverlust wird durch das noch gesunde Auge teilweise ausgeglichen.

Abb. 2.31 Pathomechanismus der Makuladegeneration.

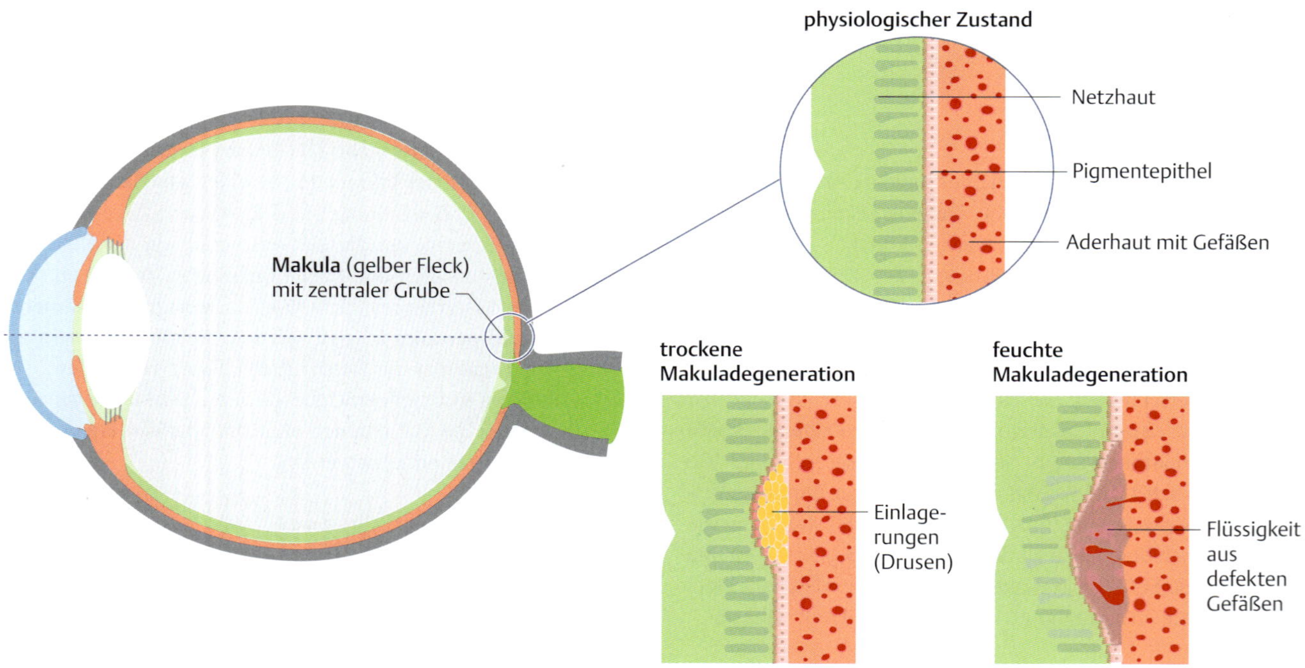

Grafik: J. Sengebusch

Abb. 2.32 Gesichtsfeldausfall bei Makuladegeneration.

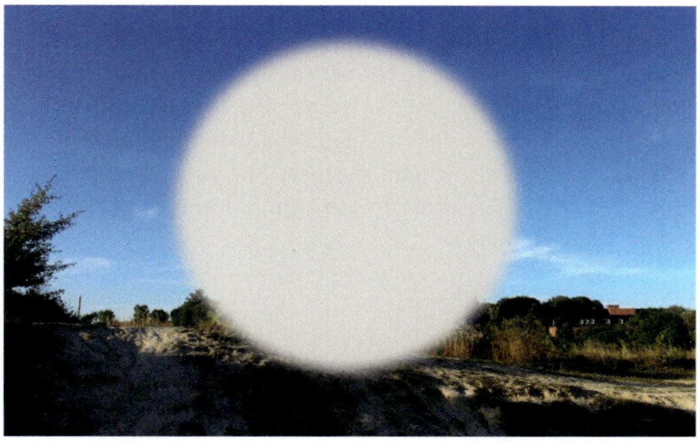

Im zentralen Gesichtsfeld besteht ein grauer, undurchsichtiger Fleck.
Foto: J. Böger, Thieme Group

Bei der **feuchten AMD** zeigen sich schneller Symptome wie **Verzerrtsehen** (Metamorphopsie). Bei Einblutung aus neu entstandenen Blutgefäßen kann das zentrale Gesichtsfeld plötzlich komplett ausfallen, sodass der Patient zentral nur noch einen **schwarzen Fleck** wahrnimmt.

Diagnostik

Die Verdachtsdiagnose ergibt sich aus der **Anamnese**. Bei entsprechenden Symptomen und vorliegenden Risikofaktoren muss eine augenärztliche Abklärung erfolgen. Eine **Ophthalmoskopie** zeigt Ablagerungen oder eine Flüssigkeitsansammlung. Weitere augenärztliche Diagnoseverfahren ermitteln das genaue Ausmaß der AMD. Hinweise auf eine feuchte Makuladegeneration kann u. U. bereits früh der sog. Amsler-Test geben: Dabei blickt der Patient auf ein Gitternetz, in dessen Mitte ein schwarzer Punkt abgebildet ist. Diesen Punkt fixiert er mit einem Auge, während das andere abgedeckt ist. Bei einer beginnenden feuchten AMD nimmt der Betroffene die Linien um den Punkt herum nicht vollständig und verzerrt wahr (▶ **Abb. 2.33**).

Therapie

Die Schäden am Pigmentepithel der Netzhaut sind **irreversibel**. Bei der feuchten Makuladegeneration können die Neovaskularisation und ihre Folgen **medikamentös** (durch Injektionen in den Glaskörper) oder lasergestützte **Verödung** neu gebildeter Blutgefäße verzögert werden. Die Patienten sind langfristig auf verschiedene Sehhilfen (Lupen, Lupenbrille, Bildschirmlesegeräte u. a.) angewiesen.

Zur größtmöglichen Erhaltung der Mobilität wird Patienten frühzeitig ein spezifisches **Orientierungs- und Mobilitätstraining** angeraten. Es zielt auf die optimale Nutzung der peripheren visuellen Informationen.

Abb. 2.33 Feuchte Makuladegeneration.

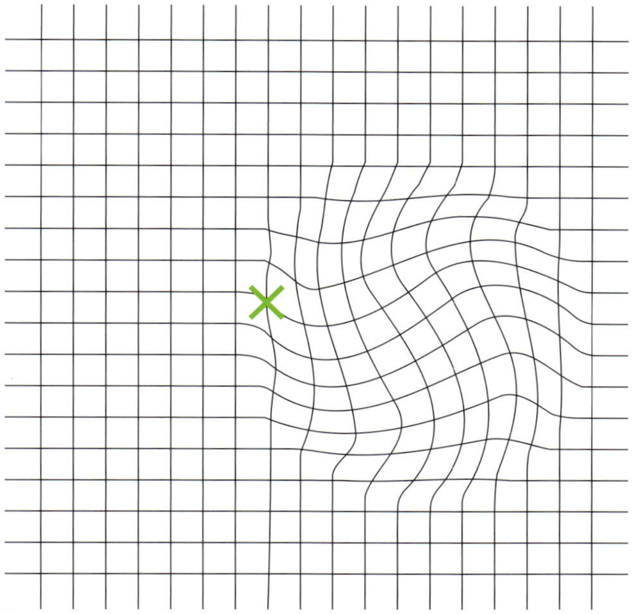

Betroffene Patienten sehen die Linien verzerrt und unvollständig, wenn sie das grüne Kreuz fixieren.

Fazit – Das müssen Sie wissen

Altersbedingte Makuladegeneration (AMD)

Als AMD bezeichnet man pathologische Veränderungen der Augennetzhaut im Bereich des „gelben Flecks“ (Macula lutea), bedingt durch Ablagerungen von Stoffwechselprodukten. Der zunehmende Funktionsverlust führt zum **Nachlassen der zentralen Sehschärfe bis hin zu umfassenden Visusstörungen**. Die Erkrankung ist bei älteren Menschen sehr häufig. Die Erkrankung kann lange unentdeckt bleiben bzw. kompensiert werden. Die Patienten schildern in ihrem Verlauf zentrale Gesichtsfeldausfälle – als grauen Fleck oder schlierig verzerrten Bildbereich, der allmählich größer wird. Unterschieden werden die **trockene AMD** mit zunehmender Ausdünnung des Pigmentepithels der Netzhaut und die **feuchte AMD**, bei der neue Blutgefäße unter dem Pigmentepithel und der Netzhaut wachsen (Neovaskularisationen).

Die Schäden am Pigmentepithel der Netzhaut sind **irreversibel**. Therapie: Verlangsamung des Prozesses durch Medikamente, die in den Glaskörper injiziert werden, oder lasergestützte **Verödung** neuer Problemherde. Die Patienten sind fast immer auf starke Sehhilfen (Lupen, Lupenbrille, Bildschirmlesegeräte u. a.) angewiesen.

2.4.5 Entzündliche Erkrankungen des Sehapparats

Die verschiedenen Strukturen des Auges können jeweils isoliert von **Entzündungen** betroffen sein. Je nach Lokalisation unterscheidet man die Entzündungen der Hornhaut (**Keratitis**), der Bindehäute (**Konjunktivitis**), der Iris (**Iritis**), des Ziliarkörpers (**Zyklitis**), der mittleren Augenhaut (**Uveitis**) und der Lederhaut (**Skleritis**). In sehr vielen Fällen entwickelt sich der entzündliche Prozess jedoch **übergreifend**, so dass z. B. eine Keratokonjunktivitis entsteht.

Nachfolgend werden nur die wichtigsten Erkrankungen aus diesem Bereich vorgestellt. Die Konjunktivitis finden Sie im Kap. Pathophysiologie.

Keratitis

Pathophysiologie

Eine **Keratitis** (Hornhautentzündung) entsteht durch übergreifende **Infektionen oder Entzündungen angrenzender Strukturen** (Lidränder, Tränensäcke, Bindehaut), **Verletzungen, Benetzungsstörungen** oder **Erreger**. Am häufigsten sind Bakterien (Staphylokokken, Streptokokken, Gonokokken etc.), seltener Viren (Herpes) oder Pilze. Durch unvollständigen Lidschluss kann die Hornhaut austrocknen und es kann sich eine Keratitis ausbilden.

Symptomatik

Aufgrund der dichten sensorischen Innervation der Hornhaut sind **Schmerzen** das Leitsymptom. Das betroffene Auge ist gerötet und tränt, das Lid ist geschwollen (Lidödem). Die Betroffenen klagen über **Sehstörungen, Lichtscheu** (Photophobie) und bei einer Beteiligung der Bindehäute auch über **Juckreiz**. Bei bakterieller Infektion entwickelt sich ein eitriges Sekret, die Augen sind v. a. morgens verklebt. In einigen Fällen treten **Lidkrämpfe** (Blepharospasmen) auf.

Diagnostik

Die Diagnose wird in der Regel anhand des **klinischen Bildes** gestellt. Bei unklaren Diagnosen und schweren Verläufen wird zur Erregerbestimmung ein **Abstrich** von Binde- und/oder Hornhaut genommen. Hornhautdefekte können über einen **Anfärbe-Test** nachgewiesen werden.

Therapie

In den meisten Fällen werden – je nach Ursache – antibiotische, antivirale oder antimykotische Salben oder Tropfen eingesetzt. Eventuell wird eine Tränenersatzflüssigkeit verabreicht. Nur bei ausgeprägten Schmerzzuständen wird eine systemische Schmerztherapie erwogen.

Fazit – Das müssen Sie wissen

Keratitis

Die **Entzündung der Hornhaut** ist meist **bakteriell**, seltener viral (Herpes) bedingt. Das betroffene Auge ist **gerötet, tränt, juckt** und **schmerzt**, das Lid ist geschwollen (**Lidödem**). Bei bakterieller Infektion sind die Augen morgens verklebt. **Diagnose**: klinisches Bild und ggf. Abstrich. **Therapie**: antibiotische oder antivirale Salben oder Tropfen; ggf. Tränenersatzflüssigkeit oder Schmerztherapie.

Iridozyklitis

Pathophysiologie

Die Iridozyklitis ist die gemeinsame **Entzündung von Iris (Iritis)** und **Ziliarkörper (Zyklitis).** Sie kann durch **Traumen** sowie **chemisch-physikalische** Einflüsse entstehen. Häufig tritt sie **begleitend** auf bei **Infektionen** (z. B. Gonorrhö, Herpes simplex, Herpes zoster, Morbus Weil) oder **rheumatischen** bzw. **autoimmunologischen** Erkrankungen (Morbus Bechterew, Morbus Crohn, Sarkoidose, Sjögren-Syndrom). Diese Ursachen müssen differenzialdiagnostisch erfasst werden.

Symptomatik

Die Patienten berichten von Augenschmerzen und diversen Sehstörungen (v. a. Photophobie). Es kommt zu Farbveränderungen der Iris, verlangsamten Pupillenreaktionen und Verklebungen zwischen Hornhaut und Pupille (▶ **Abb. 2.34**).

Diagnostik und Therapie

Die Diagnose wird über die Anamnese und das klinische Bild gestellt.

Die Therapie erfolgt fast ausschließlich medikamentös – je nach Ursache – über Antibiotika, Kortikosteroide und Mydriatika. Eventuelle Grunderkrankungen müssen in der Behandlung berücksichtigt werden.

Abb. 2.34 Chronische Iridozyklitis bei Oligoarthritis.

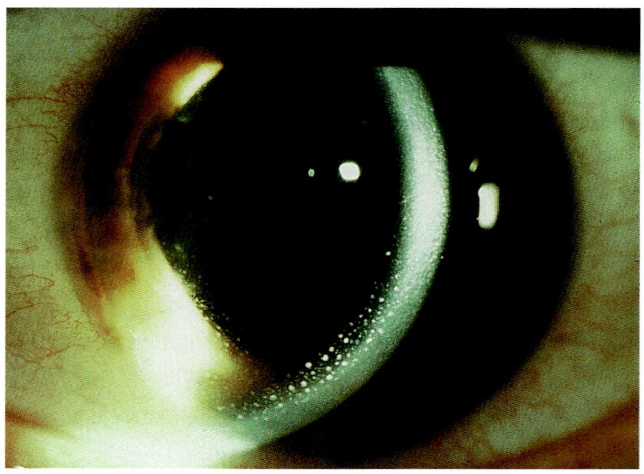

Aufleuchten der Entzündungspartikel bei der Untersuchung an der Spaltlampe. *Abb. aus: Häfner R, Truckenbrodt H. Juvenile idiopathische Arthritis (JIA). In: Gortner L, Meyer S, Hrsg. Duale Reihe Pädiatrie. 5., vollständig überarbeitete Auflage. Thieme; 2018*

Fazit – Das müssen Sie wissen

Iridozyklitis

Die **Entzündung von Iris (Iritis)** und **Ziliarkörper (Zyklitis)** ist schmerzhaft und geht u. a. mit **Sehstörungen, Farbveränderungen der Iris** und **verlangsamten Pupillenreaktionen** einher. Ursachen sind Traumen oder chemisch-physikalische Einflüsse. Häufig ist sie **Begleiterscheinung von Infektionen** (z. B. Gonorrhö, Herpes, Morbus Weil), oder rheumatischen bzw. autoimmunologischen Erkrankungen. **Therapie**: medikamentös (Antibiotika, Kortikosteroide, Mydriatika).

Herpes zoster ophthalmicus

Pathophysiologie

Die Manifestation eines Herpes zoster im Gesicht und insbesondere am Auge ist eine gefürchtete Variante der Infektionskrankheit. Am Gesicht zeigen sich die typischen Herpes-Symptome (Hautrötung, Bläschenbildung mit Verkrustung an der Haut, Parästhesien, Neuralgien). Insbesondere von der Nase ausgehend kann die Infektion auf die Augenhornhaut, anschließend weitere Strukturen des Sehapparates übergreifen (▶ **Abb. 2.35**). Wie bei allen Herpes-Erkrankungen kann sich das Virus bei einem geschwächten Immunsystem reaktivieren.

Abb. 2.35 Herpes zoster ophthalmicus.

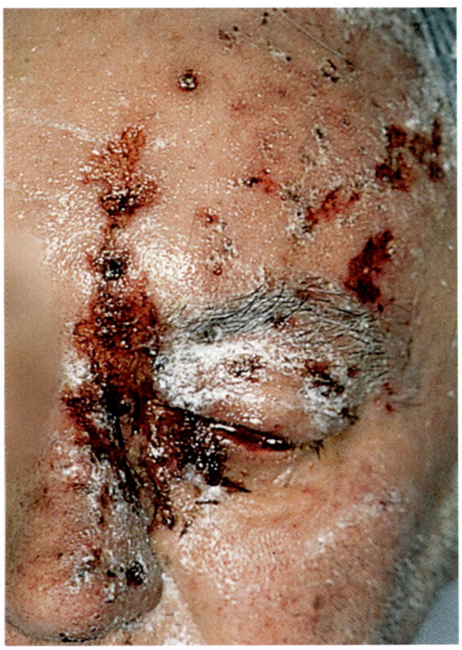

Abb. aus: Reinhold U. Ätiopathogenese. In: Reinhold U, Koch P, Dirschka T, Hrsg. Notfälle in Dermatologie und Allergologie. 2. Auflage. Thieme; 2012

Symptomatik

Typische Symptome am Auge sind eine Lidschwellung durch Bläschenbildung auf den Augenlidern, Tränenfluss und Entzündungszeichen. Die Betroffenen klagen über Lichtscheu und Visusstörungen sowie teilweise enorme Schmerzen.

Diagnostik und Therapie

Die Diagnose ergibt sich aus der Anamnese und aus der Inspektion.

Die Behandlung sollte so frühzeitig wie möglich und unbedingt durch den Facharzt erfolgen. Die Therapie erfolgt mit Virostatika (Aciclovir), die je nach Verlauf lokal oder systemisch eingesetzt werden. Bei einer langwierigen Zoster-Neuralgie müssen ggf. Schmerzmittel zur Prophylaxe eingesetzt werden. Bei zusätzlicher bakterieller Besiedlung können Antibiotika notwendig werden.

HP-Praxis

Behandlungsverbot

Für den Heilpraktiker besteht nach § 24 IfSG Behandlungsverbot. **Herpes zoster** (Gürtelrose) ist das klinische Krankheitsbild des **Varicella-Zoster-Virus** bei endogener **Reaktivierung**. Das Varizella-Zoster-Virus ist unter § 7 im IfSG gelistet.

Fazit – Das müssen Sie wissen

Herpes zoster ophthalmicus

Manifestation des **Herpes zoster** im **Gesicht** und v. a. **am Auge**. Ursache: Varizella-Zoster-Virus, Reinfektion oder Aktivierung nach Windpocken. Symptome im Gesicht umfassen **Hautrötung, Bläschenbildung** mit **Verkrustungen**, **Parästhesien**, **Neuralgien**, am Auge u. a. **Lidschwellung** und **Tränenfluss**, begleitet von **Lichtscheu** und **enormen Schmerzen**. **Diagnose**: Anamnese und Inspektion. **Therapie** durch **Facharzt** mit lokalen oder systemischen Virostatika (Aciclovir).
Der Heilpraktiker hat **Behandlungsverbot** nach § 24 IfSG.

2.4.6 Weitere Erkrankungen des Auges

Entropium und Ektropium

Beim **Entropium** ist der Lidrand nach **innen**, beim **Ektropium** nach **außen** gedreht. Beide Veränderungen sind meist Alterserscheinungen (ab dem 70. Lebensjahr). Seltener sind Lidfehlstellungen angeboren oder Folge von Narben an Bindehaut oder Lid. Ein Ektropium kann als Folge einer Fazialislähmung auftreten. Die Fehlstellungen führen oft zu chronischer Bindehautentzündung und/oder Austrocknen der Augen und dadurch ggf. zu einer Sehverschlechterung. Die Korrektur erfolgt operativ.

Hornhauterosion

Eine Hornhauterosion ist eine **oberflächliche Verletzung der Hornhaut**. Sie entsteht i. d. R. durch einen **Fremdkörper** (z. B. Metallsplitter) oder **physikalisch-chemische Einwirkungen**. Das Geschehen ist sehr schmerzhaft und geht mit Fremdkörpergefühl und Lidkrampf einher. Ein Fremdkörper muss entfernt werden, das verletzte Auge wird mit antibiotischen und desinfizierenden Salben und einem Augenverband geschützt. Unbehandelt kann sich ein gefährliches Hornhautulkus entwickeln.

Glaskörperabhebung und Glaskörpereinblutung

Bei einer **Glaskörperabhebung** löst sich der Glaskörper von der Netzhaut; in der Folge kommt es zu einer **Glaskörpereinblutung** oder einer Einblutung in Räume, die infolge einer Abhebung des Glaskörpers von der Netzhaut entstanden sind. Altersbedingt verändert sich der Glaskörper durch eine physiologische Abnahme oder Zerstörung seiner Faserstruktur. Infolgedessen nimmt das freie Wasser im Bulbus zu und begünstigt, dass sich der Glaskörper von der Netzhaut abhebt. Bei kurzsichtigen Menschen tritt die Abhebung früher auf.

Die Symptome ähneln denen einer Netzablösung. Zur Ausschlussdiagnose ist eine sofortige augenärztliche Diagnostik zu veranlassen.

Hyposphagma

Das Hyposphagma ist eine scharf umschriebene flächenhafte Blutung unter die Bindehaut (▶ **Abb. 2.36**). Das äußerlich manchmal sehr imponierende Bild kann ein harmloses Geschehen darstellen und z. B. durch starkes Husten oder Niesen oder heftige körperliche Anstrengung ausgelöst werden. Ein Hyposphagma kann auch im Rahmen der Geburt oder bei Kindern mit Pertussis vorkommen. Die Blutung beeinträchtigt nicht das Sehvermögen und ist i. d. R. schmerzlos. Auch Entzündungen am und im Auge sowie eine hämorrhagische Diathese können Auslöser für eine Blutung sein. Tritt ein Hyposphagma gehäuft auf, sollte der Blutdruck kontrolliert werden. Der Hintergrund muss differenzialdiagnostisch genau erfasst werden.

Eine Behandlung ist nicht notwendig; das Blut wird innerhalb von 1–2 Wochen abgebaut.

Abb. 2.36 Hyposphagma.

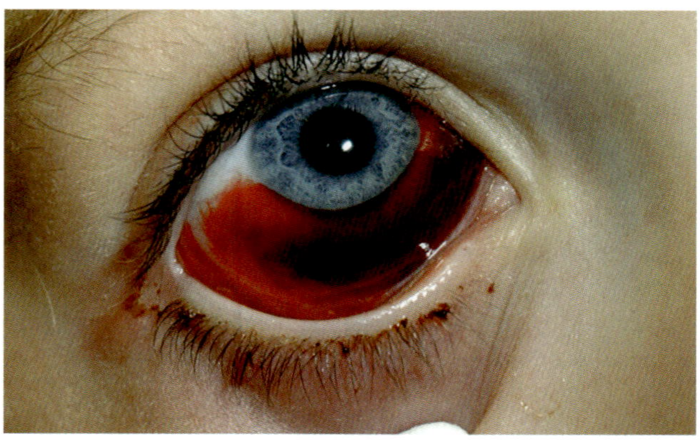

Vollständige Unterblutung der Bindehaut nach Trauma. *Abb. aus: Hahn G. Hyposphagma. In: Hahn G, Hrsg. Kurzlehrbuch Augenheilkunde. 1. Auflage. Thieme; 2012*

Exophthalmus

Definition

Exophthalmus

Als Exophthalmus (Protrusio bulbi) bezeichnet man das pathologische Hervortreten des Augapfels aus der Augenhöhle. Je nach Ursache kann dies ein- oder beidseitig, dauerhaft oder rezidivierend sein. Der Exophthalmus ist als Symptom zu betrachten, dessen Ursachen ermittelt werden müssen.

Pathophysiologie

Ein Exophthalmus entsteht zumeist aufgrund von **Raumforderungen** in der Augenhöhle und der konsekutiven Verdrängung des Bulbus nach vorne. Häufig findet man ihn begleitend zu autoimmunologischen **Schilddrüsenerkrankungen** wie Morbus Basedow und Hashimoto-Thyreoiditis (▶ **Abb. 2.37**). Hier ist das Geschehen fast stets beidseitig. Mehr zu Schilddrüsenerkrankungen lesen Sie im Lernmodul 14 „Hormone und Stoffwechsel".

Bei einem einseitigen Geschehen müssen Entzündungen (Orbita-Phlegmone, Sinusthrombose), traumatische Geschehen mit **Einblutungen** (Retrobulbärhämatom) sowie Tumoren und Metastasen in der Orbita in Betracht gezogen werden.

Auch Gefäßanomalien und Stauungsgeschehen in den anliegenden Gefäßen können die Bulbusstellung verändern - v. a. traumtische arteriovenöse Kurzschlüsse zwischen Orbitalvenen und -arterien bzw. dem Sinus cavernosus. Diese Form zeigt sich als **pulsierender Exophthalmus**. Eher selten ist der so. **Exophthalmus intermittens**, dem eine angeborene oder erworbene Varikose im Bereich der Orbita zugrunde liegt. Abhängig von der Kopfhaltung wird der Exophthalmus durch eine Stauung ausgelöst.

Symptomatik

Leitsymptom sind **Doppelbilder** durch Störungen der Koordination beider Augen und bei Beteiligung der Augenmuskeln und -nerven. Der eingeschränkte Lidschluss führt zum **Austrocknen der Hornhaut** (Xerophthalmie) mit konsekutiven **Entzündungen und Ulzerationen an der Kornea**. Gelegentlich äußern die Betroffenen auch Schmerzen.

Abb. 2.37 Exophthalmus.

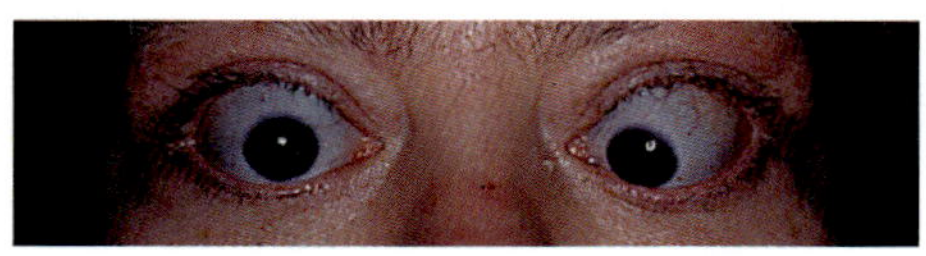

Exophthalmus bei Morbus Basedow. *Abb. aus: Füeßl H. Lider und Bulbus. In: Füeßl H, Middeke M, Hrsg. Duale Reihe Anamnese und Klinische Untersuchung. 6., aktualisierte Auflage. Thieme; 2018*

Diagnostik

Die Diagnostik ergibt sich über das **klinische Bild**. Die Inspektion der Bulbi erfolgt von hinten oben beim sitzenden Patienten und seitenvergleichend. Zur genaueren Beurteilung und evtl. Ursachenermittlung werden bildgebende Verfahren eingesetzt (CT, MRT, Ultraschall). Bei endokriner Orbitopathie wird im Blutlabor ein Schilddrüsen-Profil angefertig (fT_3/fT_4, TSH, Autoantikörper), bei entzündlichen Prozessen werden im Blut die Entzündungsparameter bestimmt.

Therapie

Die Therapie der Ursache muss im Vordergrund stehen. Gegen die Austrocknung der Hornhaut wird künstliche Tränenflüssigkeit (Augentropfen) eingesetzt. Unter Umständen ist eine operative Ausräumung der Augenhöhle (Entfernung der Raumforderung) angezeigt.

Fazit – Das müssen Sie wissen

Exophthalmus (Protusio bulbi)

Bei einem **pathologischen Hervortreten** des **Augapfels aus der Augenhöhle** muss immer nach der Ursache gesucht werden. Dazu zählen u. a. **autoimmunologische Schilddrüsenerkrankungen** (z. B. Morbus Basedow, Hashimoto-Thyreoiditis), **Entzündungen** oder Raumforderungen durch **Tumoren**. Leitsymptom sind **Doppelbilder**; Austrocknungen der Hornhaut können zu ggf. schmerzhaften Entzündungen führen. **Diagnostik**: klinisches Bild. Die **Ursache** muss **therapiert** werden.

2.5 Erkrankungen des Augenhilfsapparates

2.5.1 Konjunktivitis

Definition

Konjunktivitis

Die Konjunktivitis ist die Entzündung der Augenbindehaut. Eine Entzündung von Binde- und Hornhaut nennt man Keratokonjunktivitis.

Pathophysiologie

Die Bindehautentzündung wird am häufigsten durch infektiöse Erreger ausgelöst. Mit Abstand die häufigste Ursache sind Bakterien (Staphylokokken, Streptokokken u. a.), seltener Viren (z. B. Herpes-simplex- oder Adenoviren) und noch seltener Pilze. Darüber hinaus gibt es nicht infektiöse Risikofaktoren: Bei geschwächter Immunabwehr (z. B. durch anhaltenden Einsatz kortisonhaltiger Augentropfen) oder eingeschränkter Schutzfunktion des Tränenfilms (z. B. beim trockenen Auge) kommt es rascher zur Entzündung. Weitere mögliche Ursachen sind allergische Reaktionen (z. B. Heuschnupfen), physikalisch-chemische oder mechanische Reizungen, durch z. B. Windzug, Rauch oder Fremdkörpereinwirkungen (z. B. Kontaktlinsen, Wimpern). Die Konjunktivitis kann auch – als Teil der Reiter-Trias – bei rheumatischen und anderen systemischen Erkrankungen auftreten.

Abb. 2.38 Konjunktivitis.

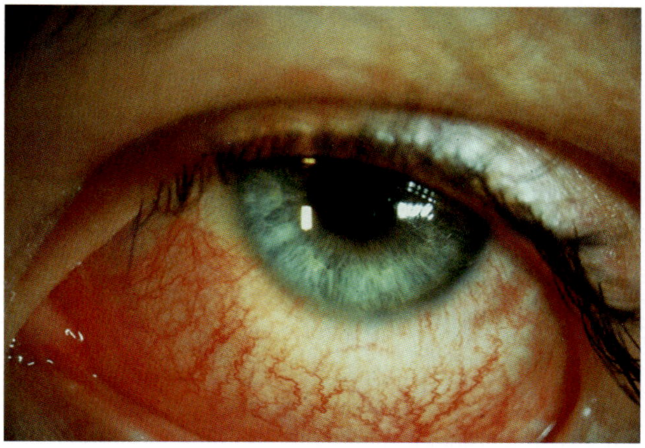

Die Bindehautgefäße sind deutlich sichtbar und hellrot gefüllt. *Abb. aus: Sickenberger W, Dietze H. Häufige Veränderungen der Bindehaut (Auswahl). In: Dietze H, Artes P, Grein H et al., Hrsg. Die optometrische Untersuchung. 2. vollständig überarbeitete Auflage. Thieme; 2015*

Symptomatik

Hauptsymptome sind typische **Entzündungszeichen** wie Rötung, Schwellung und Schmerzen (▶ **Abb. 2.38**). Letztere sind oft unterschwellig und stellen sich meist als quälender Juckreiz dar, insbesondere bei allergischen Geschehen. Es kommt zu vermehrtem **Tränenfluss**. Bei bakteriellem Befall kann die Absonderung eitrig sein. Die Augen sind dann (besonders morgens) häufig verklebt.

Diagnostik

Die Diagnostik erfolgt über das **klinische Bild** und die **Anamnese**, die insbesondere mögliche Auslöser und ein Fremdkörpergefühl abfragt. Sind Skleren oder die Iris mit betroffen, werden die Patienten über Lichtscheu und Visuseinschränkungen berichten. In der Inspektion können Farb- und Bewegungsänderungen der Pupille auffallen. Augenärztlich wird mittels einer **Spaltlampe** abgeklärt, ob es sich um eine reine Konjunktivitis oder eine Keratitis oder beides zusammen handelt. Bei unklaren Diagnosen und schweren Verläufen wird zur **Erregerbestimmung** ein Abstrich von Binde- und/oder Hornhaut genommen. Besteht der Verdacht, dass eine **Begleitkonjunktivitis** vorliegt, muss die zugrundeliegende Erkrankung (z. B. Morbus Crohn, Morbus Bechterew oder Leptospirose) diagnostisch erfasst werden.

Therapie

Die Therapie umfasst Waschungen mit lauwarmem Wasser und die Gabe von Augentropfen (je nach Ursache antiallergisch, entzündungshemmend oder antibiotisch).

HP-Praxis

Infektionsschutzgesetz

Solange bei bakterieller und viraler Konjunktivitis nicht abschließend geklärt ist, welcher **Erreger ursächlich** ist, darf ein Heilpraktiker die Entzündung nicht behandeln. Hat der Heilpraktiker nach **§ 24 IfSG Behandlungsverbot**, darf er die Konjunktivitis weder behandeln noch gezielte Untersuchungen auf den Erreger durchführen (z. B. bei Adenoviren).

Fazit – Das müssen Sie wissen

Konjunktivitis

Die **Entzündung der Bindehaut** ist meist **bakteriell** bedingt, seltener viral. **Risikofaktoren** sind u. a. ein geschwächtes Immunsystem, Allergien, verminderte Tränenproduktion und mechanische Reizungen (Kontaktlinsen, Wind, Rauch). Hauptsymptome sind **rote, tränende** und **juckende**, ggf. **schmerzende Augen**. **Diagnose** über das klinische Bild und die Anamnese. **Therapie**: Waschungen mit lauwarmem Wasser, antibiotische, virostatische oder antimykotische Augentropfen oder -salben.

2.5.2 Gerstenkorn

Definition

Gerstenkorn

Das Gerstenkorn (Hordeolum) ist eine relativ häufige, akute entzündliche Erkrankung der Lidranddrüsen mit eitriger Schwellung.

Pathophysiologie

Die talg- und schweißproduzierenden Liddrüsen bilden den lipidhaltigen Tränenfilm, der die Horn- und Bindehaut stabilisiert und vor Austrocknung schützt. Das **Gerstenkorn** ist eine **akute Infektion** meistens der unteren Liddrüsen (Zeis- und Molldrüsen). Es wird v. a. durch **Bakterien (Staphylokokken oder Streptokokken)** ausgelöst. Begünstigende Faktoren sind ein Diabetes mellitus, rheumatische Erkrankungen und mangelnde bzw. falsche Hygienemaßnahmen (z. B. verunreinigte Kontaktlinsen) und Verunreinigungen des Lids (z. B. durch Wimperntusche).

Symptomatik

Das **Gerstenkorn** (▸ **Abb. 2.39a**) kann sich außen oder innen am Rand von Ober- oder Unterlid zeigen. Meistens sind die unteren Liddrüsen betroffen (▸ **Abb. 2.39**). Wenn es innen am Augenlid liegt, ist häufig die Bindehaut mitentzündet. Die Stelle ist rot und geschwollen und **sehr schmerzhaft**. Abszessbildungen sind typisch. Das Hordeolum tritt akut oder rezidivierend, isoliert oder multipel auf.

Diagnostik

Während das äußere **Gerstenkorn** ohne Mühe zu erkennen ist, lässt sich das innere nur durch Ektropionieren (Umschlagen) des Lids feststellen. In der Regel „wächst" die Schwellung ca. eine Woche lang, dann entleert sich der Eiter von selbst.

Abb. 2.39 Gerstenkorn und Hagelkorn.

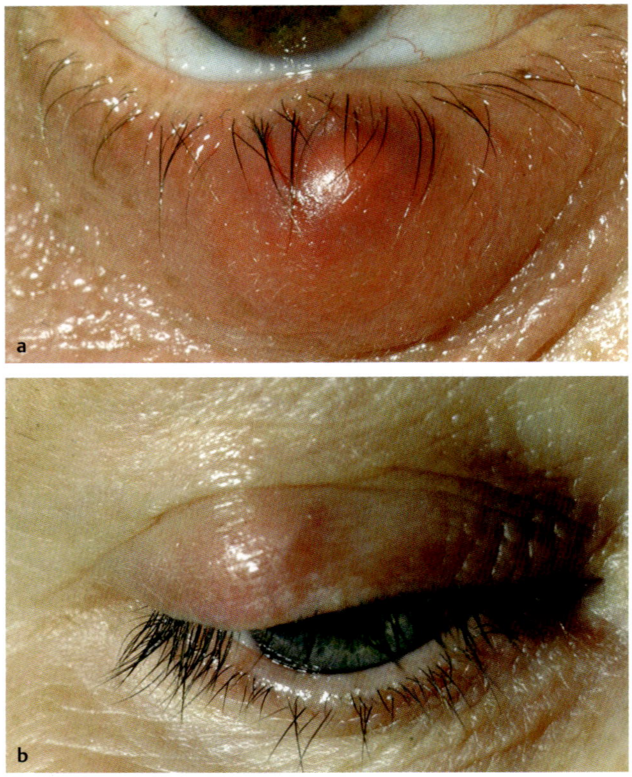

a Gerstenkorn.
b Hagelkorn.

Abb. aus: Hahn G, Hrsg. Kurzlehrbuch Augenheilkunde. 1. Auflage. Thieme; 2012

Therapie

Die Bestrahlung mit **Rotlicht** kann das „Heranreifen" beschleunigen, sodass sich der Eiter schneller entleert. Außerdem können **antibiotische Salben oder Tropfen** die Heilung beschleunigen. Feuchte Kompressen würden dagegen die Entzündung verschleppen und sollten vermieden werden. Wenn das Gerstenkorn nicht von selbst abheilt, entleert der Arzt den Eiter durch einen kleinen Stich oder Schnitt.

HP-Paxis

Infektionsschutzgesetz

Bei einigen Stämmen der **Staphylokokken** oder **Streptokokken** hat der Heilpraktiker laut **§ 24 IfSG Behandlungsverbot**. Bis der Erreger festgestellt ist, darf der HP **keine Diagnostik** und **keine therapeutischen Maßnahmen** vornehmen. Zur Diagnostik muss er den Patienten daher an einen Arzt verweisen.

! Cave

Gerstenkorn

Auf keinen Fall sollten Patienten versuchen, das Gerstenkorn wie einen „Mitesser" selbst auszudrücken. Dies kann die Entzündung verschlimmern und im schlimmsten Fall zu einer Orbitalphlegmone oder einer **Sinus-cavernosus-Thrombose** führen.

2.5.3 Hagelkorn

Definition

Hagelkorn

Das Hagelkorn (Chalazion) ist eine relativ häufige entzündliche Erkrankung der Lidranddrüsen. Es entsteht aufgrund der Verstopfung von Talgdrüsenausführungsgängen und zeigt sich meist am Oberlid.

Pathophysiologie

Das **Hagelkorn** (► **Abb. 2.39b**) entsteht über einen längeren Zeitraum durch den **Rückstau von Tränensekret** aus den talgproduzierenden Meibom-Drüsen. Eine chronische Bindehautentzündung begünstigt das Geschehen. In der Folge entwickelt sich eine granulomatöse Entzündungsreaktion. Ursächlich liegt also **keine Infektion** vor, allerdings kann das Hagelkorn auch sekundär von Erregern infiziert werden.

Symptomatik

Das **Hagelkorn** verursacht **keine oder kaum Schmerzen**, höchstens ein Druckgefühl.

Diagnostik

Die Diagnostik erfolgt über die Inspektion: Im Unterschied zum Gerstenkorn befindet es sich nicht am Lidrand, sondern **im Lid**, wo es einen kleinen Knoten unter der Lidhaut bildet. Es wächst langsam, wobei sich die Haut über der Schwellung zunehmend rötlich-bläulich verfärbt, weil sie durch das Hagelkorn gespannt und immer dünner wird. Das Chalazion ist nicht ohne weiteres von einem **Talgdrüsenkarzinom** zu unterscheiden und muss differenzialdiagnostisch abgegrenzt werden. In der Regel wächst das Karzinom langsamer. Im Zweifelsfall ist eine Biopsie angezeigt.

Therapie

Häufig ist keine Therapie notwendig, da sich Hagelkörner meist von allein zurückbilden. Ansonsten wird ein Hagelkorn mit **entzündungshemmenden Salben** oder Tropfen sowie **Rotlicht** behandelt. Oft muss es aber in örtlicher Betäubung **operativ eröffnet** und die Ränder der inneren Kapsel müssen entfernt werden, damit kein Sekretstau mehr entsteht.

Lerntipps

„Hagel kommt von oben, Gerste wächst von unten.“

Mit diesem einfachen Merksatz können Sie die häufigsten Lokalisationen der beiden Erkrankungen differenzieren.

Fazit – Das müssen Sie wissen

Gerstenkorn

Ein Gerstenkorn (Hordeolum) ist eine gerötete, **sehr schmerzhafte Schwellung am Lidrand**, die durch eine **akute eitrige Entzündung** der Lidranddrüsen (meist durch Staphylokokken) bedingt ist. Diabetes mellitus begünstigt die Infektion. In der Regel verschwindet die Schwellung nach spontaner Entleerung des Eiters. Die Abkapselung des Eiters kann durch **Rotlicht** beschleunigt werden. Entleert sich der Eiter nicht spontan, hilft der **Augenarzt** durch Inzision nach. Wichtig ist, den Eiter **nicht „auszudrücken“**, da dies zu einer **Orbitalphlegmone** führen kann.

Hagelkorn

Ein Hagelkorn (Chalazion) ist eine **derbe, schmerzlose Schwellung am Lidrand**. Ursache ist die chronische Entzündung einer Talgdrüse, ausgelöst durch einen verstopften Ausführungsgang. Oft muss das Hagelkorn operativ entfernt werden.
Bei Infektionen mit best. Stämmen von Staphylokokken oder Streptokokken hat der Heilpraktiker nach § 24 IfSG **Behandlungsverbot**.

2.6 Erkrankungen der Augenhöhle

2.6.1 Orbitalphlegmone

Definition

Orbitalphlegmone

Eine Phlegmone ist eine bakterielle Entzündung des Bindegewebes. Sie kann auch in der Augenhöhle als Orbitalphlegmone lokalisiert sein. Sie tritt v. a. bei Kindern auf.

Pathophysiologie

Meistens entsteht eine Phlegmone der Orbita als **Komplikation einer Sinusitis** auch am Auge auf. Die Erreger sind zumeist **Streptokokken** oder **Staphylococcus aureus**.

Symptomatik

Subjektives Leitsymptom sind **Schmerzen**. Das Auge ist **gerötet mit Schwellung der Bindehaut und der Augenlider**. Häufig ist das Auge geschwollen und tritt hervor (Exophthalmus). Die Patienten sind (u. a. durch Fieber und Schüttelfrost) deutlich in ihrem Allgemeinbefinden eingeschränkt.

Diagnostik und Therapie

Die Diagnose ergibt sich aus der Anamnese und dem klinischen Erscheinungsbild.

Phlegmonen werden stationär mit einer **systemischen Breitbandantibiose** behandelt. Gleichzeitig wird das Geschehen **symptomatisch** behandelt (Eiterdrainage, Entfernung von Granulomen). In schweren Fällen ist die **operative Sanierung** des Entzündungsherdes unumgänglich. Je nach Erregerart besteht nach § 24 IfSG **Behandlungsverbot** für den Heilpraktiker.

Fazit – Das müssen Sie wissen

Orbitalphlegmone

Die bakterielle **Entzündung** der **Augenhöhle** wird meist durch **Streptokokken** oder **Staphylococcus aureus** verursacht, häufig als Komplikation einer Sinusitis. Das Auge ist **gerötet** und **schmerzt**, häufig geschwollen und tritt hervor (**Exophtalmus**); Bindehaut und Augenlider sind geschwollen. Begleitend kommen **Fieber** und ein **starkes Krankheitsgefühl** hinzu. Die **Therapie** besteht in einer systemischen Breitbandantibiose, in schweren Fällen ist ein operativer Eingriff nötig.
Für **Heilpraktiker** besteht je nach Erregerart nach § 24 IfSG **Behandlungsverbot**.

2.7 Vertiefungsfragen zu Erkrankungen des Auges

Vertiefungsfragen

Frage

Bei den meisten Erkrankungen des Auges und des Augenumfelds muss der Heilpraktiker gewissenhaft prüfen, ob er Diagnostik und Therapie überhaupt durchführen darf. Erklären Sie bitte die Hintergründe und nennen Sie einige betroffene Krankheiten.

Musterlösung:

Müssen verschreibungspflichtige Medikamente verordnet werden, obliegt die Therapie dem Arzt. Die ist der Fall bei bakteriellen Entzündungen, die antibiotisch behandelt werden müssen, z. B. bestimmte Formen der Konjunktivitis oder Orbitalphlegmonen. Gleiches gilt für virostatische Medikamente (z. B. Zoster ophthalmicus) oder Kortikoide (z. B. bei entzündlichen Prozessen).
*Zudem ist das **Infektionsschutzgesetz** zu beachten. Bei Verdacht auf Krankheiten oder Erreger, die im IfSG genannt werden, muss sofort an den Haus- oder Facharzt verwiesen werden (z. B. Infektionen mit Adenoviren oder best. Streptokokken); selbst eine gezielte Diagnostik ist nicht erlaubt. Die Adenovirus-Konjunktivitis ist explizit im IfSG benannt.*
*Weitere Gründe, an den Haus- oder Facharzt zu überweisen: wenn zur **Diagnostik bildgebende Verfahren oder augenärztliche Spezialuntersuchungen** notwendig sind oder bei gravierenden Geschehen, bei denen therapeutisch eine **Operation** Mittel der Wahl ist, z. B. grauem und grünem Star, bei allen Problematiken an der Netzhaut und bei sämtliche Tumoren.*

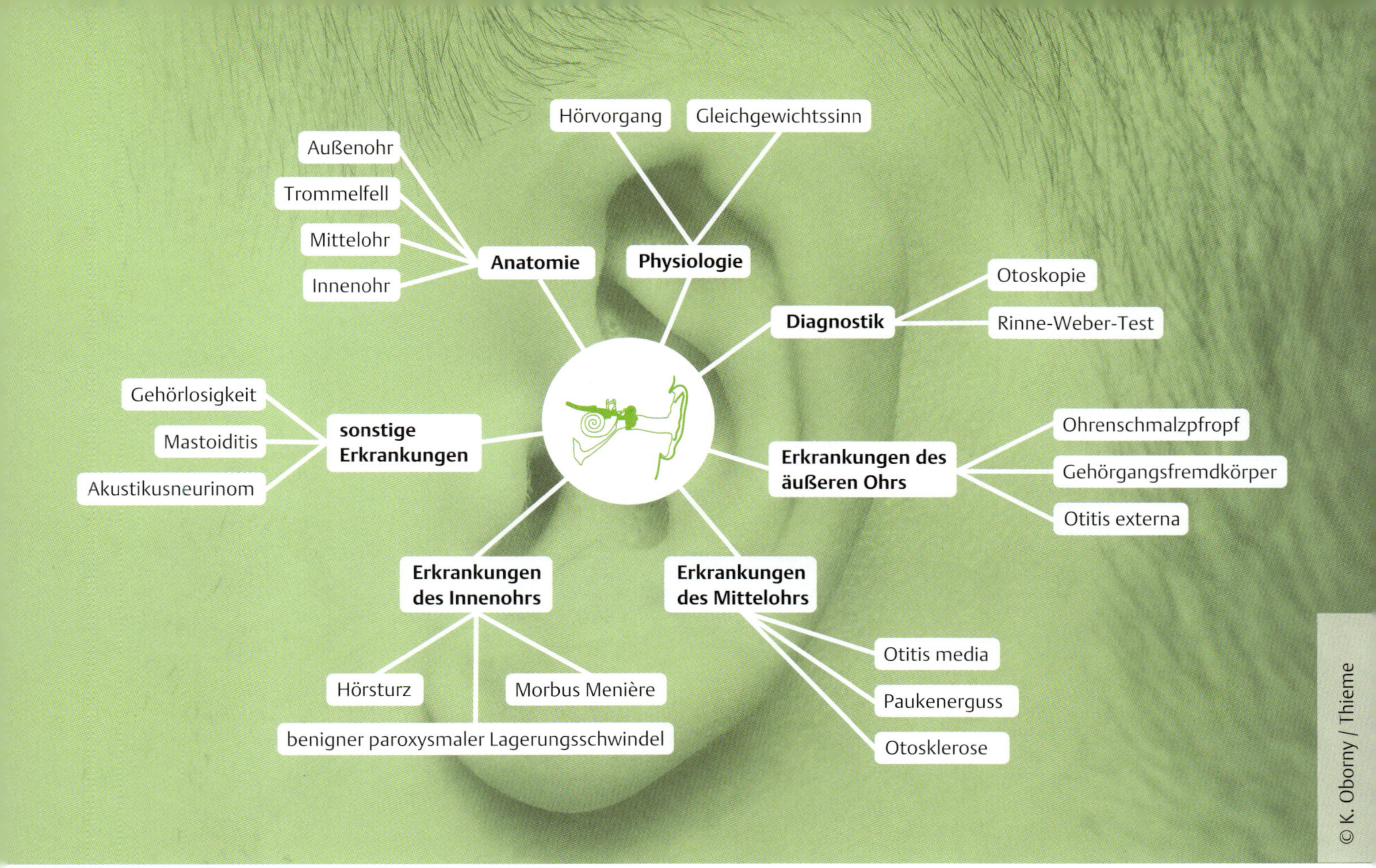

3 Ohr

Das Ohr übernimmt 2 wichtige Funktionen:

- **Hörsinn:** Ein Teil des Ohres kann Schallwellen aufnehmen, diese akustischen Signale in elektrische Reize umwandeln und sie dann über den Hörnerv dem Gehirn als Information zur Verfügung stellen.
- **Gleichgewichtssinn:** Das Gleichgewichtsorgan macht einen Teil des Innenohrs aus. Hier werden über verschiedene Mechanismen Lage und Bewegung des Kopfes registriert. Diese Eindrücke werden ebenfalls in Nervenreize umgewandelt und an das Gehirn weitergeleitet.

3.1 Anatomie des Ohrs

Vom gesamten Hör- und Gleichgewichtsapparat ist von außen wenig zu sehen (▶ **Abb. 3.1**). Grob gliedert sich das Ohr in 3 Abschnitte:

- **Das Außenohr** besteht aus der Ohrmuschel und dem äußeren Gehörgang, der am Trommelfell endet.
- **Das Mittelohr** (S. 53) liegt hinter dem Trommelfell. In ihm befindet sich eine kleine Höhle (Paukenhöhle), die die Gehörknöchelchen beherbergt. Die Paukenhöhle ist über eine Röhre mit dem Nasenrachenraum verbunden.
- **Im Innenohr** (S. 54) liegen das eigentliche Hörorgan, die Schnecke (Cochlea), sowie die Gleichgewichtsorgane (Vestibularapparat).

3.1.1 Außenohr

Das äußere Ohr umfasst die Ohrmuschel und den ca. 3 cm langen äußeren Gehörgang. Durch das Trommelfell wird es vom Mittelohr abgegrenzt.

Ohrmuschel

Die Ohrmuschel (Auricula) besteht vorwiegend aus elastischem Knorpelgewebe, das bei vielen Menschen ein markantes äußeres Merkmal darstellt; lediglich das Ohrläppchen ist knorpelfrei. Der knorpelige Höcker der Muschel am Eingang zum Gehörgang wird als **Tragus** bezeichnet, der von oben nach hinten ziehende Knorpelbogen als **Helix**. Die eng anliegende Haut der Muschel ist sehr gut durchblutet und innerviert. Die Hauptfunktion der Ohrmuschel ist das Auffangen von Schallwellen, die zum äußeren Gehörgang und weiter zum Trommelfell geleitet werden.

Äußerer Gehörgang

Der äußere Gehörgang zieht von der Ohrmuschel über eine Strecke von ca. **3–4 cm bis zum Trommelfell**. Er besteht aus einem äußeren knorpeligen und einem inneren knöchernen Teil, der aus dem Felsenbein des Schädels gebildet wird. An der Übergangsstelle nimmt er eine kleine **Biegung**. Die genaue Formgebung ist teilweise sehr individuell, was bei der Ohrspiegelung bedacht werden muss. Der Gang hat einen Durchmesser von ca. ½ cm. Im knorpeligen Anteil liegen sog. **Zeruminaldrüsen**. Sie produzieren ein gelbliches, meist sehr zähes Sekret, das Zerumen („Ohrenschmalz"). Es feuchtet die Schleimhaut an und erhält die

Abb. 3.1 Aufbau des Ohrs.

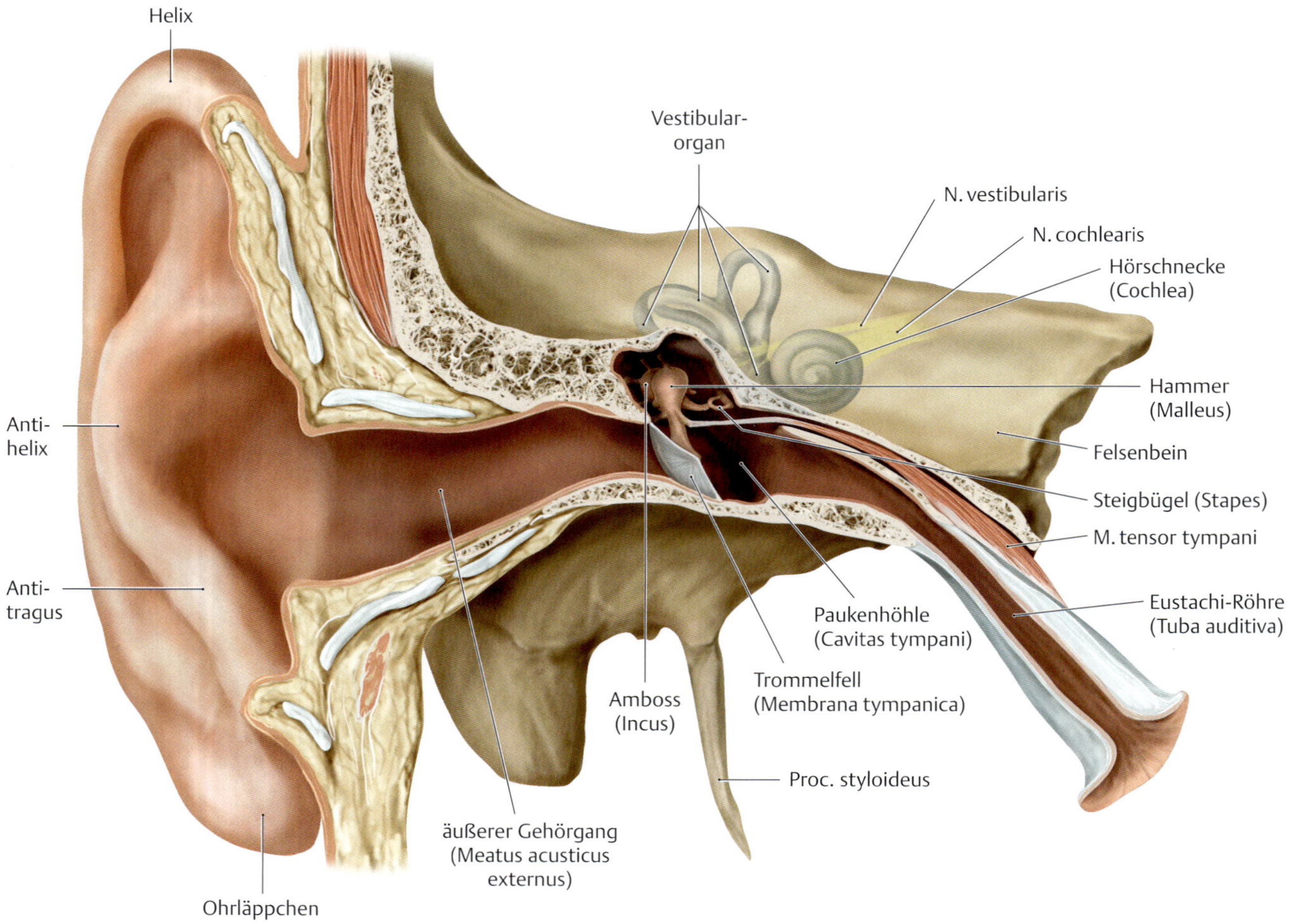

Frontalschnitt durch das rechte Ohr. Das Außenohr mit Ohrmuschel und äußerem Gehörgang endet am Trommelfell. Zum Mittelohr zählen Paukenhöhle und Gehörknöchelchen, die Tuba auditiva verbindet es mit der Rachenhöhle. Das Innenohr besteht aus dem Hör- und dem Vestibularorgan. *Abb. aus: Schünke M, Schulte E, Schumacher U et al., Hrsg. Prometheus LernAtlas - Kopf, Hals und Neuroanatomie. Illustrationen von Voll M und Wesker K. 5. Auflage. Stuttgart: Thieme; 2018*

Geschmeidigkeit des Trommelfells. Zudem wirkt es antibakteriell und antimykotisch.

3.1.2 Trommelfell

Das Trommelfell (Membrana tympanica) ist eine **Membran**, liegt am Ende des äußeren Gehörgangs und bildet die Grenze zwischen Außen- und Mittelohr. Das Trommelfell ist ca. 0,1 mm dick, besteht aus Kollagenfasern und hat einen Durchmesser von fast 1 cm. Über einen Knorpelring ist es am umliegenden Knochen befestigt. Die zur Paukenhöhle gerichtete Fläche des Trommelfells ist mit dem 1. Gehörknöchelchen, dem **Hammer**, verwachsen. Beim gesunden Trommelfell ist er durch die nahezu transparente, perlmuttschimmernde Oberfläche der Membran erkennbar.

Das Trommelfell überträgt Schallwellen auf das Mittelohr: wird die Membran in Schwingungen versetzt, überträgt sie diese als mechanische Bewegung auf den Hammer, der den Impuls an die beiden anderen Gehörknöchelchen ans Innenohr weiterleitet.

Fazit – Das müssen Sie wissen

Außenohr und Trommelfell

Zum Außenohr zählen die Ohrmuschel und der äußere Gehörgang inkl. Trommelfell.
Die **Ohrmuschel** (Auricula) besitzt, außer im Bereich des Ohrläppchens, ein knorpeliges Grundgerüst. Sie dient dazu, Schallwellen aufzufangen und zum äußeren Gehörgang zu leiten. Der **äußere Gehörgang** beginnt hinter dem Tragus, einem kleinen Knorpelhöcker an der vorderen Ohrmuschelseite, und ist ca. 3–4 cm lang. Er führt die Schallwellen zum Trommelfell. Die Gehörgangwand ist teilweise mit sog. **Zeruminaldrüsen** ausgestattet, die das Ohrenschmalz (Zerumen) sezernieren.
Das **Trommelfell** (Membrana tympanica) trennt das Außen- vom Mittelohr. Die feine bewegliche Membran besteht aus Kollagenfaser und ist mittels eines Knorpelrings am umgebenden Knochen befestigt. Ein gesundes Trommelfell ist fast transparent, man kann dahinter das 1. Gehörknöchelchen erkennen, mit dem es fest verbunden ist und auf das es eintreffende Schallwellen überträgt.

Abb. 3.2 Das Mittelohr.

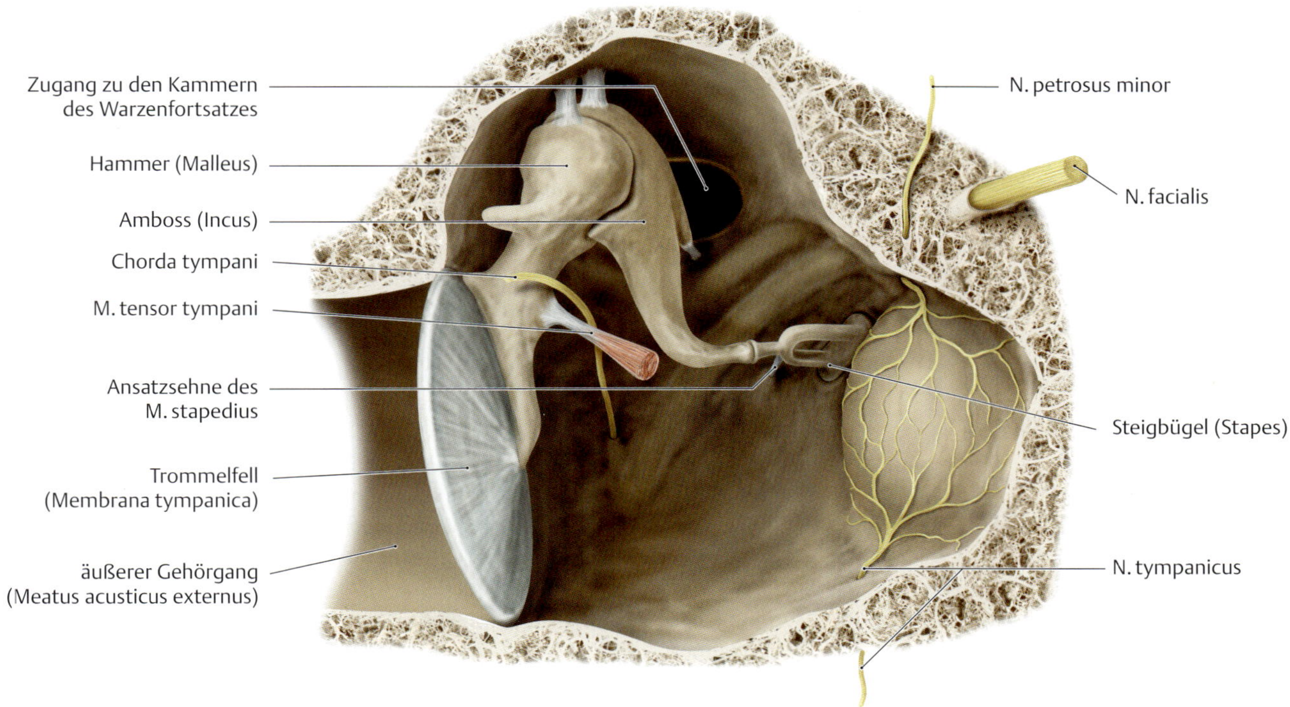

Ansicht des rechten Mittelohrs von vorn nach Entfernung der Vorderwand. An das Trommelfell schließt sich die Paukenhöhle an. In ihr befinden sich die Gehörknöchelchen (Hammer, Amboss und Steigbügel). In der Paukenhöhle verläuft außerdem die Chorda tympani. Der M. tensor tympani ist angeschnitten dargestellt. *Abb. aus: Schünke M, Schulte E, Schumacher U et al., Hrsg. Prometheus LernAtlas - Kopf, Hals und Neuroanatomie. Illustrationen von Voll M und Wesker K. 5. Auflage. Stuttgart: Thieme; 2018*

3.1.3 Mittelohr

Das Mittelohr (Auris media) liegt hinter dem Trommelfell, eingebettet in das Felsenbein des Schädels (▶ **Abb. 3.2**). Es besteht aus der Paukenhöhle mit den Gehörknöchelchen und den Mittelohrmuskeln und der Eustachio-Röhre (Tuba auditiva). Die Paukenhöhle hat eine Größe von rund 1 cm^3 und ist über die Eustachio-Röhre (Ohrtrompete, Tuba auditiva) mit dem Nasenrachenraum verbunden.

Paukenhöhle

Die Paukenhöhle (Cavum tympani) liegt als luftgefüllter Hohlraum im Felsenbein des Schädels zwischen Trommelfell und Innenohr. Sie steht über eine kleine Öffnung an ihrer Hinterwand mit einem Teil des Schläfenbeins, dem Mastoid (auch Warzenbein, Warzenfortsatz), in Verbindung. Entzündungen des Mittelohres können hierüber auf den Schädelknochen übergreifen. Weitere Öffnungen schaffen Verbindungen zur Eustachio-Röhre (s. u.) sowie zum Innenohr: Das runde und das ovale Fenster dienen einem Druckausgleich in der Hörschnecke (vgl. Hörvorgang).

Gehörknöchelchen

In der Paukenhöhle liegen 3 Gehörknöchelchen als Kette hintereinander: Hammer (Malleus), Amboss (Incus) und Steigbügel (Stapes). Der Griff des **Hammers** ist mit dem Zentrum des Trommelfells verwachsen. Der Hammerkopf ist gelenkig mit dem **Amboss** verbunden. Beide sind über kleine Bänder und Muskeln am darüberliegenden Schädelknochen aufgehängt. Der Amboss hat auf der anderen Seite eine bewegliche Anbindung an den **Steigbügel**. Dessen Platte liegt fest an der Membran des ovalen Fensters an. So bildet die Kette aus Gehörknöchelchen eine Verbindung vom Trommelfell zum **Innenohr**. Geraten die Gehörknöchelchen durch Schwingungen des Trommelfells in Bewegung, übertragen sie diese über das ovale Fenster auf die Hörschnecke. Weitere kleine Mittelohrmuskeln wirken auf den Steigbügel und die Trommelfellspannung – u. a. zur Stärkeanpassung der Schallwellen.

Eustachio-Röhre

Die **Eustachische** Röhre (auch Tuba auditiva oder Ohrtrompete) verbindet als feine Röhre die Paukenhöhle mit der Rachenhöhle. An der Tuba setzen verschiedene Muskeln an, die bei jedem Schluckakt die Röhre öffnen und die Belüftung des Mittelohrs sicherstellen und einen Druckausgleich bewirken. Bei Kindern ist dieser Gang noch sehr kurz und erhöht das Risiko aufsteigender Infektionen.

Fazit – Das müssen Sie wissen

Mittelohr

Die wichtigsten Strukturen des **Mittelohrs** sind die **Paukenhöhle** und die darin gelegenen **3 Gehörknöchelchen**.
Die Paukenhöhle liegt im **Felsenbein** zwischen dem Trommelfell und dem Innenohr, mit dem sie über das **ovale Fenster** und das **runde Fenster** in Verbindung steht. Beide Fenster sind mit je einer Membran verschlossen.
Die 3 Gehörknöchelchen **Hammer** (Malleus), **Amboss** (Incus) und **Steigbügel** (Stapes) leiten die Schwingungen des Trommelfells an das ovale Fenster weiter, hinter dem die Hörschnecke liegt. Das Mittelohr dient also der Schallleitung. Zur Belüftung und zum Druckausgleich ist die Paukenhöhle über die **Ohrtrompete** (Eustachio-Röhre) mit der Rachenhöhle verbunden. Eine weitere Öffnung schafft eine direkte Verbindung des Mittelohrs zum **Mastoid**, einem Teil des Schläfenbeins.

3.1.4 Innenohr

Das Innenohr (Labyrinth) liegt wie das Mittelohr im Felsenbein des Schädelknochens (▸ **Abb. 3.3**). Diese äußerst harte Knochenkapsel zeigt gangförmige Hohlräume, die **das Hör- und die Gleichgewichtsorgane** beherbergen. Sie werden als knöchernes Labyrinth bezeichnet. Das knöcherne Labyrinth ist gefüllt mit einer viskösen Flüssigkeit, der sog. **Perilymphe**. Innerhalb der Gänge bilden feine Membranen das **häutige Labyrinth**, das mit **Endolymphe** gefüllt ist.

Hörschnecke

Die Hörschnecke (Cochlea) ist ein schneckenhausförmiger hohler Kanal mit 2 $^{1}/_{2}$ Windungen (▸ **Abb. 3.4**) im Felsenbein. Sie besteht aus sehr hartem Knochengewebe – nach den Zähnen das stabilste im Körper des Menschen. Angeborene Fehlbildungen (z. B. Verkürzungen der Windungen) bedingen oft eine Taubheit.

Der Kanal wird durch 2 Membranen in 3 kleinere Kanäle oder Gänge unterteilt (häutiges Labyrinth):

- Die Scala media (**Ductus cochlearis**, Schneckengang, mittlere Treppe) ist der mittlere Gang. Sie ist mit Endolymphe gefüllt. Hier finden sich die etwa 16 000 Hörzellen des eigentlichen Hörorgans (Corti-Organ).
- Die Scala vestibuli (Vorhoftreppe) ist der Gang, der nach außen zeigt. Sie ist mit Perilymphe gefüllt.
- Die Scala tympani (Paukengang oder Paukentreppe) zeigt nach innen und ist ebenfalls mit Perilymphe gefüllt.

Die Vorhof- und die Paukentreppe gehen an der Spitze der Schnecke ineinander über. Die Gänge dienen – grob gesagt – der Verarbeitung der an das Innenohr geleiteten Schallwellen.

Abb. 3.3 Das Innenohr.

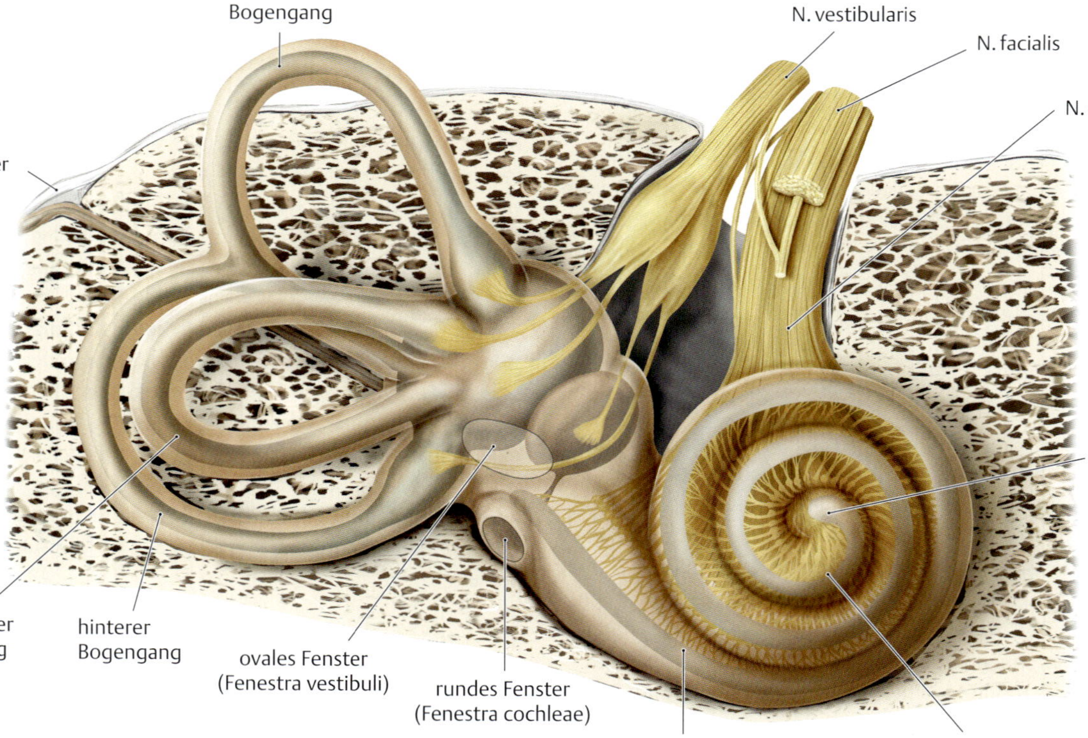

Das Innenohr besteht aus der Hörschnecke (Cochlea) und dem Gleichgewichtsorgan. Das knöcherne Labyrinth ist mit einer Membran ausgekleidet, die das häutige Labyrinth bildet. In den Gängen des häutigen Labyrinths befindet sich die Endolymphe. *Abb. aus: Schünke M, Schulte E, Schumacher U et al., Hrsg. Prometheus LernAtlas - Kopf, Hals und Neuroanatomie. Illustrationen von Voll M und Wesker K. 5. Auflage. Stuttgart: Thieme; 2018*

Abb. 3.4 Querschnitt durch die Hörschnecke (Cochlea).

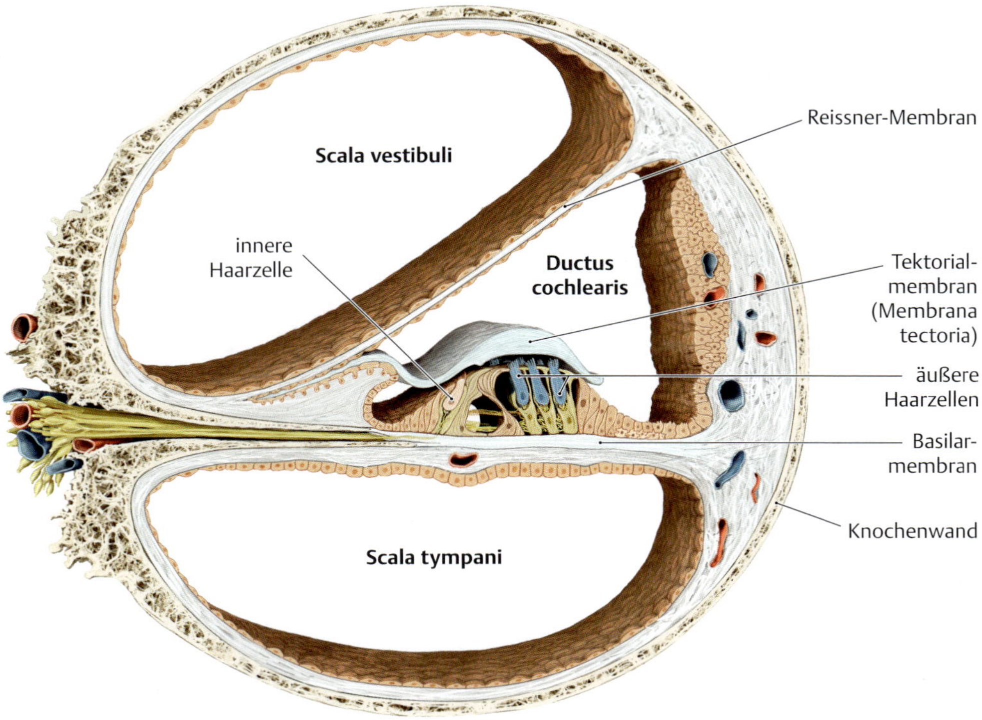

Die Reissner- und die Basilarmembran unterteilen den Knochenkanal der Cochlea in 3 Etagen: die Scala vestibuli, die Scala tympani und den Ductus cochlearis. Im Ductus cochlearis befindet sich auf der Basilarmembran das Corti-Organ, das die Sinneszellen für den Hörsinn enthält. Scala vestibuli und Scala tympani enthalten Perilymphe, während der Ductus chochlearis mit Endolymphe gefüllt ist. *Abb. aus: Schünke M, Schulte E, Schumacher U et al., Hrsg. Prometheus LernAtlas - Kopf, Hals und Neuroanatomie. Illustrationen von Voll M und Wesker K. 5. Auflage. Stuttgart: Thieme; 2018*

Corti-Organ

Das Corti-Organ ist das eigentliche Hörorgan. Es wandelt die im Ohr eintreffenden akustischen bzw. nachfolgend **mechanischen Reize in elektrische Signale (Nervenimpulse)** um. Das Corti-Organ liegt der sog. Basilarmembran auf, die Schnecken- und Paukengang trennt.

Im Corti-Organ finden sich neben Stützgewebe die Sinneszellen. Diese heißen Haarzellen, da sie bis zu 100 winzige Sinneshärchen (Stereovilli, Stereozilien) besitzen. Mit ihren Spitzen ragen die Sinneshärchen in eine gallertige Masse, die Tektorialmembran. Sie liegt wie ein Deckel auf dem Corti-Organ. Die Schwingungen, die über das Innenohr weitergeleitet werden, bringen auch die Membran zum Schwingen. Die Haarzellen nehmen diese Schwingungen auf.

Gleichgewichtsorgan

Auch das Gleichgewichtsorgan (Vestibularapparat) liegt im knöchernen Labyrinth. Da es sich dabei funktionell um 2 verschiedene Systeme handelt, wird von den Gleichgewichtsorgan**en** gesprochen. Die Endolymphräume des Vestibularapparates stehen mit denen der Cochlea in Verbindung.

Die Gleichgewichtsorgane bestehen aus 2 ungefähr kugelförmigen Strukturen (**Utriculus** und **Sacculus**) sowie 3 vom Utriculus abgehenden **Bogengängen** (▸ **Abb. 3.5**).

Utriculus und Sacculus. Der Utriculus ist das große, der Sacculus das kleine Vorhofsäckchen. Die beiden mit Endolymphe gefüllten Hohlräume stehen miteinander in Verbindung. Sie enthalten jeweils ein sog. **Makulaorgan**, das funktionell und strukturell dem Corti-Organ ähnelt: Auch hier sind Sinneszellen enthalten, deren kleine Härchen (Stereovilli) in eine kristallhaltige sog. **Otolithenmembran** hineinragen. Die eingelagerten Kristalle (**Otolithen, Statolithen**) sind kleine Steinchen, die bei **linearen Bewegungen des Kopfes** eine Scherbewegung der Stereovilli auslösen. Dieser mechanische Reiz wird in elektrische Impulse umgewandelt, die über den Gleichgewichtsnerv an das Gehirn geleitet werden. Hier werden Beschleunigungen wahrgenommen.

Bogengänge. Die mit Endolymphe gefüllten Bogengänge ziehen vom **Utriculus** aus in 3 verschiedenen Richtungen in das knöcherne Labyrinth. An der Basis eines jeden Bogengangs befinden sich **Sinneszellen (Cristae ampullares)**, die in Struktur und Funktion mit dem Corti-Organ vergleichbar sind. Über Bewegung der Lymphe nehmen sie **Dreh- bzw. Winkelbeschleunigungen** wahr.

Abb. 3.5 **Makulaorgane und Cristae des Vestibularorgans.**

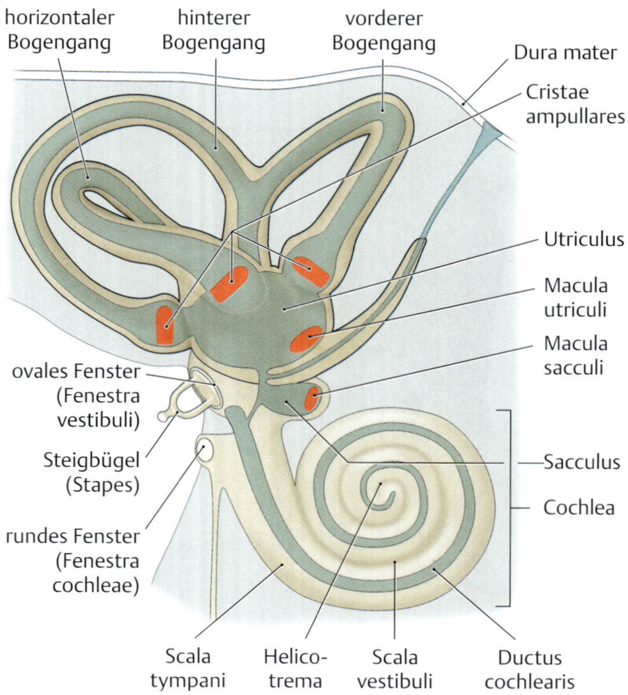

Im Sacculus, im Utriculus und an der Basis jedes Bogengangs sitzen Sinneszellen, über die Beschleunigungen wahrgenommen werden (rot eingezeichnet). Die Sinneszellen in Sacculus und Utriculus werden als Makulaorgane, diejenigen der Bogengänge als Cristae ampullares bezeichnet. *Abb. aus: Schünke M, Schulte E, Schumacher U et al., Hrsg. Prometheus LernAtlas - Kopf, Hals und Neuroanatomie. Illustrationen von Voll M und Wesker K. 5. Auflage. Stuttgart: Thieme; 2018*

Abb. 3.6 **Schallaufnahme und Weiterleitung.**

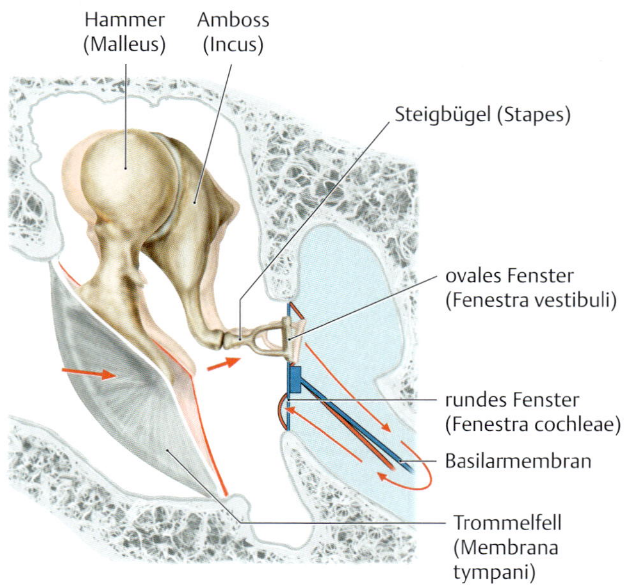

Die Schallwellen versetzen das Trommelfell in Schwingungen, die von den Gehörknöchelchen auf das ovale Fenster übertragen werden. Dadurch entsteht zunächst in der Perilymphe der Scala vestibuli, dann in der der Scala tympani eine Druckwelle, die durch die Auslenkung der Membran des runden Fensters aufgefangen wird. Auf der Abbildung ist nur der Beginn der Cochlea dargestellt. *Abb. aus: Schünke M, Schulte E, Schumacher U et al., Hrsg. Prometheus LernAtlas - Kopf, Hals und Neuroanatomie. Illustrationen von Voll M und Wesker K. 5. Auflage. Stuttgart: Thieme; 2018*

Fazit – Das müssen Sie wissen

Innenohr

Das Innenohr besteht aus der **Hörschnecke** (Cochlea) und dem **Gleichgewichtsorgan** (Vestibularorgan). Es ist eingebettet in Hohlräume innerhalb des Felsenbeins. Dieses sog. knöcherne Labyrinth ist mit **Perilymphe** gefüllt und mit einer Membran ausgekleidet. Die Membran ist mit **Endolymphe** gefüllt und bildet das häutige Labyrinth.

Das **Hörorgan (Corti-Organ)** liegt im mittleren von 3 Gängen der **Hörschnecke** (**Cochlea**). Hier nehmen **Sinneszellen** die physikalischen Reize auf und wandeln sie in Nervenimpulse um.

Das **Gleichgewichtsorgan (Vestibularapparat**) setzt sich aus den Vorhofsäckchen **Utriculus** und **Sacculus** sowie **3 Bogengängen** zusammen. In allen Abschnitten befinden sich Sinneszellen, die je nach Lage Beschleunigungen bzw. Dreh- und Winkelbeschleunigungen wahrnehmen.

3.2 Physiologie des Ohrs

3.2.1 Hörvorgang

Schallwellen können beim Hören auf 2 Wegen empfangen werden: **über das Außen- und Mittelohr** per **Luftleitung** oder über den **Schädelknochen** per **Knochenleitung**. Physiologisch nutzt der Mensch vorrangig die Luftleitung. Deshalb wird ausschließlich diese nachfolgend beschrieben.

Umwandlung von Schallwellen in Nervenimpulse

Schallwellen werden über die Ohrmuschel aufgefangen und über den äußeren Gehörgang weitergeleitet. An dessen Ende versetzen sie das **Trommelfell in Schwingungen**. Im Mittelohr werden die Schwingungen auf die **Gehörknöchelchen** übertragen. Der Impuls wird dabei verstärkt. Hammer, Amboss und Steigbügel setzen den akustischen Reiz in eine **mechanische Bewegung** um. Der Steigbügel drückt schließlich auf die Membran, die das ovale Fenster verschließt (► **Abb. 3.6**). Dadurch entsteht in der **Perilymphe** der Scala vestibuli eine **Druckwelle**, die auf die Sinneshärchen **im Corti-Organ eine Scherbewegung** ausübt

Abb. 3.7 Funktion des Corti-Organs.

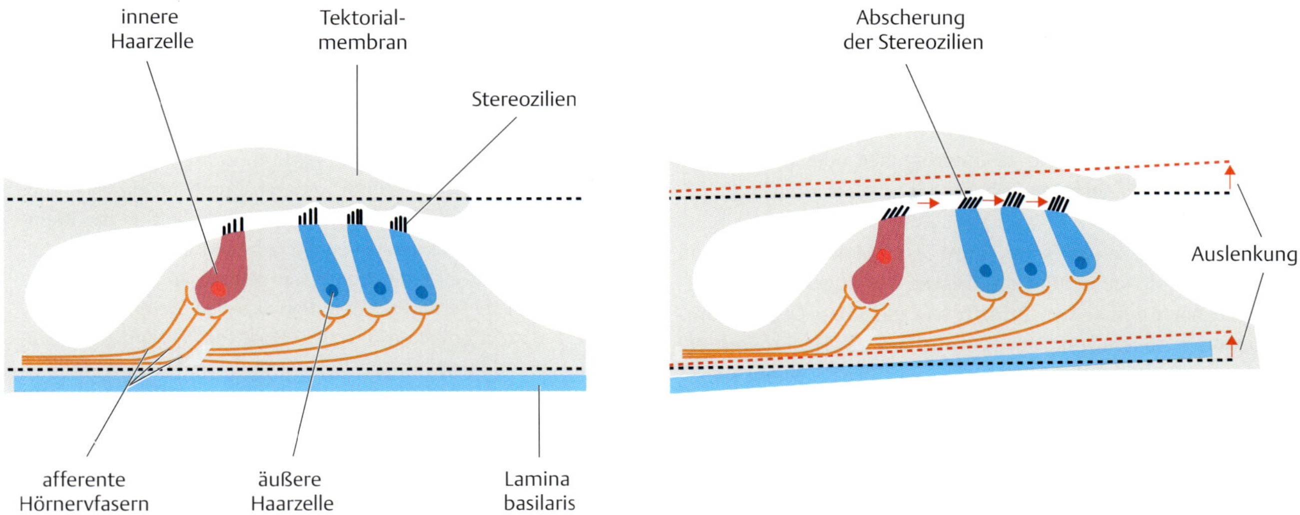

Durch die Druckwelle in der Perilymphe verschieben sich die Haarzellen des Corti-Organs gegenüber der Tektorialmembran. Dadurch werden die Stereozilien abgeschert. *Abb. aus: Schünke M, Schulte E, Schumacher U et al., Hrsg. Prometheus LernAtlas - Kopf, Hals und Neuroanatomie. Illustrationen von Voll M und Wesker K. 5. Auflage. Stuttgart: Thieme; 2018*

(▶ **Abb. 3.7**). Da die Druckwelle als sog. „Wanderwelle" jeweils bestimmte Bereiche der Basilarmembran anspricht, werden Frequenzen und damit auch typische Tonmodulationen des ursprünglich akustischen Signals unterscheidbar. Diesen Prozess nennt man **Frequenzdispersion**. Der Druckausgleich in der Hörschnecke erfolgt durch das runde Fenster.

Die Scherbewegung der Sinneshärchen bewirkt die **Ausbildung eines elektrischen Potenzials**. In der Membran der Sinneshärchen öffnen sich Ionenkanäle und Kalium fließt aus der Endolymphe in die Zelle. Auf diesem Wege werden mechanischen Schwingungen in elektrische Reize umgewandelt.

Hörbahn

Die elektrischen Impulse werden von den Haarsinneszellen über eine Synapse an Nervenzellen weitergegeben. Deren Ausläufer bilden den Hörnerv (**N. cochlearis**), der sich wiederum in einem nahen Nervenknoten mit dem Gleichgewichtsnerv zum N. vestibulocochlearis (VIII. Hirnnerv) vereinigt. Über verschiedene Verschaltungsstellen werden die Nervenimpulse bis zu **spezialisierten Arealen der Großhirnrinde** (auditorischer Kortex) weitergeleitet.

Merke

Schallleitung und Schallempfindung

Der Transport von Schallwellen bis zum Trommelfell und die mechanische Weiterleitung bis **zum Innenohr** werden als **Schallleitung** bezeichnet. Die **Schallempfindung** findet im Innenohr bzw. im Zusammenhang mit der weiteren **nervalen Verarbeitung** statt.

Der Hörnerv hat jedoch nicht nur Fasern, die Informationen **zum Gehirn hin** transportieren (**afferente** Fasern); er hat auch Fasern, die **vom Gehirn weg** zu bestimmten Haarzellen ziehen (**efferente** Fasern) und diese feinjustieren können. Das Hören kann so angepasst werden. So entsteht z. B. ein **„gefiltertes Hören"** – etwa der Effekt, dass Eltern das Rufen ihres Kindes aus einem Geräuschgemenge besonders gut heraushören können.

Das Hören trägt indirekt auch zur **Richtungswahrnehmung** bei, indem die Informationen beider Ohren im Hirn verrechnet werden. Hierzu nutzt das Gehirn Pegel- und Laufzeitunterschiede zwischen beiden Ohren.

Fazit – Das müssen Sie wissen

Hörvorgang

Der Hörvorgang verläuft in verschiedenen Schritten: Zunächst werden Schallwellen durch die **Ohrmuschel** aufgefangen und dann über den **äußeren Gehörgang** zum **Trommelfell** geleitet. Über die Mechanik der **Gehörknöchelchen** wird die Membran des **ovalen Fensters** in Schwingungen versetzt. Diesen Teil des Vorgangs bezeichnet man als **Schallleitung**. Die Bewegung des ovalen Fensters erzeugt eine Druckwelle in der **Hörschnecke**, die an den Sinneshärchen im Corti-Organ eine Scherbewegung auslöst. Hierdurch werden **Nervenimpulse** erzeugt, die über verschiedene Umschaltungen zur auditorischen Großhirnrinde geleitet und dort interpretiert werden. Diesen Teil des Hörens nennt man **Schallempfindung.**

3.2.2 Gleichgewichtssinn

Der **Gleichgewichtssinn** (vestibuläres System) übermittelt dem Körper Informationen zu seiner **Haltung**, seiner **Lage im Raum** und momentan ablaufende **Bewegungen**. Verschiedene Einzelsinne tragen dazu bei: der **Vestibularapparat** im Innenohr, der die Lage des Kopfes und die Richtung von Gravitation und Beschleunigung wahrnimmt, der **Sehapparat**, der die Orientierung im Raum ermöglicht, sowie das **Tastempfinden**, gekoppelt mit der Tiefensensibilität (**Propriozeption**), die Informationen wie

Beschleunigungen an der Haut registrieren oder die Stellung von Gelenken erfassen.

Das Kleinhirn ist die zentrale Instanz, die die Summe dieser Informationen verrechnet und daraus z. B. Befehle an den Bewegungsapparat ableitet. Das Gehirn nutzt die Informationen des Gleichgewichtssinns, um Bewegungen zu planen, ungünstige Bewegungen zu erkennen und zu unterbrechen oder um den aus dem Gleichgewicht geratenen Körper auszubalancieren.

Umwandlung in elektrische Reize. Die **Makulaorgane** von Sacculus und Utriculus und die **Cristae** der Bogengänge funktionieren nach demselben Prinzip wie das Corti-Organ, nämlich über die **Abscherung der Stereozilien** der Haarzellen: Bei Bewegungen des Kopfes bzw. gesamten Körpers bleibt die in der Endolymphe schwebende Otolithenmembran bzw. die Cupula aufgrund ihrer größeren Trägheit hinter der Bewegung zurück. Dadurch verschiebt sie sich gegenüber den Haarzellen und deren Stereozilien werden abgelenkt. Dies führt zu Neurotransmitterausschüttung und einer veränderten Impulsfrequenz des nachgeschalteten Neurons.

Da die Endo- und Perilymphe aufgrund ihrer Trägheit nicht sofort stillstehen, wenn die Bewegung aufhört, hat man das Gefühl, sich weiterzudrehen, wenn man z. B. zuvor mit einem Karussell gefahren ist.

Vestibularbahn. Die Informationen, die das Gleichgewichtsorgan sammelt, erreichen über den **N. vestibularis** (Anteil des N. vestibulocochlearis, VIII. Hirnnerv) zunächst die **Vestibulariskerne** im verlängerten Mark. Dort treffen auch Informationen aus dem **Kleinhirn** und dem **Hirnstamm** zur Körperhaltung und -orientierung im Raum ein, die über die **Propriozeption** und das **visuelle System** wahrgenommen wurden. Die Kombination dieser Informationen wird im Thalamus und in der Großhirnrinde ausgewertet.

Meist sind visuelle Eindrücke dominanter als auditive, beeinflussen also eher das Denken und Handeln.

Nystagmus. Das Gleichgewichtsorgan und die Augenmotorik sind eng miteinander verbunden. Andernfalls würde, sofern nicht der Blick bewusst auf einen Punkt gerichtet bliebe, bei jeder Bewegung des Kopfes ein anderer Ausschnitt der Umgebung wahrgenommen. Die Kopplung der beiden Systeme vermeidet dies: Wird der Kopf oder der gesamte Körper bewegt, bleiben die Augen automatisch weiterhin auf den zuvor betrachteten Gegenstand gerichtet.

Gut beobachten lässt sich dies beim Zugfahren: Schaut man dabei aus dem Fenster, ruht der Blick durch langsame Bewegungen der Augäpfel so lange auf demselben Gegenstand, bis sich dieser nicht mehr im Sichtfeld befindet. Dann schnellt der Blick auf einen neuen Punkt, der sich gerade in der Nähe befindet, und folgt diesem wieder langsam, bis er verschwindet. Diese langsame „Wegbewegung“ des Augapfels mit der nachfolgenden schnellen Rückbewegung wird als **Nystagmus** bezeichnet. Er tritt nicht nur auf, wenn der gesamte Körper wie beim Zugfahren passiv fortbewegt wird (z. B. Drehbeschleunigungen auf einem Drehstuhl), sondern auch bei Drehungen des Kopfes. Ebenfalls lässt sich ein Nystagmus durch ein Spülen eines Gehörgangs mit warmem Wasser (z. B. zur Entfernung von Cerumen) auslösen.

Fazit – Das müssen Sie wissen

Gleichgewichtssinn

Der **Gleichgewichtssinn** gibt dem Körper Auskunft über seine aktuelle Lage, seine Haltung und seine Bewegungen. Bei Bewegungen des Körpers erfährt die **Endolymphe** im Vestibularorgan eine Beschleunigung, die von den **Makulaorganen** bzw. den **Cristae** wahrgenommen wird. An deren Sinneszellen entsteht ein Rezeptorpotenzial, das synaptisch an das afferente Neuron übertragen und über den N. vestibularis an das **Kleinhirn** und den **Hirnstamm** weitergegeben wird.
Dort werden die Informationen mit denjenigen kombiniert, die von der Tiefensensibilität und dem visuellen System eintreffen. Die Gesamtinformation wird schließlich vom Thalamus und von der Hirnrinde ausgewertet.

3.3 Untersuchung der Ohren

Die klinische Untersuchung des Gehörapparates beginnt mit der **Inspektion**. Gehörgang und Trommelfell sollten gründlich betrachtet werden. Ebenso Gaumen- und Rachenmandeln. Eine Auskultation ist nicht möglich.

Eine **Perkussion** und **Palpation** des Processus mastoideus bzw. des Tragus können zum Beispiel bei V. a. eine Mittel- bzw. Außenohrentzündung Hinweise erbringen (▶ **Abb. 3.8**, ▶ **Abb. 3.9**). Verschiedene Tests und **Funktionstests** unterstützen bei Schwerhörigkeit oder Schwindel dabei, die Ursache zu lokalisieren (z. B. Innenohrproblematik).

Infektiöse Erreger werden im Labor nachgewiesen. Zur Diagnosesicherung kommen bildgebende (Sonografie, MRT, CT u. a.) oder spezielle apparative ohrenärztliche Verfahren zum Einsatz. Hierzu gehören u. a. die apparative Messung der Hörleistung (Audiometrie) und die Messung der Trommelfellbeweglichkeit (Tympanometrie).

3.3.1 Otoskopie

Die **Otoskopie** (Ohrenspiegelung) ist die **Betrachtung des Gehörgangs** und der nach außen weisenden Seite des **Trommelfells**. Sie erlaubt den indirekten Blick in die hinter dem Trommelfell gelegene Paukenhöhle. Gerade **bei Kindern** ist die Otoskopie eine äußerst wichtige Untersuchung. Sie ist angezeigt bei **Kopf-, Ohren-,** aber auch anderen unklaren **Schmerzzuständen im Kopfbereich** sowie bei **grippalen Infekten** und Infekten der **Nasennebenhöhlen**. Man benötigt dafür ein **Otoskop** (▶ **Abb. 3.10**). Dieses besteht aus einem Griff (mit darin enthaltenen Akkus) und einem Gerätekopf mit einem Ohrtrichter. Der Ohrtrichter wird durch eine Lichtquelle im Gerätekopf beleuchtet; dem Blickfeld ist eine starke Vergrößerungslinse (Lupe) vorgeschaltet.

Durchführung. Nach einer Inspektion des äußeren Ohres wird die Ohrmuschel leicht nach oben und hinten gezogen, wodurch der anatomisch gekrümmte Gehörgang etwas gestreckt und die nachfolgende Inspektion erleichtert wird. Dann wird der Ohrtrichter des Otoskops behutsam nach vorn und leicht nach unten in den **äußeren Gehörgang** eingeführt (▶ **Abb. 3.11**).

Im Gehörgang können Hautschäden, Sekretabsonderungen, Entzündungszeichen und Fremdkörper (z. B. Fasern) erkannt

Abb. 3.8 Perkussion und Palpation des Proc. mastoideus.

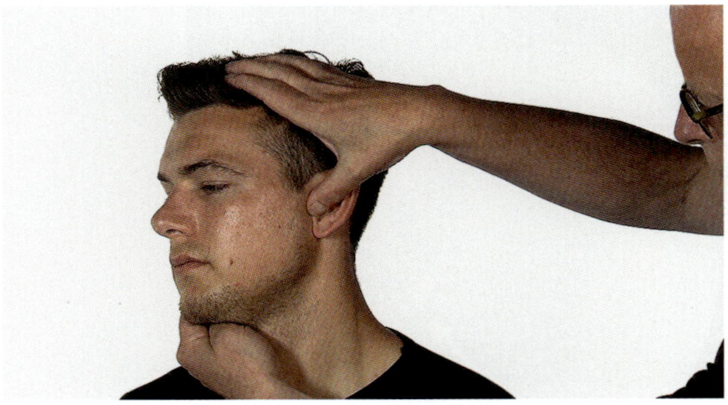

Quelle: ©teamWERK/Thieme. In: Sengebusch J, Herzog M. Intensivtraining körperliche Untersuchung und Diagnostik für Heilpraktiker. Stuttgart: Haug; 2021

Abb. 3.9 Palpation des Tragusbereichs.

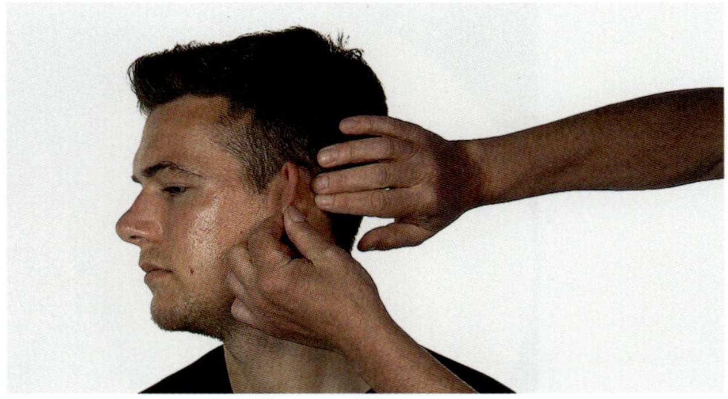

Quelle: ©teamWERK/Thieme. In: Sengebusch J, Herzog M. Intensivtraining körperliche Untersuchung und Diagnostik für Heilpraktiker. Stuttgart: Haug; 2021

Abb. 3.10 Otoskop.

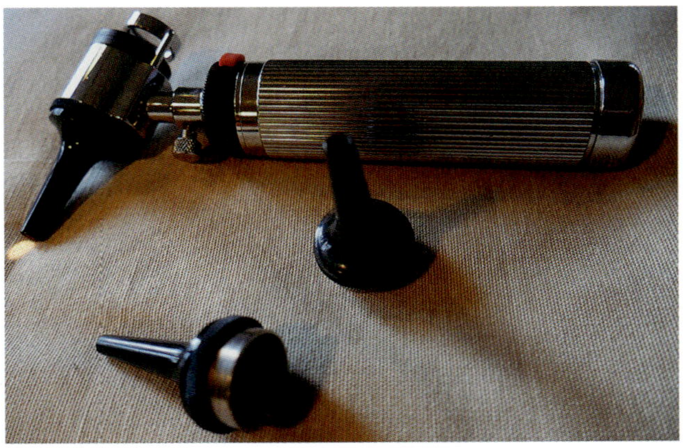

Foto: Jürgen Sengebusch

Abb. 3.11 Otoskopie.

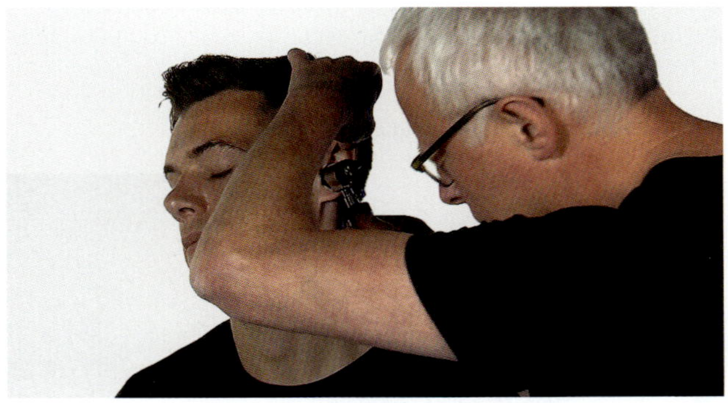

Quelle: ©teamWERK/Thieme. In: Sengebusch J, Herzog M. Intensivtraining körperliche Untersuchung und Diagnostik für Heilpraktiker. Stuttgart: Haug; 2021

werden (▸ **Abb. 3.12a**). Bei einigen Patienten zeigt sich sehr viel **Zerumen im Gehörgang**. Dieses kann einerseits ohne Krankheitswert sein, jedoch das Hörvermögen des Patienten und die Sicht auf das Trommelfell beeinträchtigen.

Der Trichter wird so weit in den Gehörgang vorgeschoben, bis das **Trommelfell** zu sehen ist. Ein gesundes Trommelfell ist leicht perlmuttartig glänzend und so glatt und spiegelnd, dass ein Lichtreflex aus dem Otoskop zum physiologischen Befund zählt (▸ **Abb. 3.12b**). Durch die leicht transparente Haut scheint der Hammer aus der Paukenhöhle durch.

3.3.2 Rinne-Weber-Tests

Die Stimmgabelprüfungen nach Rinne und Weber dienen der Unterscheidung von Schallleitungs- und Schallempfindungsstörungen.

Normalerweise wird Schall über die Schallleitung (S. 56) wahrgenommen. Hält man sich das Ohr zu oder gibt es Hindernisse auf dem Weg zum Innenohr, ist es dennoch möglich, Schallwellen wahrzunehmen, und zwar über leichte Schwingungen des Schädelknochens, die in das Innenohr geleitet werden. Man bezeichnet dieses Phänomen als **Knochenleitung**. Auf diesem Mechanismus basieren der Rinne- und der Weber-Test.

Durchführung. Zunächst erfolgt eine **einfache allgemeine Prüfung des Hörvermögens**. Der Patient verschließt dazu ein Ohr mit seiner Hand. Der Untersucher stellt sich vor den Patienten, hält seine Hand so vor den Mund, dass der Patient nicht von seinen Lippen lesen kann, und flüstert eine 2-silbige Zahl, die der Patient wiederholen muss. Alternativ kann man am nicht geschlossenen Ohr leise mit den Fingern schnippen oder die Finger aneinanderreiben. Die Untersuchung richtet sich nachfolgend besonders auf die Seite, auf der die akustischen Signale nicht angemessen wahrgenommen werden können.

Weber-Test

Zur Untersuchung benutzt man eine **Stimmgabel mit 512 oder 1 024 Hz** (▸ **Abb. 3.13**). Sie erzeugt Schwingungen, die im Durchschnittsbereich der menschlichen Stimme liegen. Die Stimmgabel wird durch Anschlagen oder Anstoßen mit den Fingern in Schwingung gebracht und mit der Basis fest oben auf die **Mitte**

Abb. 3.12 Otoskopischer Befund der akuten Mittelohrentzündung (Otitis media).

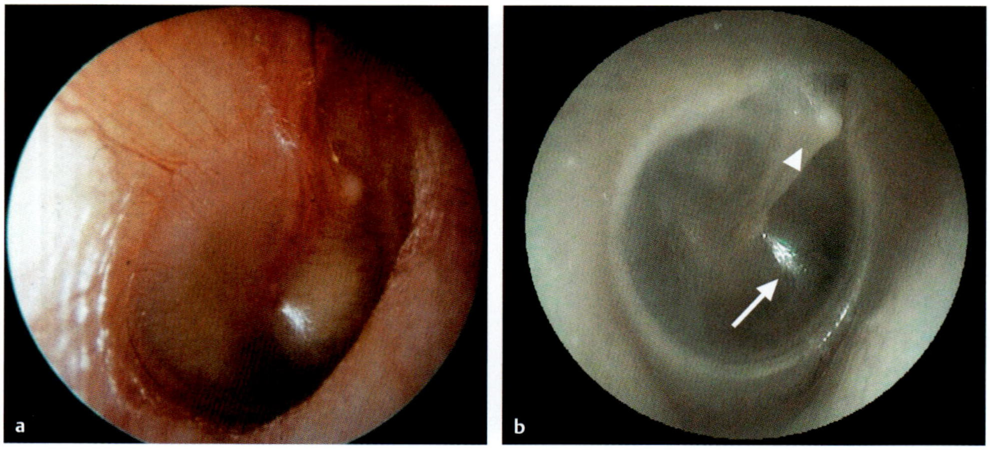

a Pathologischer Befund bei Otitis media. Das Trommelfell ist bei einer akuten Mittelohrentzündung stark gerötet.

b Normalbefund im Vergleich. Das Trommelfell ist matt und transparent. Man sieht den Hammer (Gehörknöchelchen) durchscheinen (Pfeilspitze). Außerdem erkennt man den typischen Lichtreflex (Pfeil).

Abb. aus: Kaschke O. Grundlagen. In: Behrbohm H, Kaschke O, Nawka T, Hrsg. Kurzlehrbuch Hals-Nasen-Ohren-Heilkunde. 2. korrigierte und aktualisierte Auflage. Thieme; 2012

Abb. 3.13 Medizinische Stimmgabel.

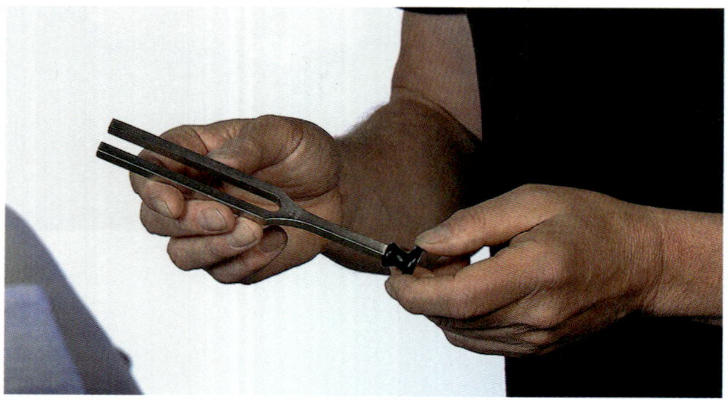

Quelle: ©teamWERK/Thieme. In: Sengebusch J, Herzog M. Intensivtraining körperliche Untersuchung und Diagnostik für Heilpraktiker. Stuttgart: Haug; 2021

Abb. 3.14 Weber-Test.

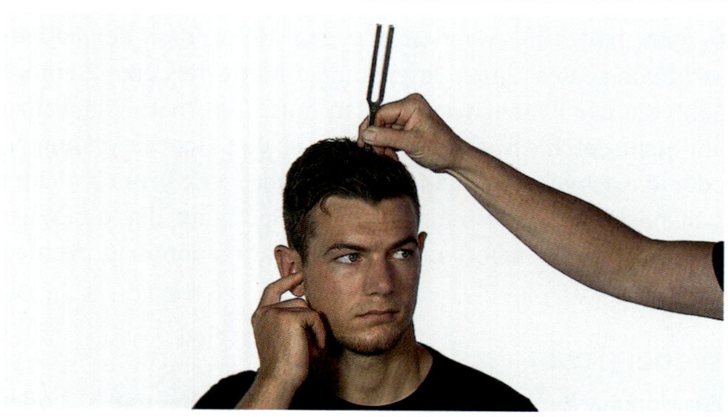

Quelle: ©teamWERK/Thieme. In: Sengebusch J, Herzog M. Intensivtraining körperliche Untersuchung und Diagnostik für Heilpraktiker. Stuttgart: Haug; 2021

Abb. 3.15 Weber-Test: Schema.

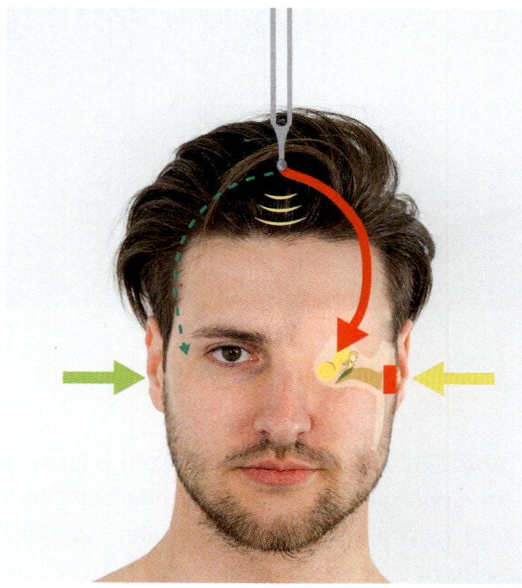

Foto: K. Oborny, Thieme Group. In: Sengebusch J, Herzog M. Intensivtraining körperliche Untersuchung und Diagnostik für Heilpraktiker. Stuttgart: Haug; 2021

des Schädels aufgesetzt (▶ **Abb. 3.14**). Der Patient wird gefragt, ob er den Schall auf beiden Seiten gleich laut oder evtl. gar nicht hört. **Physiologisch wird das Signal auf beiden Ohren gleich laut gehört**; der Patient hat das Gefühl, den Ton in der Mitte des Kopfes wahrzunehmen (▶ **Abb. 3.16a**).

Bei einer **Schallleitungsstörung** (Außen-, Mittelohrproblematik) nutzt der Patient die Knochenleitung stärker (▶ **Abb. 3.15**, ▶ **Abb. 3.16b**). Er wird angeben, dass er den Ton **auf dem schwerhörigen Ohr stärker** wahrnimmt. Bei einer Schallempfindungsstörung (Innenohr- oder nervale Problematik) kann auch die Knochenleitung nicht genutzt werden – der Patient nimmt die Schwingungen auf dem betroffenen Ohr gar nicht wahr (▶ **Abb. 3.16c**).

Abb. 3.16 Weber-Test: Befunde.

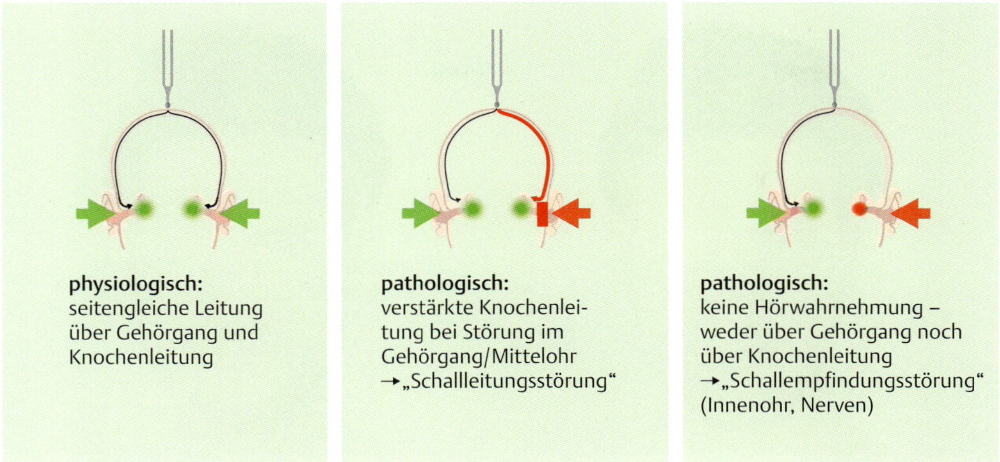

a Physiologischer Befund.
b Schallleitungsstörung.
c Schallempfindungsstörung.
Abb. aus: Sengebusch J, Herzog M. Intensivtraining körperliche Untersuchung und Diagnostik für Heilpraktiker. Stuttgart: Haug; 2021

Abb. 3.17 Rinne-Test Durchführung.

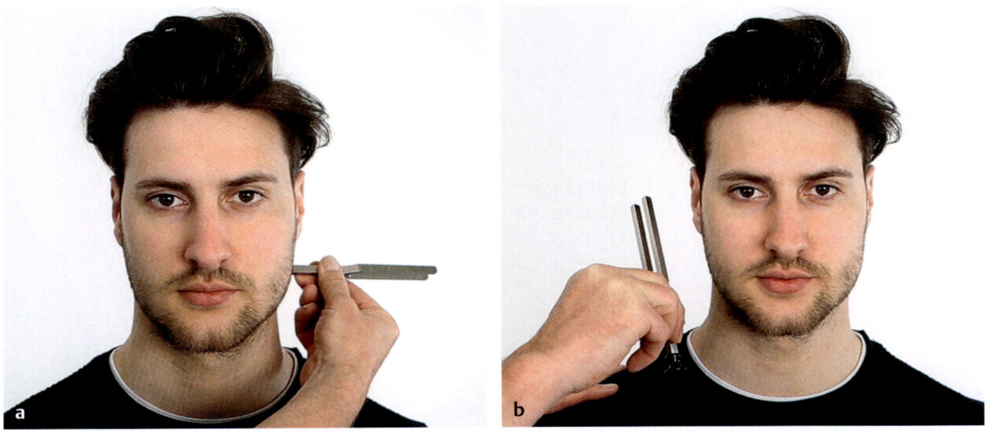

a Stimmgabel auf dem Proc. mastoideus hinter dem Ohr.
b Stimmgabel vor dem Gehörgang.
Foto: K. Oborny, Thieme Group. In: Sengebusch J, Herzog M. Intensivtraining körperliche Untersuchung und Diagnostik für Heilpraktiker. Stuttgart: Haug; 2021

Rinne-Test

Der Rinne-Test ergänzt den Weber-Test. Auch hier benutzt der Untersuchende eine entsprechende Stimmgabel. Hier wird die **Basis auf den Processus mastoideus hinter dem Ohr** aufgesetzt (▶ **Abb. 3.17a**). Nimmt der Patient den Ton wahr, hört er ihn über die Knochenleitung (▶ **Abb. 3.18a**).

Wenn die Schwingung nachlässt, hört der Patient den Ton zu einem bestimmten Zeitpunkt nicht mehr. Dann wird die Stimmgabel rasch vor den Gehörgang geführt – die immer noch leichte Schwingung wird über das Außen- und Mittelohr geleitet (▶ **Abb. 3.17b**). Der Patient gibt durch Kopfnicken ein Zeichen, wenn er dies wahrnehmen kann. **Physiologisch werden akustische Signale über die Luftleitung viel länger wahrgenommen als über die Knochenleitung** (▶ **Abb. 3.18b**).

Bei einer Schallleitungsstörung (Außen-, Mittelohrproblematik) bleibt dieser Effekt aus (▶ **Abb. 3.19b**). Bei einer Schallempfindungsstörung (Innenohr- oder nervale Problematik) nimmt der Patient den Ton bereits über die Knochenleitung nicht angemessen oder gar nicht wahr (▶ **Abb. 3.19c**).

Der Rinne-Test wird seitenvergleichend durchgeführt.

Abb. 3.18 Rinne-Test – Schallleitung.

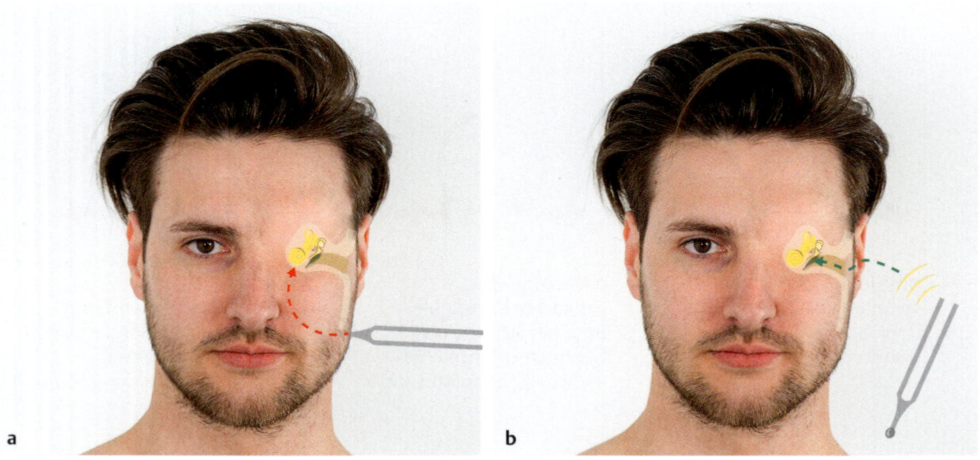

a Schallleitung über den Knochen.

b Schallleitung über die Luft.

Foto: K. Oborny, Thieme Group. In: Sengebusch J, Herzog M. Intensivtraining körperliche Untersuchung und Diagnostik für Heilpraktiker. Stuttgart: Haug; 2021

Abb. 3.19 Rinne-Test: Befund.

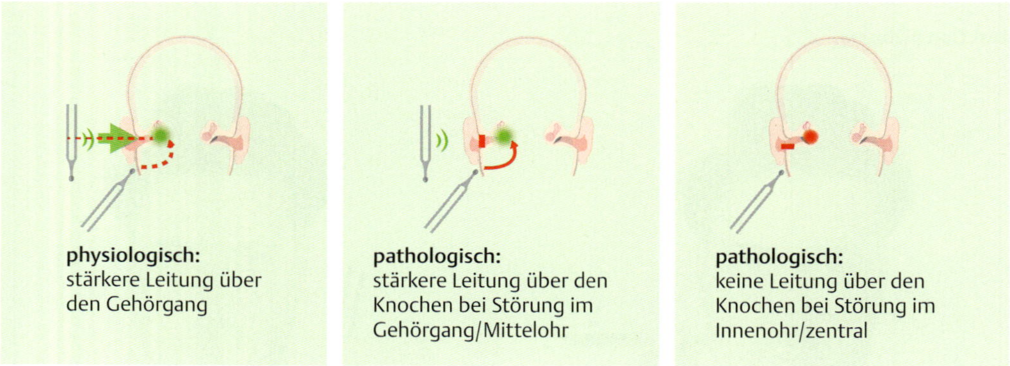

a Physiologischer Befund.

b Pathologischer Befund: Störung im Gehörgang/Mittelohr.

c Pathologischer Befund: Störung im Innenohr/zentral.

Abb. aus: Sengebusch J, Herzog M. Intensivtraining körperliche Untersuchung und Diagnostik für Heilpraktiker. Stuttgart: Haug; 2021

3.4 Erkrankungen des Ohrs

Die weitaus häufigste Erkrankung der Ohren ist die Entzündung des Mittelohrs (Otitis media). Sie betrifft v. a. Kleinkinder. Darüber hinaus können u. a. auch die Ohrmuschel, der äußere Gehörgang oder das Trommelfell von einer Infektion oder auch einer Verletzung betroffen sein. Weitere, sehr häufige Symptome, die mit dem Ohr als Hör- und Gleichgewichtsorgan zu tun haben, sind Schwerhörigkeit – vor allem Altersschwerhörigkeit (Presbyakusis) – bis hin zur Gehörlosigkeit, Tinnitus (Ohrgeräusche), Hörsturz (plötzliche, meist einseitige Hörminderung) oder der gutartige (paroxysmale) Lagerungsschwindel.

3.4.1 Gehörlosigkeit

Definition

Gehörlosigkeit

Gehörlosigkeit beschreibt sowohl den Zustand der extremen Schwerhörigkeit als auch den der kompletten Taubheit.

Pathophysiologie

Die Gehörlosigkeit kann differenziert werden nach

- **Ätiologie (angeboren** oder **erworben)**
- **Lokalisation bzw. Pathomechanismus (Schallleitungs- oder Schallempfindungsstörung)**
- **Umfang des Geschehens** (Ein- oder Beidseitigkeit, teilweise oder komplette Gehörlosigkeit)

Angeboren. Eine **angeborene Gehörlosigkeit** oder Hörschwäche wird im Rahmen der Vorsorgeuntersuchungen i. d. R. unmittelbar erkannt. Da der Spracherwerb unmittelbar an das Hören gebunden ist, ist eine frühzeitige Diagnose sehr wichtig. Eine angeborene Gehörlosigkeit kann vererbt, genetisch verursacht (z. B. Trisomie 21) oder auf Infektionen in der Schwangerschaft (z. B. Röteln, Syphilis) zurückzuführen sein.

Altersschwerhörigkeit. Die Altersschwerhörigkeit begründet sich auf einem **physiologischen Funktionsverlust** der Haarsinneszellen im Innenohr, der Nerven und auch der Bereiche des Gehirns, die für das Hören zuständig sind. In vielen Fällen forcieren Durchblutungsstörungen die Entwicklung. Zudem wird die Leistung des Hörapparates durch lange Lärmbelastung eingeschränkt. Meist sind beide Ohren etwa gleich stark beeinträchtigt.

Lärmschäden. Hohe Schallpegel **schädigen die Haarzellen** im Innenohr. Zum einen mechanisch, zum anderen durch eine negative Beeinflussung der **Durchblutung** und des **Stoffwechsels**.

Kurzfristige Lärmbelastungen von weniger als 140 Dezibel führen i. d. R. zu temporärer Hörminderung mit zeitnaher Genesung. Schallpegel von rund 130–140 db (**Explosions- oder Knalltrauma**) können zu einer akuten vorübergehenden Gehörlosigkeit mit konsekutiv **irreversiblen Schäden** führen, weil oft auch das **Trommelfell** und die **Gehörknöchelchen** in Mitleidenschaft gezogen werden. **Langfristige Lärmexpositionen** (jahrelange Schallpegel > 85 db von rund 8 Stunden täglich) verursachen meist ein chronisches Lärmtrauma (**chronische Lärmschwerhörigkeit**). Die Betroffenen sind in ihrer Hörfähigkeit eingeschränkt und ihnen fällt die Differenzierung facettenreicher Geräuschszenarien zunehmend schwer.

Außenohrschwerhörigkeit (Schallleitungsstörung). Eine Außenohrschwerhörigkeit kann durch einen Gehörgangsverschluss (z. B. durch Schmutz oder Ohrenschmalz (S. 51)) entstehen, einen Tubemkatarrh oder Deformationen am Trommelfell. Die Ursachen sind i. d. R. reversibel. Deshalb spielt diese Form der Schallleitungsstörung in der Pathologie kaum eine Rolle.

Mittelohrschwerhörigkeit (Schallleitungsstörung). Eine Mittelohrschwerhörigkeit ist häufiger. Die Ursache liegt im Mittelohr. Beispiele sind die Otosklerose (S. 68) und die Otitis media (S. 65) (Mittelohrentzündung).

Innenohrschwerhörigkeit und zentrale Gehörlosigkeit (Schallempfindungsstörung). Bei Schallempfindungsstörungen sind in den meisten Fällen die Strukturen im **Innenohr geschädigt.** Die Ursachen sind z. B. Morbus Menière (S. 71), Hörsturz (S. 70), vaskuläre Störungen, Altersschwerhörigkeit oder Lärmschäden. Störungen der signalleitenden **Nervenbahnen** und des **Hörzentrums** (zentrale Gehörlosigkeit) sind seltener. Hier spielen insbesondere Tumoren oder Hirnschädigungen (z. B. durch Schädel-Hirn-Traumata, Apoplex oder Intoxikationen) eine Rolle. Insgesamt sind Schallempfindungsstörungen jedoch der häufigste Grund für eine Gehörlosigkeit.

Symptomatik

Die Betroffenen nehmen akustische Reize weniger differenziert, gar nicht oder nur so schwach wahr, dass eine Deutung erschwert oder gar unmöglich ist. Das verminderte oder aufgehobene Hörerlebnis kann – je nach Ursache – zusätzlich durch artifizielle Geräusche gestört sein (Tinnitus).

Diagnostik

Eine angeborene Gehörlosigkeit wird in modernen Gesundheitssystemen im Rahmen des **Neugeborenen-Hörscreenings** diagnostiziert.

Die erworbene Gehörlosigkeit wird zunächst durch **Anamnese und** einfache Tests (S. 58) sowie die **Otoskopie** untersucht. Ein Verdacht wird stets **fachärztlich** durch audiometrische Testungen differenziert und untermauert. Ggf. kommen bildgebende Verfahren (z. B. CT, MRT) zur Ermittlung der Ursache (z. B. Fehlbildungen, Raumforderungen) zum Einsatz.

Therapie

Die Therapie **richtet sich nach der Ursache und der Schwere** der Gehörlosigkeit.

Klassische Hörgeräte können eine dauerhaft verminderte Hörleistung verbessern. Wenn die Ursache der Gehörlosigkeit in der Cochlea liegt, kann ein Cochlea-Implantat das Gehör bis zu einem gewissen Maß wiederherstellen. Bei Schäden am Hörnerv hilft das Implantat nicht.

Bei nahezu komplettem Hörverlust müssen die Betroffenen auch die Gebärden- und Lautsprache sowie das Lippenlesen erlernen.

Praxistipp

Gehörlosigkeit kann sich einschleichen

Nicht immer ist eine Schwerhörigkeit ein akutes, dramatisches Geschehen. In vielen Fällen gewöhnen sich die Betroffenen an eine schleichende Verminderung des Hörvermögens – insbesondere, wenn diese (zunächst) nur ein Ohr betrifft. Wichtige diagnostische Aspekte sind in dieser Situation veränderte Gewohnheiten der Patienten (z. B. beim Telefonieren oder in Gesprächen; Meidung von Räumen mit vielen akustischen Reizen), Verspannungen durch unnatürliche Körperhaltungen (Hinwendung des bevorzugten Ohres) und sozialer Rückzug, Passivität in Gesprächen.

Fazit – Das müssen Sie wissen

Gehörlosigkeit

Gehörlosigkeit kann angeboren (z. B. Rötelninfektion in der Schwangerschaft, genetische Syndrome) oder erworben (z. B. toxische Innenohrschädigung, Lärmschaden, Meningitis) sein. Meistens liegt eine Innenohrschädigung zugrunde, seltener eine Schädigung des Hörnervs oder der zentralen Hörbahn. Bei einer Innenohrschädigung kann man mit einem Cochlea-Implantat das Gehör zu einem gewissen Maß wiederherstellen. Zu Therapie gehört auch das Erlernen von Lippenlesen und Gebärdensprache sowie ein Sprachtraining.

3.4.2 Erkrankungen des äußeren Ohrs

Ohrenschmalzpfropf

Definition

Ohrenschmalzpfropf

Der äußere Gehörgang ist durch einen Ohrenschmalzpfropf (Cerumen obturans) so verlegt, dass die Schallleitung beeinträchtigt ist.

Pathophysiologie

Ohrenschmalz entsteht physiologisch bei jedem Menschen, allerdings individuell in unterschiedlichem Umfang. Ein Pfropf kann entstehen, wenn die Zerumenmenge die Möglichkeit der Selbst- oder Fremdreinigung des Gehörgangs übersteigt. Häufig wird das Ohr zu selten oder falsch (häufig unter Verwendung von Wattestäbchen) gereinigt. Begünstigend wirken weitere Verunreinigungen z. B. durch Stäube oder Gehörgangsentzündungen, z. B. durch Kratzen und das Einbringen von Krankheitserregern.

Symptomatik und Diagnostik

Leitsymptom des Zerumenpfropfes ist eine Hörminderung und evtl. Juckreiz. Da das Ohrenschmalz durch Wasser aufquillt, werden die Beschwerden z. B. nach dem Duschen oder Schwimmen stärker. Die Diagnose wird anhand der Anamnese, insbesondere aber durch den otoskopischen Befund gestellt.

Therapie

Die Therapie besteht in der Entfernung des Zerumens und evtl. vorhandener Schmutzpartikel durch den Facharzt, der (möglichst unter otoskopischer Kontrolle) den Pfropf durch eine vorsichtige Gehörgangsspülung löst und entfernt. Bei einer bestehenden Trommelfellperforation ist dies fast stets kontraindiziert, da die Gefahr besteht, dass Zerumen ins Mittelohr gelangt. In diesem Fall kann ein kleines Ansauggerät eingesetzt werden. Hinweise zur Hygiene sollten die Therapie begleiten.

Gehörgangsfremdkörper

Pathophysiologie

Die **mechanische Verlegung** des äußeren Gehörgangs ist die einfachste Erklärung für eine Schwerhörigkeit und sollte stets otoskopisch abgeklärt werden. Bei Kindern sind es häufig **kleinste Gegenstände, Sand oder Lebensmittel**, die unbewusst mit den Fingern in den Gehörgang eingeführt werden. In manchen Berufen können Fremdkörper chronisch in den Gehörgang gelangen, v. a. **Staubpartikel** durch Wind oder Luftströme. Und auch Insekten (u. a. Milben) können in den Gehörgang eindringen.

Symptomatik und Diagnostik

Je nach Art, Größe und Menge der Fremdkörper können verschiedene Symptome, wie **Schwerhörigkeit,** Druckgefühl, Ohrgeräusche – vor allem beim Kauen – oder Juckreiz auftreten. Verletzungen mit kleinen **Blutungen**, **Schmerzen** und Juckreiz im Heilungsverlauf sind möglich. Zudem kann die Invasion von Krankheitserregern in die vorgeschädigte Gehörgangshaut (z. B. Bakterien, Pilze) zusätzlich eine **Infektion** provozieren.

Die Diagnostik basiert auf der Anamnese und der Inspektion (**Otoskopie**, **Ohrmikroskopie)**. Die Tests nach **Weber und Rinne** weisen auf die gegebene **Schallleitungsstörung**.

Therapie

Der **Fremdkörper** oder die Fremdstoffe werden **entfernt**. Je nach Beschaffenheit erfolgt dies durch Spülung, Absaugen oder ein Extraktionshäkchen unter otoskopischer Kontrolle. Die Maßnahme sollte von einem **Facharzt** vorgenommen werden.

Bei Infektionen oder Befall durch Mikroorganismen kommen zudem äußerlich z. B. **antibiotische oder -mykotische Salben** bzw. **Ohrentropfen** zum Einsatz. Der Behandlungszeitraum sollte sorgfältig fachärztlich abgeschätzt und überprüft werden, um Nebenwirkungen (wie Hautirritationen, Mazerationen des Gehörgangepithels) zu vermeiden. **Hinweise zur Prophylaxe bzw. zur Hygiene** ergänzen diese Maßnahmen.

Otitis externa

Definition

Otitis externa

Die Otitis externa bezeichnet die Entzündung des äußeren Gehörgangs.

Pathophysiologie

Die Entzündung des Gehörgangs kann durch **Bakterien, Viren** (z. B. Herpes) **und Pilze** hervorgerufen werden (▸ **Abb. 3.20**). In den meisten Fällen sind kleine Verletzungen der Haut die Eintrittspforte für bakterielle Erreger wie Staphylokokken und Pseudomonaden. Feuchtigkeit im Gehörgang (durch Duschen, Schwimmen im Schwimmbad oder auch bereits gegebene primäre Entzündungen) und Mazeration der Gehörgangshaut durch Öle oder Tinkturen begünstigen den Prozess. Seltener sind allergische und autoimmunologische Geschehen oder Parasiten die Ursache.

Bei älteren oder immunschwachen Patienten – insbesondere Diabetikern – drohen **Komplikationen**, die eine rasche und effektive Therapie ausgesprochen dringlich machen: Eine **nekrotisierende Entzündung** z. B. kann auf das Mastoid, die Schädelbasis, Hirnnerven und die Hirnhaut übergreifen.

Symptomatik und Diagnostik

Leitsymptome der Otitis externa sind lokale **Schmerzen und Juckreiz**. Krusten, Keratosen bei chronischem Geschehen und Ulzerationen können das **Hörvermögen beeinträchtigen**.

Die Diagnose wird anhand der Anamnese, des klinischen Bildes und einfacher Untersuchungen gestellt: Der **Tragus** zeigt sich **druck-** und die **Ohrmuschel zugschmerzhaft**. In der **Otoskopie** sind **lokale Entzündungszeichen** – evtl. mit Austritt von Eiter – zu befunden. Die regionären Lymphknoten sind v. a. bei bakterieller Ursache geschwollen. Die Tests nach **Weber und Rinne** weisen auf die gegebene **Schallleitungsstörung**.

Sind die Auslöser **Varizellen,** sieht man die bei Herpes zoster typischen gruppierten Bläschen auf gerötetem Grund auch im Bereich der Ohrmuschel. Die Schmerzen sind dabei besonders stark ausgeprägt. Achtung: Der Heilpraktiker hat bei Varizellen

Abb. 3.20 Herpes zoster am Ohr.

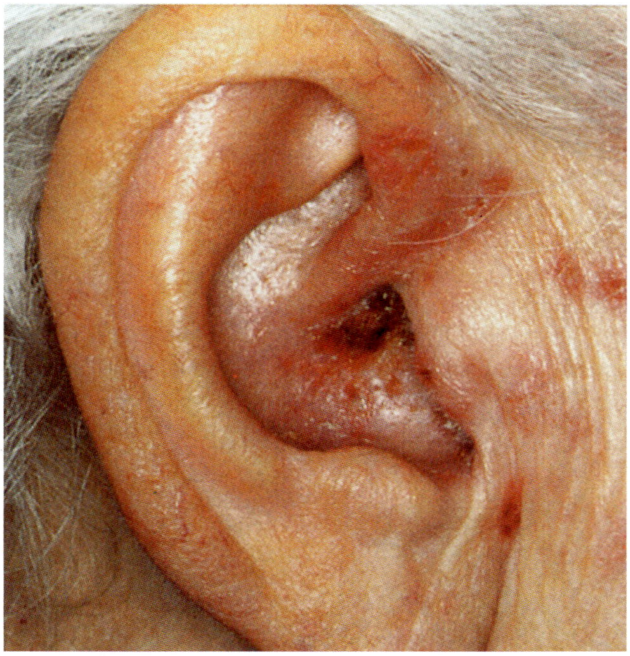

Typisch sind die punktförmigen bzw. gruppiert stehenden Bläschen auf rotem Grund. *Abb. aus: Behrbohm H, Kaschke O, Nawka T, Hrsg. Kurzlehrbuch Hals-Nasen-Ohren-Heilkunde. 2. korrigierte und aktualisierte Auflage. Thieme; 2012*

Behandlungsverbot und darf weder Behandlung noch gezielte Diagnostik durchführen (§ 24 IfSG).

Therapie

Ziel der Therapie ist die **Eindämmung der Entzündung**. Je nach Auslöser kommen antibakterielle, antivirale oder antimykotische Ohrentropfen zum Einsatz. In der Regel sind vorab die Reinigung und Desinfektion des Gehörgangs erforderlich. Bei Komplikationen oder zu deren Prävention werden systemisch Antibiotika oder Glukokortikoide eingesetzt. Wenn bereits, z. B. im Falle einer Mastoiditis, Knochennekrosen entstanden sind, muss das Gewebe operativ entfernt werden.

! Cave

Kein Fall für den Heilpraktiker

Auch wenn die Gehörgangsentzündung in einigen Fällen vergleichsweise harmlos erscheinen mag, muss sie aufgrund der drohenden Komplikationen und der Notwendigkeit, verschreibungspflichtige Arzneien einzusetzen, vom Arzt behandelt werden. Zudem verbietet u. U. das IfSG dem Heilpraktiker die gezielte Diagnostik und Therapie.

Fazit – Das müssen Sie wissen

Erkrankungen des äußeren Ohrs

Erkrankungen des äußeren Ohrs können die Schallleitung behindern und dadurch zur Schallleitungsschwerhörigkeit führen:

- **Ohrenschmalzpfropf** (Cerumen obturans): entsteht durch eine übermäßige Ohrenschmalzproduktion und wird meist nach dem Duschen bemerkt, wenn Wasser das Ohrenschmalz aufquellen lässt und so der Gehörgang verlegt wird. Therapie: Ohrenspülung und Entfernung unter Sicht.
- **Gehörgangsfremdkörper**: die mechanische Verlegung des Gehörgangs, u. a. durch Fremdkörper, bei Kindern durch Essen oder kleinste Gegenstände) führt u. a. zu Schwerhörigkeit und Druckgefühl. Therapie: Entfernung durch einen Facharzt. Es besteht die Gefahr einer Entzündung.
- **Otitis externa**: Entzündung des äußeren Gehörgangs, meistens durch Bakterien (Pseudomonas aeruginosa). Es kommt zu Ohrenschmerzen, v. a. bei Druck auf den Tragus und Ziehen an der Ohrmuschel. Therapie: Reinigung des Gehörgangs, Antibiotika und Glukokortikoide. Bei Diabetikern können eine nekrotisierende Entzündung und ein schwerer Verlauf entstehen. Der Heilpraktiker sollte aufgrund der drohenden Komplikationen an den Facharzt verweisen.

3.4.3 Erkrankungen des Mittelohrs

Otitis media

Definition

Otitis media

Die Otitis media ist die akute oder chronische Entzündung des Mittelohrs (Mittelohrentzündung).

Pathophysiologie

Die **akute Mittelohrentzündung** ist meist eine Folge einer **Infektion der oberen Luftwege** (Nasen- und Rachenraum), insbesondere der Nasennebenhöhlen (**Sinusitis**). Am Anfang steht häufig eine moderate virale Infektion (z. B. mit Rhinoviren), zu der eine bakterielle Infektion hinzukommen kann, insbesondere mit Pneumo- oder Staphylokokken.

Die **Erreger steigen** häufig von der Nasenhöhle **über die Ohrtrompete** in das Mittelohr auf.

Kinder und Säuglinge sind häufig betroffen, da die eustachische Röhre bei ihnen relativ kurz und der Weg für Erreger vergleichsweise einfach ist.

Begünstigt wird die Otitis media auch dadurch, dass bei einer Infektion die Schleimhäute oder die Rachenmandeln anschwellen (Adenoide oder Polypen) und die Belüftung des Innenohrs beinträchtigt ist. Außerdem kann seröse **Flüssigkeit aus dem Mittelohr nicht** mehr ausreichend in den **Rachenraum abfließen**. Auch andere Verschlüsse, Schwellungen und Raumforderungen können das Geschehen begünstigen.

Eher selten wird die Infektion über die **Blutbahn** übertragen, z. B. bei Scharlach. Bei einer bestehender **Trommelfellperforation** ist es möglich, dass Erreger oder Verschmutzungen als Auslöser einer Entzündung von außen in das Mittelohr gelangen.

Die **chronische Mittelohrentzündung** ist seltener, insbesondere bei Erwachsenen. Entweder handelt es sich um eine chronische Schleimhauteiterung oder eine chronische Knocheneiterung (**Cholesteatom**). Ursache sind meistens anatomische Fehlanlagen oder Raumforderungen (Tumoren, Polypen u. a.). Das Cholesteatom entsteht durch das Einwachsen von Trommelfellepithel ins Mittelohr. Die nachfolgende Anhäufung von abgestorbenen Epithelzellen (Perlgeschwulst) greift den Knochen des Mittelohrs an.

Rezidive der akuten Entzündung sind keine Seltenheit.

Die Otitis media kann ein- und beidseitig auftreten, wobei ein **einseitiges Geschehen ungleich häufiger** zu beobachten ist.

Merke

Risikofaktoren

Die **Mittelohrentzündung** wird begünstigt durch

- einen kurzen Weg ins Ohr für Erreger aus dem Nasen-Rachen-Raum; Kinder sind deshalb häufiger betroffen.
- eine **verminderte Tubenbelüftung**, z. B. durch entzündliche Schwellungen oder anatomische Fehlanlagen
- **Infektionen** der oberen Atemwege und der Nasennebenhöhlen
- **Infektionen mit hämatogener Streuung**
- **Vorschädigungen des Mittelohrs** durch vorangegangene Entzündungen
- **Trommelfellperforationen**
- Paukenerguss (S. 68)

Symptomatik

Akute Mittelohrentzündung. Die **akute Mittelohrentzündung (Otitis media acuta)** äußerst sich vor allem durch heftige **Schmerzen** im Ohr, evtl. auch im gesamten Kopf. Sie treten i. d. R. innerhalb kurzer Zeit auf und sind drückend, pulsierend und stechend. In vielen Fällen sind sie bereits durch Berührung, insbesondere des Mastoids, auslösbar oder verstärken sich dadurch. Je nach Auslöser tritt **Fieber** auf und die Betroffenen klagen über einen **eingeschränkten Allgemeinzustand**.

Das **Hörvermögen ist fast stets eingeschränkt und häufig treten Ohrgeräusche** auf.

Bei perforiertem Trommelfell kann seröse oder eitrige **Flüssigkeit** – evtl. mit Anteilen von Blut – **aus dem Gehörgang** austreten. Da die Schmerzen vor allem durch den Druck auf das Trommelfell provoziert werden, lassen sie nach einer möglichen Perforation deutlich nach.

Bei Säuglingen und Kleinkindern präsentiert sich die Mittelohrentzündung nicht selten durch unspezifische Symptome wie Durchfall, Bauchschmerz und Erbrechen.

HP-Praxis

Bei Säuglingen ist der Blick ins Ohr häufig zielführend

Wenn Säuglinge offenkundig Schmerzen haben, die sie naturgemäß nicht beschreiben können, gehört der **otoskopische Befund zum Standard der Diagnostik**. Auch wenn zunächst aufgrund z. B. von Erbrechen und Durchfall der Verdacht auf ein gastrointestinales Geschehen besteht, kann eine Mittelohrentzündung die Ursache sein.

Chronische Mittelohrentzündung. Bei der chronischen Schleimhauteiterung bestehen **meistens keine oder wenig Schmerzen**. Die Hörminderung ist unterschiedlich stark ausgeprägt und durch das perforierte Trommelfell wird eitriges **Sekret in den Gehörgang** entleert. Insbesondere beim Cholesteatom ist der Ausfluss übel riechend.

Komplikationen

Komplikationen der akuten Mittelohrentzündung. Komplikationen einer akuten Mittelohrentzündung sind – abgesehen von der Perforation des Trommelfells – selten, aber gefürchtet. Insbesondere die Mastoiditis (S. 73) (Entzündung des Warzenfortsatzes), die Lähmung des Nervus facialis (VII. Hirnnerv) und eine Beteiligung der Hirnhäute (v. a. **Meningitis**) sind sehr ernsthafte mögliche Folgeerscheinungen. Am häufigsten ist die Mastoiditis. Seltener ist die Ausbreitung der Otitis media auf das Innenohr (**Labyrinthitis**).

! Cave

Ohrentzündung

Wenn sich eine Ohrenentzündung akut verschlechtert (z. B. plötzlich starke Schmerzen, Druckschmerz über dem Warzenfortsatz, Schwellung hinter dem Ohr mit ggf. abstehendem Ohr, Schwindel), muss sofort ein Arzt aufgesucht werden. Diese Symptome können darauf hinweisen, dass sich die Entzündung ausgebreitet hat (Mastoiditis, Labyrinthitis). Es kann zu lebensgefährlichen Komplikationen kommen, z. B. Sepsis, Hirnabszess oder Hirnhautentzündung.

Komplikationen der chronischen Mittelohrentzündung. Ein Cholesteatom führt praktisch immer zu Komplikationen. Es kann die Gehörknöchelchen zerstören und die Entzündung kann auf das Innenohr übergreifen sowie Hirnnerven, Hirnhäute (Meningen) und das Gehirn selbst schädigen.

Diagnostik

Diagnostik bei akuter Mittelohrentzündung. Der Verdacht auf eine akute Otitis media ergibt sich fast stets aufgrund des charakteristischen **klinischen Bildes** sowie der Anamnese. In der **Otoskopie** sieht man eine meist deutliche Rötung im Bereich des Trommelfells und häufig eine Vorwölbung als Zeichen eines Paukenergusses (S. 68) (▶ **Abb. 3.21**). Der Erguss hinter dem Trommelfell kann je nach Auslöser gelblich serös, blutig dunkelrot, gelb eitrig oder wässrig sein. Auch die Perforation des Trommelfells ist in der Ohrspiegelung sichtbar. Die Hörprüfung zeigt eine **Schallleitungsstörung**. Im **Blutlabor** sind Entzündungsparameter erhöht; meist lässt sich der Erreger bestimmen.

Diagnostik bei chronischer Mittelohrentzündung. Der Verdacht auf eine chronische Mittelohrentzündung begründet sich in der Symptomatik und der Anamnese und wird über die **Otoskopie** erhärtet (▶ **Abb. 3.22**). Hier ist der **Trommelfelldefekt** sichtbar. Eine weitere fachärztliche Diagnostik ist unumgänglich. Sie schließt neben der Prüfung der **Tubendurchgängigkeit** und der **Hörprüfung** auch bildgebende Verfahren zur Beurteilung des Knochenzustands ein.

Abb. 3.21 Otoskopischer Befund bei akuter Mittelohrentzündung.

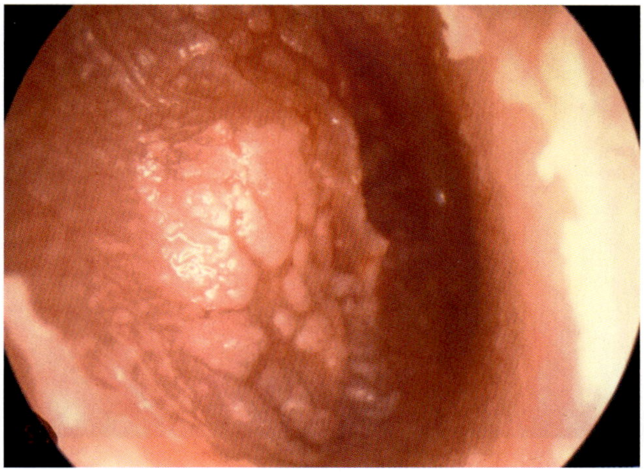

Das Trommelfell ist gerötet. *Abb. aus: Koitschev A. Akute Mittelohrentzündung. In: Gortner L, Meyer S, Hrsg. Duale Reihe Pädiatrie. 5., vollständig überarbeitete Auflage. Thieme; 2018*

Therapie

Therapie bei akuter Mittelohrentzündung. Die akute Otitis media wird schulmedizinisch mit **schmerzstillenden und entzündungshemmenden Medikamenten** therapiert. Bei bakterieller Infektion werden vor dem Hintergrund drohender Komplikationen meist zudem **Antibiotika** verabreicht. Bei starken Schmerzen aufgrund eines fulminanten Drucks in der Paukenhöhle kann die Eröffnung des Trommelfells rasche Linderung bringen. Die Flüssigkeit, die sich im Mittelohr gesammelt hat, fließt dann durch die Öffnung ab.

! Cave

Erregerhaltige Flüssigkeit

Die Flüssigkeit, die aus dem Ohr austritt, enthält evtl. Erreger, vor allem, wenn sie eitrig und blutig ist. Deshalb sollte sie nie mit der bloßen Hand, sondern immer mit einem Tuch oder einem Wattestäbchen außen am Ohr entfernt werden. Keinesfalls sollte man ein Tuch oder Wattestäbchen in den Gehörgang einführen.

Die Erkrankung heilt i. d. R. innerhalb weniger Tage meist folgenlos aus. Mögliche Risse oder Einschnitte im Trommelfell verschließen sich von selbst wieder. Bei der Neigung zu Rezidiven wird die Anlage eines Paukenröhrchens erwogen. Zudem müssen mögliche Ursachen (Polypen, vergrößerte Rachenmandeln o. a.) therapiert werden.

Komplikationen (**Mastoiditis, Labyrinthitis)** werden stets stationär behandelt.

Therapie bei chronischer Mittelohrentzündung. Die chronische Mittelohrentzündung erfordert in der Regel eine **Operation** mit dem Ziel, einen vorliegenden Trommelfelldefekt zu beheben oder das Cholesteatom zu entfernen.

Abb. 3.22 Otoskopischer Befund bei chronischer Mittelohrentzündung.

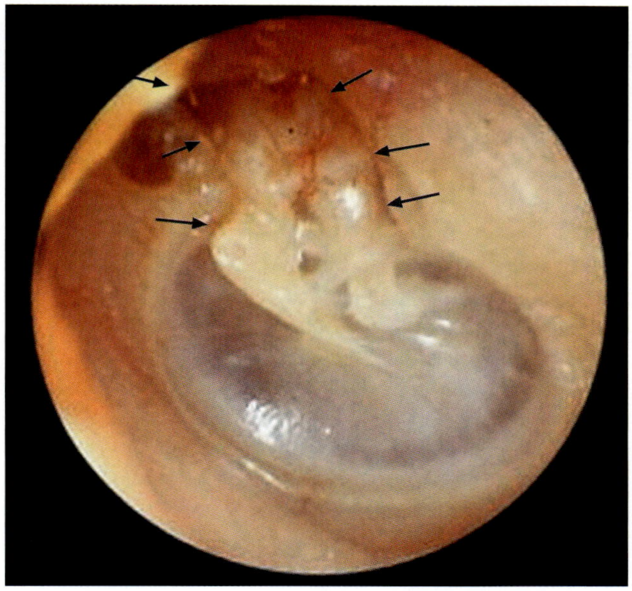

Man erkennt ein Cholesteatom im oberen Trommelfellbereich (Pfeile). *Abb. aus: Behrbohm H, Kaschke O, Nawka T, Hrsg. Kurzlehrbuch Hals-Nasen-Ohren-Heilkunde. 2. korrigierte und aktualisierte Auflage. Thieme; 2012*

Fazit – Das müssen Sie wissen.

Otitis media

Die akute Mittelohrentzündung ist meist Folge einer **Infektion** der oberen Atemwege. Erreger gelangen **über die Ohrtrompete, selten hämatogen** ins Mittelohr. Die Erkrankung betrifft fast ausschließlich (Klein-)Kinder. Raumforderungen (vergrößerte Rachenmandeln, entzündliche Schleimhautschwellungen u. a. m.) führen zu geringerer Belüftung und Stauungen des Mittelohrs. Die Erkrankung ist gekennzeichnet durch heftige, **stechende Schmerzen** und **Druckgefühl** im Ohr. Der erhöhte Druck in der Paukenhöhle kann zum Einreißen des Trommelfells führen; die Eröffnung des Häutchens kann aber auch therapeutisch zur Schmerzlinderung erfolgen. Die akute Otitis media wird schulmedizinisch mit **schmerzstillenden und entzündungshemmenden Medikamenten** sowie (bei bakterieller Infektion) mit **Antibiotika** therapiert.

Gefürchtete **Komplikationen** sind die **Mastoiditis** (Entzündung u. a. des Schädelknochens hinter dem Ohr) und die **Labyrinthitis** (Entzündung des Innenohrs).

Bei der **chronischen Mittelohrentzündung** unterscheidet man zwischen einer chronischen **Schleimhauteiterung** und einer chronischen **Knocheneiterung** (**Cholesteatom**). Bei beiden Formen ist das Trommelfell defekt, beim Cholesteatom entleert sich eitriges, übel riechendes Sekret. Das Cholesteatom führt immer zu schweren **Komplikationen** (z. B. Labyrinthitis, Fistelbildung) und muss schnell **operativ entfernt** werden.

Paukenerguss

Definition

Paukenerguss

Bei einem Paukenerguss (Seromukotympanon) sammelt sich Flüssigkeit in der Paukenhöhle, insbesondere im Bereich vor dem Trommelfell.

Pathophysiologie

Ein Paukenerguss entsteht meistens, wenn die **eustachische Röhre verlegt** ist – z. B. durch **Schwellungen** der Schleimhaut, durch **große Rachenmandeln** oder auch **Tumoren**. Er ist eine häufige Begleiterscheinung bei Entzündungen.

Die angesammelte Flüssigkeit ist i. d. R. zunächst serös, also wässrig und wenig viskös (▶ **Abb. 3.23**). Diesen Zustand bezeichnet man als Serotympanon. Im weiteren Verlauf wird der Erguss zunehmend dickflüssiger und schleimiger (Mukotympanon), bis er schließlich eine leimartige Konsistenz annimmt, die das Mittelohr verkleben kann. Dies begünstigt **Komplikationen** wie eine Fixierung der Gehörknöchelchen oder Läsionen der Mittelohrschleimhaut. Zudem bietet der Erguss einen Nährboden für Erreger, die eine (weitere) Entzündung provozieren können. Hier drohen ohne Therapie gravierende Entzündungen des Umfeldes (z. B. Meningitis, Mastoiditis (S. 73)). Veränderungen am Trommelfell können zur Ausbildung eines Cholesteatoms (S. 65) führen.

Symptomatik

Der **Paukenerguss** äußert sich vor allem durch ein eingeschränktes Hörvermögen (**Schallleitungsschwerhörigkeit**) und Druckgefühle im Ohr. **Schmerzen und Schwindel** können das Geschehen begleiten. Da Kinder häufiger betroffen sind, kann bei einer Chronifizierung die **Sprachentwicklung beeinträchtigt** sein.

Diagnostik

In der Regel gibt die Anamnese Anlass zu einer **Otoskopie**, bei der man ein mattes und durch Unterdruck eingezogenes Trommelfell erkennt. Im akuten Stadium sind dahinter Luftblasen zu sehen, bei chronischem Verlauf evtl. Narben oder andere Veränderungen. Zur Diagnosesicherung schließen sich fachärztliche Untersuchungen an, wie die Tympanometrie, die Prüfung der Durchgängigkeit der Ohrtrompete und die Rachenspiegelung.

Therapie

Ein akuter Paukenerguss heilt oft ohne Therapie aus oder geht gemeinsam mit der zugrundeliegenden Entzündung (z. B. Otitis media) zurück. Unterstützend werden entzündungshemmende Medikamente, aber auch Inhalationen oder Spülungen eingesetzt.

Die Behandlung länger anhaltender und rezidivierender Prozesse richtet sich nach der Ursache. Bei Kindern setzt der Facharzt häufig ein **Paukenröhrchen** (▶ **Abb. 3.24**) ein. Ist eine vergrößerte Rachenmandel Ursache der Tubenbelüftungsstörung, wird sie chirurgisch entfernt (Adenotomie).

Abb. 3.23 Otoskopischer Befund eines Paukenergusses.

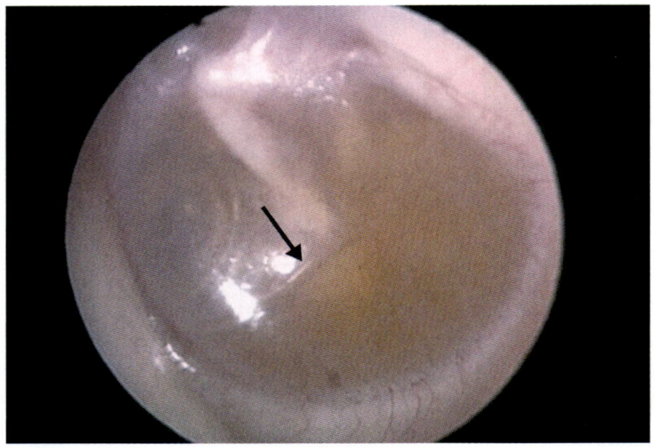

Paukenerguss durch akute Belüftungsstörung der Ohrtrompete. Deutlich erkennbarer Sekretspiegel (Pfeil) hinter intaktem und transparentem Trommelfell. *Abb. aus: Koitschev A. Akute Mittelohrentzündung. In: Gortner L, Meyer S. Duale Reihe Pädiatrie. 5. Aufl. Thieme; 2018*

Fazit – Das müssen Sie wissen

Paukenerguss

Ein Paukenerguss ist eine **Sekretansammlung in der Paukenhöhle**. Er tritt häufig bei Belüftungsstörungen des Mittelohrs auf, oft bei **Kindern**, wenn eine **vergrößerte Rachenmandel** die Öffnung der Ohrtrompete verlegt. Er äußert sich durch eine Hörminderung und Druckgefühl im Ohr und kann bei Kindern die Sprachentwicklung verzögern. Bei wiederkehrendem Paukenerguss legt der Arzt ein Paukenröhrchen in das Trommelfell ein, durch das sich der Druck im Mittelohr normalisiert. Eine vergrößerte Rachenmandel wird chirurgisch entfernt.

Otosklerose

Definition

Otosklerose

Die Otosklerose ist eine zur Schwerhörigkeit führende knöcherne Veränderung des Felsenbeins.

Pathophysiologie

Bei der Otosklerose verändert sich der **Knochen, der das Innenohr umfasst** (Labyrinthkapsel). Der Pathomechanismus ist nicht geklärt; genetische Faktoren, hormonelle Einflüsse und auch Virusinfektionen werden mit der Erkrankung in Verbindung gebracht.

Durch die **Verknöcherung** des **ovalen Fensters** kommt es zu einer Fixierung des Steigbügels (**Stapesfixation**) und somit zu einer **Schallleitungsschwerhörigkeit** (▶ **Abb. 3.25**). Im weiteren Verlauf kann die Otosklerose auch auf die Cochlea übergreifen und zudem eine Schallempfindungsstörung (Innenohrschwerhörigkeit) provozieren.

Abb. 3.24 Paukenröhrchen.

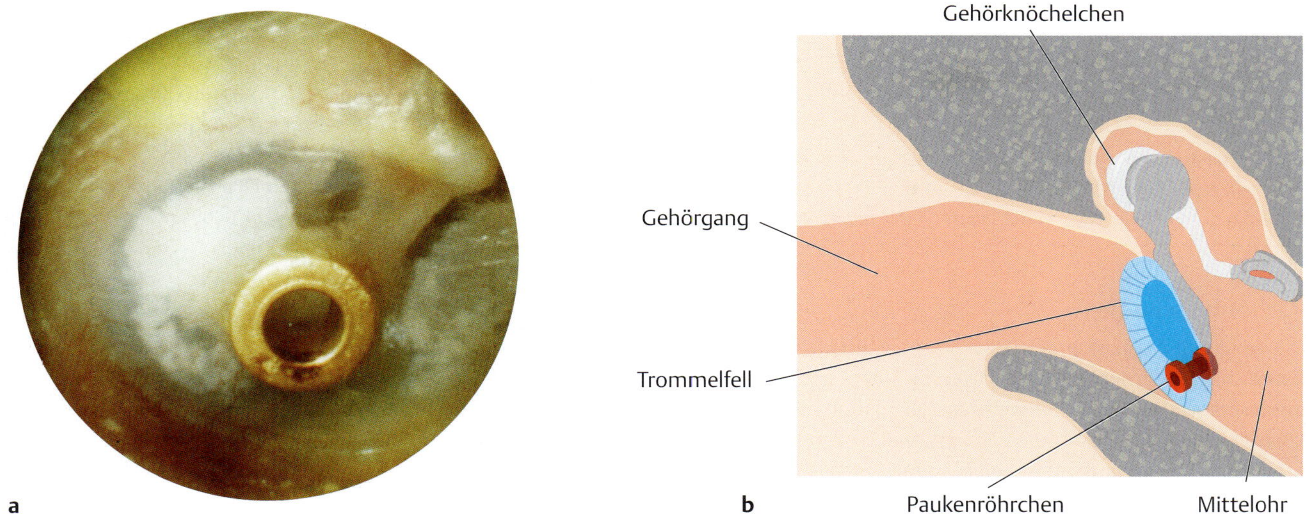

a Vorne unten am Trommelfell wird ein Paukenröhrchen eingesetzt. *Abb. aus: Probst, R, Grevers G, Iro H, Hrsg. Hals-Nasen-Ohren-Heilkunde. 3. Auflage. Thieme; 2008*

b So kann der Erguss abfließen. *Abb. aus: I care Krankheitslehre. 2. Auflage. Thieme; 2020. Nach: Probst, R, Grevers G, Iro H, Hrsg. Hals-Nasen-Ohren-Heilkunde. 3. Auflage. Thieme; 2008*

Abb. 3.25 Otosklerose (schematisch).

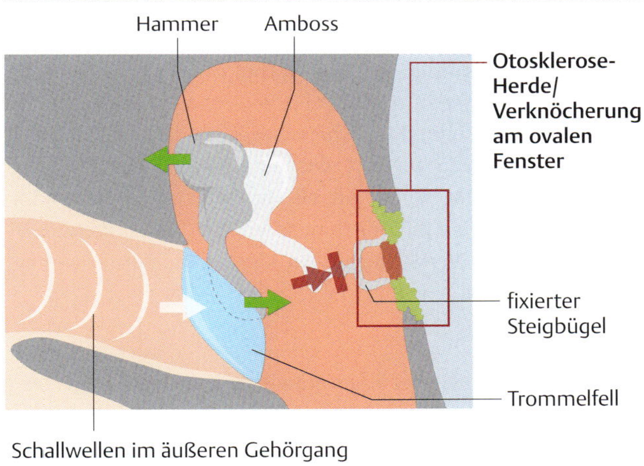

Grafik: J. Sengebusch

Symptomatik

Charakteristisch ist, dass sich **langsam** und eine zunächst auf ein Ohr beschränkte **Schwerhörigkeit** entwickelt. Im weiteren Verlauf sind fast stets beide Ohren betroffen. Häufig begleitet ein **(oft tieffrequenter) Tinnitus** das Geschehen. Betroffene sprechen meist leise, da sie die eigene Stimme über die Knochenleitung deutlich, Umgebungsgeräusche jedoch stark vermindert wahrnehmen. Greift das Geschehen auch das Innenohr an, kommen **Gleichgewichtsstörungen** (z. B. Schwindel) hinzu.

Diagnostik

Erste Anhaltspunkte liefert die **Anamnese**. Die **Otoskopie** liefert keinen deutlichen Befund, dem geübten Auge kann jedoch u. U. ein durch das Trommelfell schimmernder, rötlicher Bereich auffallen, der von einem Entzündungsherd am ovalen Fenster ausgeht.

Die **Stimmgabeltests** nach Weber und Rinne zeigen anfangs die Schallleitungsstörung bei erhaltener Schallempfindung auf. **Hörtests und spezielle Versuche in der Facharztpraxis** geben weiteren Aufschluss. Verknöcherungen können durch **bildgebende Verfahren** (Röntgen und CT) nachgewiesen werden.

Therapie und Prognose

Therapie der Wahl ist zunächst ein **Hörgerät**. Bei Fortschreiten der Otosklerose ist eine Operation unumgänglich. Dabei wird der fixierte Teil des Steigbügels entfernt und eine **Stapesprothese** eingesetzt. Je früher das Geschehen beginnt und je später es behandelt wird, desto schlechter ist die Prognose. Auch trotz Therapie ist eine lebenslange Einschränkung des Hörvermögens zu erwarten.

Fazit – Das müssen Sie wissen

Otosklerose

Bei der Otosklerose kommt es zu einer **Verknöcherung** im **Bereich des Felsenbeins**, insbesondere des **Steigbügels**, sodass die Schallschwingungen nicht mehr auf das Innenohr übergeleitet werden (**Schallleitungsschwerhörigkeit**). Das **Hörvermögen lässt langsam nach**, außerdem kann ein **Tinnitus** bestehen. Der Patient erhält ein Hörgerät oder wird operiert (Einsatz einer Stapesprothese).

3.4.4 Erkrankungen des Innenohrs

Hörsturz

Definition

Hörsturz

Der Hörsturz ist eine plötzliche, meist einseitig auftretende Schallempfindungsstörung unterschiedlicher Ausprägung. Sehr häufig geht das Geschehen mit einem Tinnitus einher.

Pathophysiologie

Die genaue Pathogenese des Hörsturzes ist **bislang noch unbekannt**. Als möglicher Auslöser wird eine **Nähr- und Sauerstoffunterversorgung des Innenohres** angenommen. Ursachen können u. a. eine Hypotonie, eine Arteriosklerose mit Verschlusskrankheit, eine Hypothyreose, eine Anämie oder andere Veränderungen der Blutzusammensetzung sowie eine Hypothyreose sein. Auch **Virusinfektionen**, die den N. vestibulocochlearis angreifen, sowie Autoimmunerkrankungen u. a. werden diskutiert. Adipöse Menschen, Hypertoniker und Diabetiker sowie Menschen mit ausgeprägtem psychischem **Stress** scheinen eher betroffen zu sein. In Deutschland erleiden etwa 2 von 10 000 Menschen pro Jahr einen Hörsturz. Häufig ist die Altersgruppe der **40- bis 50-Jährigen** betroffen.

Symptomatik

Der Hörsturz tritt fast immer nur **einseitig** auf. Er äußert sich typischerweise durch **Schwerhörigkeit** und einen **Tinnitus** mit meist hochfrequenten Phantomgeräuschen. Schmerzen treten nicht auf! Rund ein Drittel der Betroffenen klagt zudem über horizontal ausgerichtete **Schwindelgefühle**. Gelegentlich werden Missempfindungen bei Berührungen im Bereich des Ohres und Doppeltonhören geschildert.

Diagnostik

Die **Anamnese** gibt erste Hinweise auf die Erkrankung. In der Naturheilpraxis können über die **Stimmgabeltests** nach Weber und Rinne sowie **neurologische Untersuchungen** (z. B. Kleinhirnzeichen) erste klinische Differenzierungen erfolgen. Zielführend sind jedoch **spezifische fachärztliche Hörtests**. Zum Ausschluss anderer Ursachen (z. B. eines Akustikusneurinoms (S. 72)) kommen bildgebende Verfahren wie **MRT oder CT** zum Einsatz.

Therapie und Prognose

Da die Ätiologie der Erkrankung nicht geklärt ist, ist eine ursächliche Therapie nicht möglich. Im Fokus der Therapieleitlinien stehen derzeit **Glukokortikoide** (z. B. Prednison) zur Entzündungshemmung sowie **Rheologika** zur Förderung der Fließeigenschaften des Blutes und damit der Innenohrdurchblutung. Die Tendenz zur Spontanheilung ist relativ hoch. Sind die Hörsturz-Anfälle mit Schwindel verbunden, ist die Prognose schlechter.

Fazit – Das müssen Sie wissen

Hörsturz

Ein Hörsturz ist eine **plötzliche**, meist **einseitige Hörminderung** mit **Tinnitus** und **Druckgefühl** im betroffenen Ohr, manchmal auch mit Schwindel. Die Ursache ist unklar. Mögliche **Risikofaktoren** sind **Durchblutungsstörungen** des Innenohrs und **Entzündungen** des N. vestibulocochlearis. Der Hörsturz wird durch Infusion von Kortikosteroiden oder eine hyperbare Sauerstofftherapie behandelt. Häufig verschwindet die Hörminderung auch ohne Behandlung.

Benigner paroxysmaler Lagerungsschwindel

Definition

Benigner paroxysmaler Lagerungsschwindel

Der benigne paroxysmale (= anfallsweise) Lagerungsschwindel ist ein episodisch auftretender, harmloser und lagerungsabhängiger Schwindel mit Drehschwindelattacken, ausgelöst durch Änderung der Kopfposition.

Der gutartige anfallsweise Lagerungsschwindel ist die häufigste Erkrankung des Gleichgewichtsorgans. Sie ist sehr häufig, an sich harmlos, aber für die Betroffenen meist sehr unangenehm und belastend.

Pathophysiologie

Die genaue Ursache der Störung ist nicht geklärt. Man geht davon aus, dass sich **Otolithen** aus dem Vorhof der Bogengänge in die **Bogengänge** „verirren" und dort bei Bewegungen des Kopfes die **Sinneszellen** irritieren. Möglicherweise kann dies auch Gewebe, das durch ein Trauma abgelöst wurde, auslösen.

Ein höheres Lebensalter gilt als Risikofaktor, da sich wahrscheinlich die Steine mit zunehmendem Alter lösen. Weitere Risikofaktoren sind Verletzungen, ein Morbus Menière sowie Migräne.

Symptomatik

Die Patienten leiden bei Lageveränderungen des Kopfes, etwa beim Hinlegen oder Bücken, unter einem plötzlich eintretenden, teils sehr heftigen Schwindel. Übelkeit und Erbrechen können die Attacken begleiten. Nach ca. 10–15 Sekunden erreicht der Schwank- und Drehschwindel sein Maximum und verschwindet dann meistens innerhalb etwa einer halben Minute.

Diagnostik

Die Verdachtsdiagnose wird anhand der Anamnese gestellt und durch eine sog. Lagerungsprüfung erhärtet. Klassisch ist das Provokationsmanöver nach **Dix-Hallpike** (▶ **Abb. 3.26**). Dabei setzt sich der Patient mit zur Seite gedrehtem Kopf auf eine Untersuchungsliege. Dann wird er vom Therapeuten rasch zur betroffenen Seite hin auf die Liege gelegt (Kopfhängelage). Dabei wird einerseits der Schwindel provoziert, andererseits ist ein Nystagmus zu beobachten, der meist erst mit einer Latenz von etwa 1 bis 2 Sekunden auftritt. Der Versuch wird im Seitenvergleich durchgeführt. Eine wiederholte Durchführung führt zur Gewöhnung des Körpers, der Nystagmus wird schwächer.

Abb. 3.26 Lagerungsmanöver.

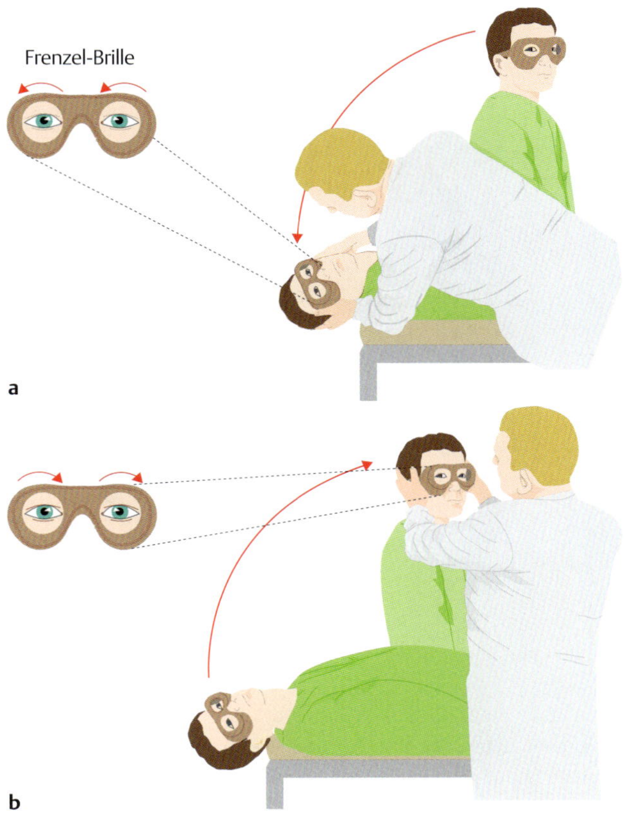

Der Therapeut dreht den Kopf des Patienten um 45° und bringt dessen Oberkörper rasch in Kopfhängelage. Das betroffene Ohr liegt dabei unten. Es tritt ein Nystagmus auf, der zur betroffenen Seite schlägt (erkennbar durch die Frenzel-Brille). Beim Aufrichten schlägt der Nystagmus in die jeweilige Gegenrichtung. *Abb. aus: I care Krankheitslehre. 2. Auflage. Thieme; 2020. Nach: Probst R, Grevers G, Iro H, ed. Hals-Nasen-Ohren-Heilkunde. 3. Auflage. Thieme; 2008*

Eine spezielle Brille (sog. Frenzel-Brille) hilft bei der Untersuchung, den Nystagmus zu erkennen.

Schwindel kann auch bei einem Schlaganfall auftreten, dieser muss differentialdiagnostisch ausgeschlossen werden.

Therapie und Prognose

Die Therapie des BPLS besteht in (physiotherapeutischen) Übungen, die der Patient nach Diagnose und Anleitung auch selbst durchführen kann: Durch eine bestimmte Abfolge von Körperlagerungs- und Kopflagerungsmanövern werden die Otolithen wieder aus Bogengängen herausbefördert. Dabei können Schwindel und Übelkeit als unvermeidbare, aber flüchtige Begleiterscheinung auftreten. Selten verschwindet der gutartige Lagerungsschwindel ganz; nahezu die Hälfte der Betroffenen erlebt neue Anfälle innerhalb von 2 Folgejahren. Ein chirurgischer Eingriff mit dem Ziel, die Bogengänge zu verschließen, ist nur in gravierenden Fällen letztes Mittel der Wahl.

Fazit – Das müssen Sie wissen

Benigner paroxysmaler Lagerungsschwindel

Der gutartige Lagerungsschwindel ist eine der häufigsten **Erkrankung**en des **Gleichgewichtsorgans**. Er tritt v. a. ab dem 60. Lebensjahr auf. Ursache sind **Otolithen** (anorganische Partikel), die sich von der Otolithenmembran gelöst haben und in einen Bogengang gewandert sind. Dort lösen sie bei Lagerungsänderung (z. B. aus der Rücken- in die Seitenlage) eine Bewegung der Perilymphe aus, die die Sinneszellen reizt. Die Folge ist ein **heftiger Schwindel**, der nach 10–15 Sekunden sein Maximum erreicht und dann langsam nachlässt. Die Diagnose kann man mittels **Lagerungsprüfung** stellen (Auslösen eines Nystagmus). Die Therapie besteht in **Bewegungsübungen**, die die Partikel aus dem Bogengang befördern (Befreiungsmanöver). Oft verschwindet der Schwindel von selbst.

Morbus Menière

Definition

Morbus Menière

Der Morbus Menière (Menière-Krankheit) ist eine meist einseitige Erkrankung des Innenohrs, die durch die Trias aus Schwindelanfällen mit Übelkeit, Ohrgeräuschen (Tinnitus) und Hörminderung gekennzeichnet ist.

Pathophysiologie

Der Morbus Menière ist eine **Erkrankung des Innenohres** mit bislang unbekannter Genese. Nachweisbar ist eine **Druckzunahme** in den mit Endolymphe gefüllten Hohlräumen des **Innenohres.** Dadurch kommt es zu einer Überdehnung der Kammern und Kanäle des Gleichgewichtsorgans und der Hörschnecke. Die beiden Organe sind meist nicht im selben Ausmaß betroffen.

Man geht davon aus, dass darüber hinaus Membran-Risse dazu führen, dass sich die kaliumreiche Endolymphe mit der natriumreichen Perilymphe mischt. Dadurch kommt es zu Störungen der elektrischen Potenziale mit einer falschen Signalübertragung ins Gehirn.

Studien belegen, dass die Erkrankung häufig bei Belastungen des vegetativen Nervensystems durch psychischen Druck auftritt.

Symptomatik

Gekennzeichnet ist das Krankheitsbild durch wiederkehrende, plötzliche **Attacken mit einseitigen Hörstörungen (Hörminderung, Ohrgeräusche** wie Tinnitus) und **räumlichem Orientierungsverlust**. Die Anfälle können Minuten bis Tage dauern. Die Patienten berichten von **(Dreh-)Schwindel mit Fallneigung**, **Übelkeit**, Erbrechen, Kollapsneigung und einseitigem Tinnitus mit Hörminderung. Die Phantomgeräusche und die Schwerhörigkeit betreffen v. a. die tiefen Frequenzen.

Diagnostik

Die Verdachtsdiagnose wird über die **Anamnese** gestellt. Die Diagnosesicherung erfolgt in der **Fachabteilung einer Klinik** mittels verschiedener Hörtests und bildgebender Verfahren.

Therapie

Eine ursächliche Therapie ist derzeit nicht möglich. Im Anfall werden meist der Schwindel und die Übelkeit **medikamentös symptomatisch** behandelt.

Bei den meisten Therapieansätzen ist die Dauer der Wirkung nicht sicher, u. a. bei durchblutungsfördernden Maßnahmen, Stressminderung durch die medikamentöse Ausschaltung des Gleichgewichtsorgans, operativem Eingriff in die Endolymphsäckchen.

Prognose

Die Menière-Krankheit ist nicht heilbar und ihr Verlauf schwer vorhersehbar. Die zunächst einseitige Problematik kann sich auch auf das andere Ohr ausweiten. Häufig lassen die Schwindelanfälle nach, die Hörprobleme zeigen sich aber progredient, im Extremfall bis zur Gehörlosigkeit.

Fazit – Das müssen Sie wissen

Morbus Menière

Ursache des Morbus Menière ist wahrscheinlich eine **Vermehrung der Endolymphe**; unter Umständen kann die Reissner-Membran reißen. Dadurch vermischen sich Endolymphe und Perilymphe. Es kommt **an einem Ohr** zu **heftigem Drehschwindel** mit **Übelkeit** und **Tinnitus**. Das **Hörvermögen** ist auf dem **betroffenen Ohr eingeschränkt**. Im Anfall helfen **Medikamente** gegen Schwindel und Übelkeit. Der Verlauf der Erkrankung ist schwer vorhersehbar.

3.4.5 Akustikusneurinom

Definition

Akustikusneurinom

Das Akustikusneurinom (Vestibularisschwannom, Kleinhirnbrückenwinkeltumor) ist ein sehr langsam wachsender gutartiger Tumor am VIII. Hirnnerv (N. vestibulocochlearis).

Pathophysiologie

Das Akustikusneurinom entsteht an den **Schwann-Zellen**, der Hülle der Nervenfasern, des vestibulären Anteils des **VIII. Hirnnervs.** Histologisch exakt muss es eigentlich als **Vestibularisschwannom** bezeichnet werden (▶ **Abb. 3.27**).

Wenn das Akustikusneurinom wächst, **drückt** es auf andere Anteile des N. vestibulocochlearis; u. a. den Gleichgewichtsnerv (N. vestibularis), den Hörnerv (N. chochlearis bzw. N. acusticus), evtl. den Gesichtsnerv (N. facialis) und auf andere Strukturen (weitere Hirnnerven und Kleinhirn).

In der Regel tritt der Tumor **einseitig** und nach dem 40. Lebensjahr auf. Die seltene Erbkrankheit Neurofibromatose (Morbus Recklinghausen) vom Typ 2 begünstigt die Entstehung eines Akustikusneurinoms. Dann tritt der Tumor beidseitig auf.

Abb. 3.27 Lage eines Akustikusneurinoms.

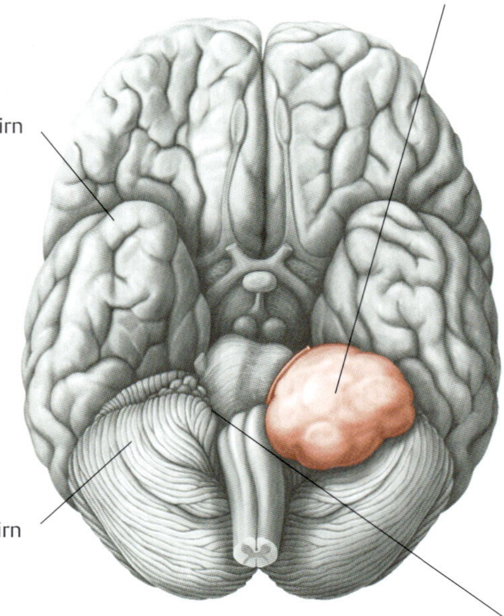

Ansicht von unten. *Abb. aus: Schünke M, Schulte E, Schumacher U et al., Hrsg. Prometheus LernAtlas - Kopf, Hals und Neuroanatomie. 5. Auflage. Thieme; 2018*

Symptomatik

Zu Beginn ist eine **einseitige** und allmählich **zunehmende Hörminderung mit Tinnitus** charakteristisch. Mit zunehmendem Tumorwachstum kommen weitere Symptome hinzu. Häufig zeigen sich sog. **Kleinhirnsymptome** wie Schwindel und motorische Koordinationsstörungen, Gesichtstaubheit, Doppelbildersehen, Ohrenschmerzen und **Hirndruckzeichen** wie z. B. Übelkeit, Erbrechen, Hypertonie und Bradykardie.

Diagnostik

In den meisten Fällen wird zunächst über **fachärztliche Messungen** die Hörminderung (v. a. im hochfrequenten Bereich) diagnostiziert. Ergibt sich der Verdacht auf ein Akustikusneurinom, schließen sich **neurologische Untersuchungen** an. Ein **MRT** kann der Verdacht erhärten, die Diagnosesicherung gelingt jedoch nur mittels eines **histologischen Befunds**.

Therapie

Die Therapie ist abhängig von der Lage und Größe des Tumors. Meist ist die **operative Tumorentfernung** Mittel der Wahl. Tumoren, die nicht operiert werden können, werden bestrahlt. Unter Umständen wird eine Chemotherapie in Betracht gezogen.

Fazit – Das müssen Sie wissen

Akustikusneurinom

Das Akustikusneurinom ist ein **gutartiger Tumor** des **VIII. Hirnnervs** (= N. vestibulocochlearis), der aus den Schwann-Zellen (äußerste Hülle der Nervenfasern) entsteht und deshalb auch als **Akustikus**- bzw. **Vestibularisschwannom** bezeichnet wird. Symptome sind **Schwindel, einseitige zunehmende Hörminderung** und **Tinnitus**. Wächst der Tumor, können Kleinhirn- (z. B. Koordinationsstörungen) sowie Hirndrucksymptome (Übelkeit, Erbrechen, Kopfschmerzen) auftreten und weitere Hirnnerven ausfallen.

3.4.6 Mastoiditis

Definition

Mastoiditis

Die Mastoiditis ist eine (meist akute) Entzündung im Bereich des Warzenfortsatzes am Schläfenbein des Schädels.

Pathophysiologie

Die Mastoiditis ist meist eine Komplikation der Otitis media (S. 65), insbesondere, wenn diese nicht frühzeitig entdeckt oder nicht effektiv therapiert wird. Die Mastoiditis entsteht durch Abflussbehinderungen, die einen erhöhten Druck in den Zellen des Mastoids bedingen, sowie durch eine Ausweitung der Entzündung (▸ **Abb. 3.28**). Es kommt zu Abszesshöhlen. Die Mastoidzellen sowie die knöchernen Wände zwischen ihnen werden substanziell angegriffen. Es drohen schwerwiegende Komplikationen wie Abszesse, u. a. an Hirnhäuten und am Gehirn, sowie eine Meningitis und eine Sinusthrombose.

Symptomatik

Charakteristisch ist die erneute Zunahme der bereits abgeflauten Symptome der Mittelohrentzündung wie Ohrenschmerzen, fötider Ohrfluss, Fieber und Hörminderung. Der Knochenvorsprung hinter dem Ohr ist **stark geschwollen, gerötet und äußerst druckschmerzhaft.** Das Ohr auf der betroffenen Seite steht deutlich ab.

Abb. 3.28 Mastoiditis.

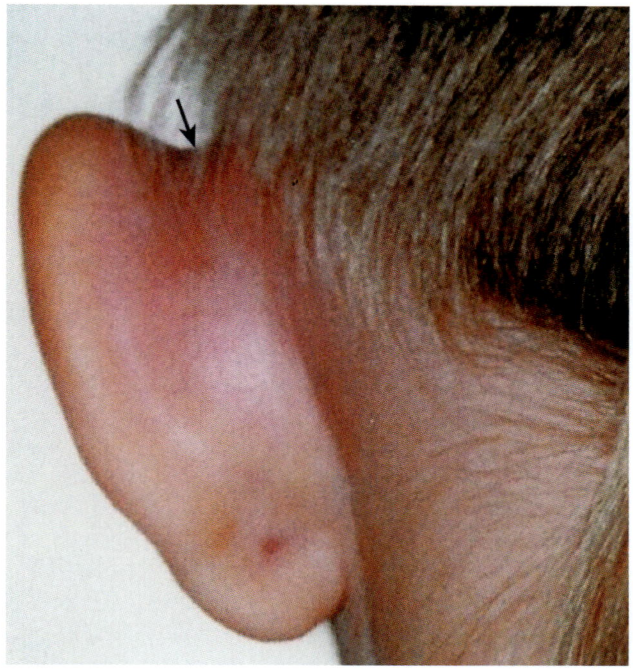

Die Entzündung im Mastoid ist unter die Knorpelhaut durchgebrochen und hat zu einem Abszess geführt. Der Bereich ist gerötet und geschwollen und das Ohr steht ab. *Abb. aus: Kaschke O. Erkrankungen des Mittelohres. In: Behrbohm H, Kaschke O, Nawka T, Hrsg. Kurzlehrbuch Hals-Nasen-Ohren-Heilkunde. 2. korrigierte und aktualisierte Auflage. Thieme; 2012*

Diagnostik und Therapie

Die Diagnose wird zunächst über die Anamnese (Frage nach Vorerkrankung) und das klinische Bild gestellt. Röntgen- und CT-Bilder belegen die Knochendefekte.

Bei einem chronischen oder weniger gravierenden Verlauf ist zwingend eine hoch dosierte Antibiose angezeigt, bei einem akuten Verlauf eine Operation (Mastoidektomie) unumgänglich.

3.5 Vertiefungsfragen zum Ohr

Vertiefungsfragen

Frage 1

Bei zahlreichen Erkrankungen des Ohres kommt es sowohl zu Beeinträchtigungen des Hörvermögens als auch zu Störungen des Gleichgewichts. Beide Beschwerden können aber auch unabhängig voneinander auftreten. Erläutern Sie die Pathomechanismen.

Musterlösung:

Das Ohr erfüllt 2 wichtige Sinnesfunktionen – den Hörvorgang (Außen-, Mittel- und Innenohr) und das Gleichgewicht (Gleichgewichtsorgan im Innenohr).
*Eine **Schallleitungsproblematik**, die Übertragung von Schallwellen im **Außen- und Mittelohr**, bedingt eine Gehörlosigkeit ohne eine Beteiligung des Innenohres – etwa bei einem Ohrschmalzpfropf. Störungen des Gleichgewichts sind hier nicht zu erwarten.*
*Eine Erkrankung des **Innenohres** oder eine Störung des gemeinsamen N. vestibulocochlearis kann beide Systeme (Schnecke, Bogengänge und Vorhofsäckchen) betreffen – typisch z. B. beim Morbus Menière. Hier spricht man von einer Schallempfindungsstörung und einem vestibulären (auch peripheren) Schwindel. Nur äußerst selten treten die Symptome bei einer Innenohrstörung unabhängig voneinander auf.*
Der Gleichgewichtssinn wird nicht allein vom vestibulären Apparat des Innenohrs getragen – auch die Augen, periphere Reizaufnahmen (z. B. die Wahrnehmung des Bodenkontakts) und v. a. das Kleinhirn spielen eine Rolle. Hier auftretende Läsionen gehen typischerweise mit Gleichgewichtsstörungen (z. B. sog. zentralem Schwindel) einher.

Frage 2

Welche Verfahren oder Tests können Sie in der Naturheilpraxis einsetzen, um Erkrankungen des Ohres zu diagnostizieren, und was müssen Sie dabei beachten?

Musterlösung:

*Aufgrund der bei der **Anamnese** und **Inspektion** ermittelten Befunde können verschiedene klinische Untersuchungen erfolgen, die sich spezifisch dem Ohr widmen. Ist das Gleichgewichtsorgan betroffen, sind auch neurologische Tests sinnvoll, um differenzialdiagnostisch andere Ursachen auszuschließen.*
*Bei der Ohruntersuchung ist neben einer **Palpation** und **Perkussion** die **Otoskopie** von großer Bedeutung. Dabei müssen die **Hygieneregeln** beachtet werden, z. B. sterilisierte Einmal- oder sorgfältig desinfizierte Mehrfachtrichter zu nutzen. Vor allem bei sehr ängstlichen Patienten ist ein **behutsames Vorgehen** wichtig. Bei Verdacht auf ein infektiöses Geschehen (z. B. bei bestimmten Formen der Mittelohrentzündung) oder eine Erkrankung, bei der spezielle Testverfahren (z. B. bei der Otosklerose) eingesetzt werden müssen, ist der Patient umgehend an einen **Facharzt** oder eine entsprechende Klink zu verweisen.*
*In der Naturheilpraxis können zur einfachen Differenzierung von Schallleitungs- und Schallempfindungsstörungen die **Stimmgabeltests nach Weber und Rinne** eingesetzt werden. Sie erlauben jedoch lediglich eine grobe Orientierung und ersetzen nicht die weitere fachärztliche Diagnostik.*

Frage 3

Nicht wenige Patienten klagen über Schwindelgefühle. Nicht immer liegt die Ursache im Bereich des Ohres. Wie können Sie bei dieser Symptomatik differenzialdiagnostisch vorgehen?

Musterlösung:

Grundsätzlich muss bei dem Symptom Schwindel auch an Sauerstoffmangel gedacht werden. Hier kommen das Herz, der Atemapparat, eine Anämie und – eher nachrangig – auch die Gefäße als Ursache in Betracht. Ein Schwindel, der durch diesen Pathomechanismus ausgelöst wird, zeigt sich meist einerseits als belastungsabhängig (etwa beim Treppensteigen) und andererseits als vertikal ausgerichtet (sog. „Fahrstuhlschwindel" = Gefühl, dass das Blut in die Beine absackt). Er tritt fast nie in Ruhe und selten horizontal ausgerichtet (sog. Schwank- oder Drehschwindel) auf. Irritationen des Hörempfindens sind bei sehr ausgeprägtem Sauerstoffmangel jedoch nicht ganz auszuschließen.
Liegt die Ursache im Innenohr, ist der Schwindel vor allem durch Lageänderungen des Kopfes zu provozieren und zeigt sich vornehmlich als Schwank- und Drehschwindel. Das Hören ist in der Regel erheblich stärker beeinträchtigt – z. B. durch einen Tinnitus.
Geht der Schwindel von Störungen des Kleinhirns aus (sog. zentraler Schwindel), sind Hörstörungen nicht zu erwarten. Vorrangig wird das Symptom dann von weiteren motorischen Problemen (z. B. sog. Ataxie) begleitet.
Weitere Vertiefungsfragen finden Sie unter https://hp-kolleg.haug-verlag.de.

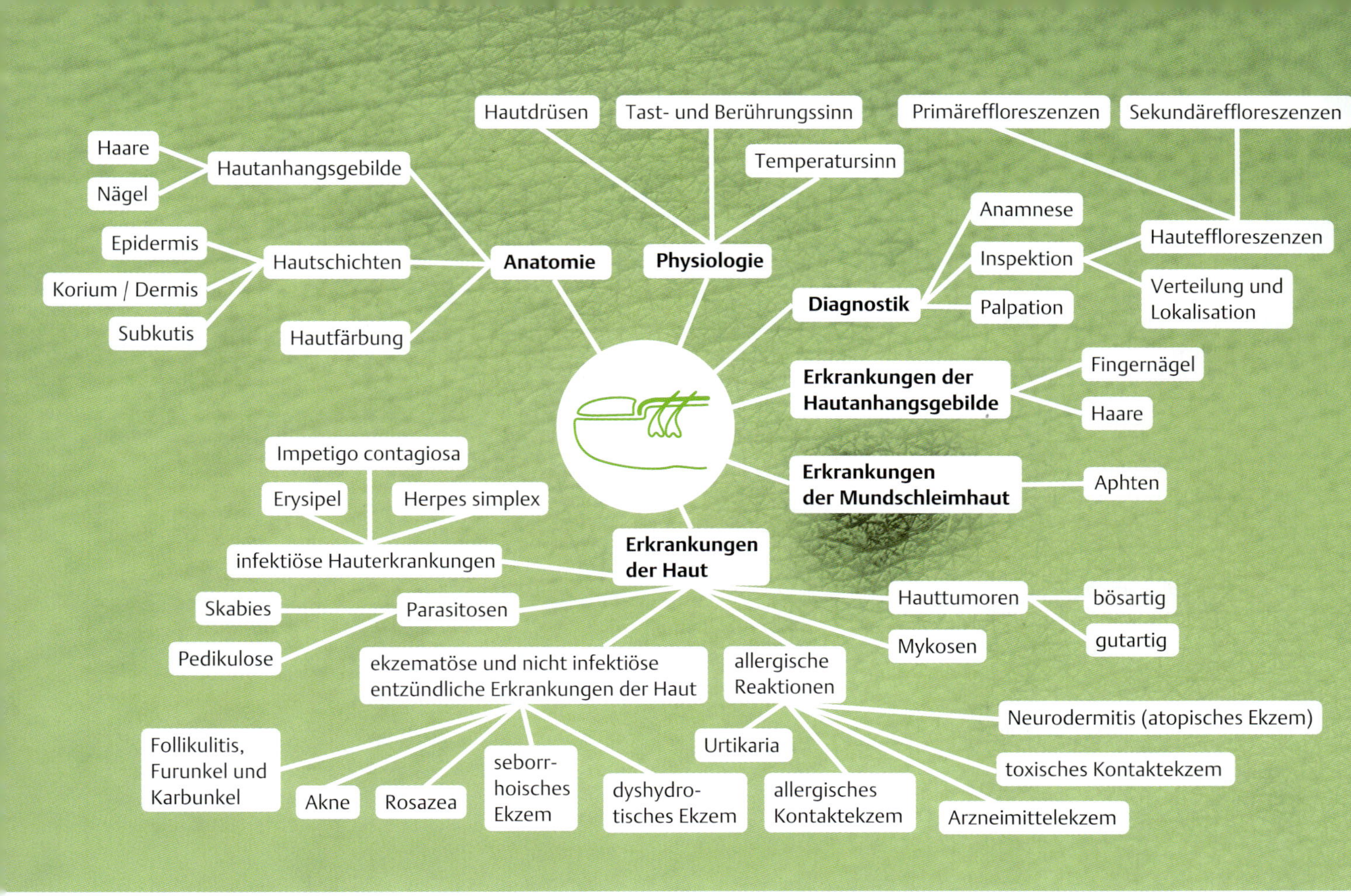

4 Haut

4.1 Aufgaben

Die Haut (Kutis) ist mit einer Fläche von bis zu ca. 2 m^2 nach dem Blut das größte Organ des Menschen (▸ **Abb. 4.1**). Sie bildet die Grenze zwischen Umwelt und innerem Milieu. Daraus leiten sich die Funktionen der Haut ab. Sie unterstützt die Homöostase durch die Regulation von Flüssigkeit und Elektrolyten sowie durch Entgiftung. Die Haut …

- **schützt das Gewebe** vor **mechanischen, chemischen** und **physikalischen Schädigungen**,
- **schützt den Körper** gegen **Unterkühlung** und zu starke **Erwärmung**,
- behindert das **Eindringen** von **Krankheitserregern** und schützt gegen Fremdstoffe,
- schützt den Körper vor übermäßiger **Austrocknung**,
- vermittelt Sinnesreize wie **Berührung**, **Druck** und **Temperatur**.

In den Keratinozyten wird bei **Sonneneinstrahlung** aus Cholesterin das **Cholecalciferol** gebildet. Es bildet die **Vorstufe** des u. a. für den Kalziumhaushalt wichtigen **Vitamins D_3**. Die Hautoberfläche ist leicht sauer (pH Wert knapp unter 5) zum Schutz vor Krankheitserregern.

4.2 Anatomie und Physiologie

Die Haut des Menschen besteht aus verschiedenen **Hautschichten**, die sich an den verschiedenen Körperstellen den jeweiligen Anforderungen entsprechend aufbauen. Verschiedene **Drüsen** unterstützen die Funktion und die Regeneration, zahlreiche **Rezeptoren** gewährleisten die Funktion der Haut als Sinnesorgan.

Haare, Finger- und Fußnägel gehören zu den sog. Hautanhangsgebilden. Sie sind also kein selbständiges Organ, sondern der Haut zugehörig.

4.2.1 Makroanatomie

Die Beschaffenheit der Haut variiert, da sie an verschiedenen Körperstellen unterschiedlichen Anforderungen ausgesetzt ist. Man unterscheidet 2 Arten von Haut (▸ **Abb. 4.2**):

- **Felderhaut:** Diese Haut bedeckt den größten Teil des Körpers und wird von Furchen in unterschiedlich große Felder eingeteilt (gefeldert). Die Felderhaut enthält **Talg- und Schweißdrüsen** und ist **behaart**.
- **Leistenhaut:** Die nicht gefelderte Haut kommt ausschließlich an Hand- und Fußflächen vor und ist von parallel angeordneten Furchen bzw. „Leisten" durchzogen. Jeder Mensch besitzt ein charakteristisches Leistenmuster, aus dem sich u. a. der individuelle Fingerabdruck ergibt. Die Leistenhaut enthält **Schweißdrüsen**, aber keine Talgdrüsen und ist **unbehaart**.

Abb. 4.1 Aufgaben der Haut.

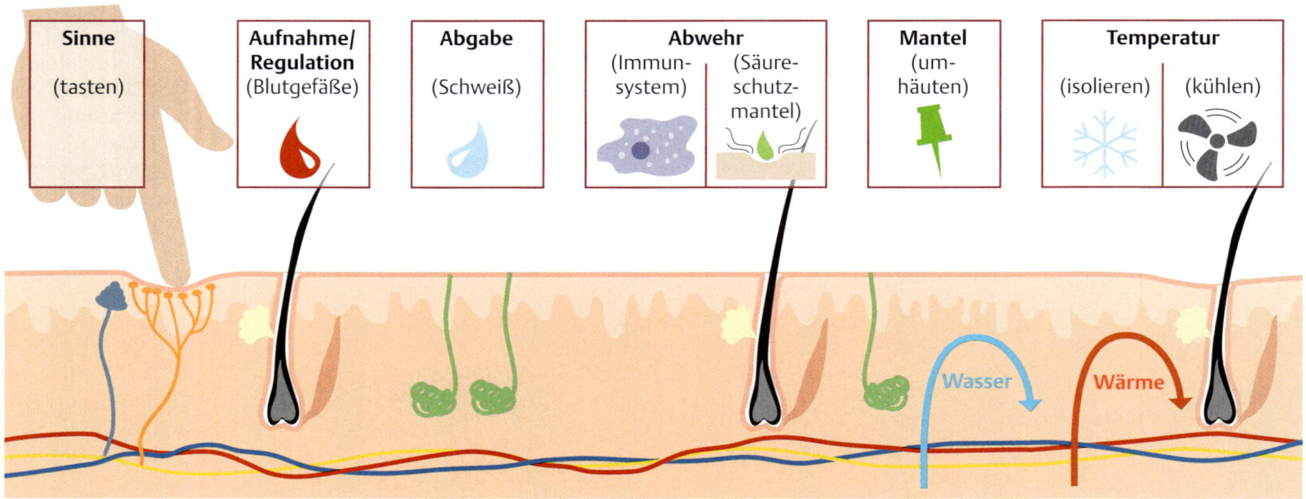

Grafik: J. Sengebusch

Abb. 4.2 Leistenhaut und Felderhaut.

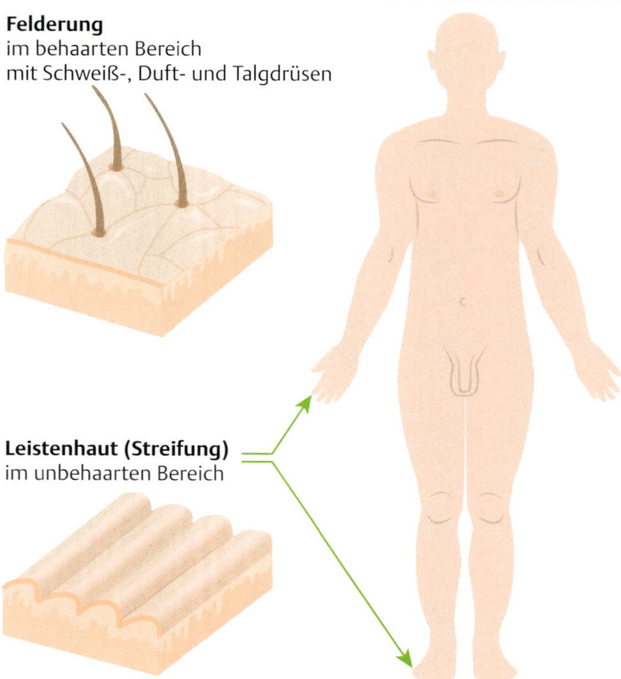

Grafik: J. Sengebusch

4.2.2 Mikroanatomie

Hautschichten

Die Haut besteht aus 3 Schichten (▶ **Abb. 4.3**):

1. **Epidermis (Oberhaut)** mit Anhangsgebilden (Haare, Nägel, Drüsen und ihre Ausführungsgänge)
2. **Korium oder Dermis (Lederhaut)** mit zahlreichen Sinnesrezeptoren
3. **Subkutis (Unterhautgewebe)** unter der Dermis gelegenes „Polster" aus Bindegewebe und Fettzellen

Epidermis

Die **Epidermis** (Oberhaut) besteht aus einem mehrschichtigen, verhornenden Plattenepithel (mehr dazu lesen Sie im Lernmodul 2 „Biologie, Pathologie, Infektiologie"). Sie ist gefäßlos und wird durch das darunterliegende Korium ernährt.

An der Grenze zur Lederhaut liegt die Basalzellschicht. Sie besteht u. a. aus hornbildenden Zellen (**Keratinozyten**), die während ihrer Entwicklung nach außen/oben wandern. Dabei verlieren sie ihre Zellkerne, sterben ab und bilden die **Hornschicht** der Haut, die durch mechanische Belastung stetig abgetragen wird.

Die Oberhaut gliedert sich in verschiedene Teilschichten, die sich histologisch von außen nach innen betrachtet wie folgt darstellen:

- **Stratum corneum (Hornschicht)**: Die Hornschicht bildet eine mechanische und chemische Barriere aus vollständig verhornten, abgeplatteten, kernlosen Zellen, die einer ständige Schuppung und Regeneration unterliegen.
- **Stratum lucidum (Glanzschicht)**: In dieser Zone sterben die Keratinozyten ab. Wenn die Epidermis abgelöst wird, sieht sie spiegelglatt aus.
- **Stratum granulosum (Körnerschicht):** Hier wird in kleinen Speicherkörnchen (Granula) das hornbildende Material angesammelt.
- **Stratum germinativum (Keimschicht)** mit dem **Stratum spinosum** (**Stachelzellschicht**; es verleiht der Epidermis ihre Elastizität) und dem **Stratum basale** (**Basalschicht**; es verbindet die Oberhaut mit der Lederhaut und ist der primäre Regenerationsort für die Epidermis; hier sind auch die Pigmentzellen lokalisiert)

Korium

Das **Korium** (Dermis oder **Lederhaut**) besteht aus einem mehrschichtigen Bindegewebe. Zapfenförmige Ausläufer bilden eine solide Verzahnung mit der Epidermis und sichern so die Stabilität und Elastizität der Oberhaut. In der Korium-Schicht liegen die meisten **Sinnesrezeptorzellen**. Sie nehmen Reize wie Berührung, Druck und Temperatur auf.

Abb. 4.3 Aufbau der Haut.

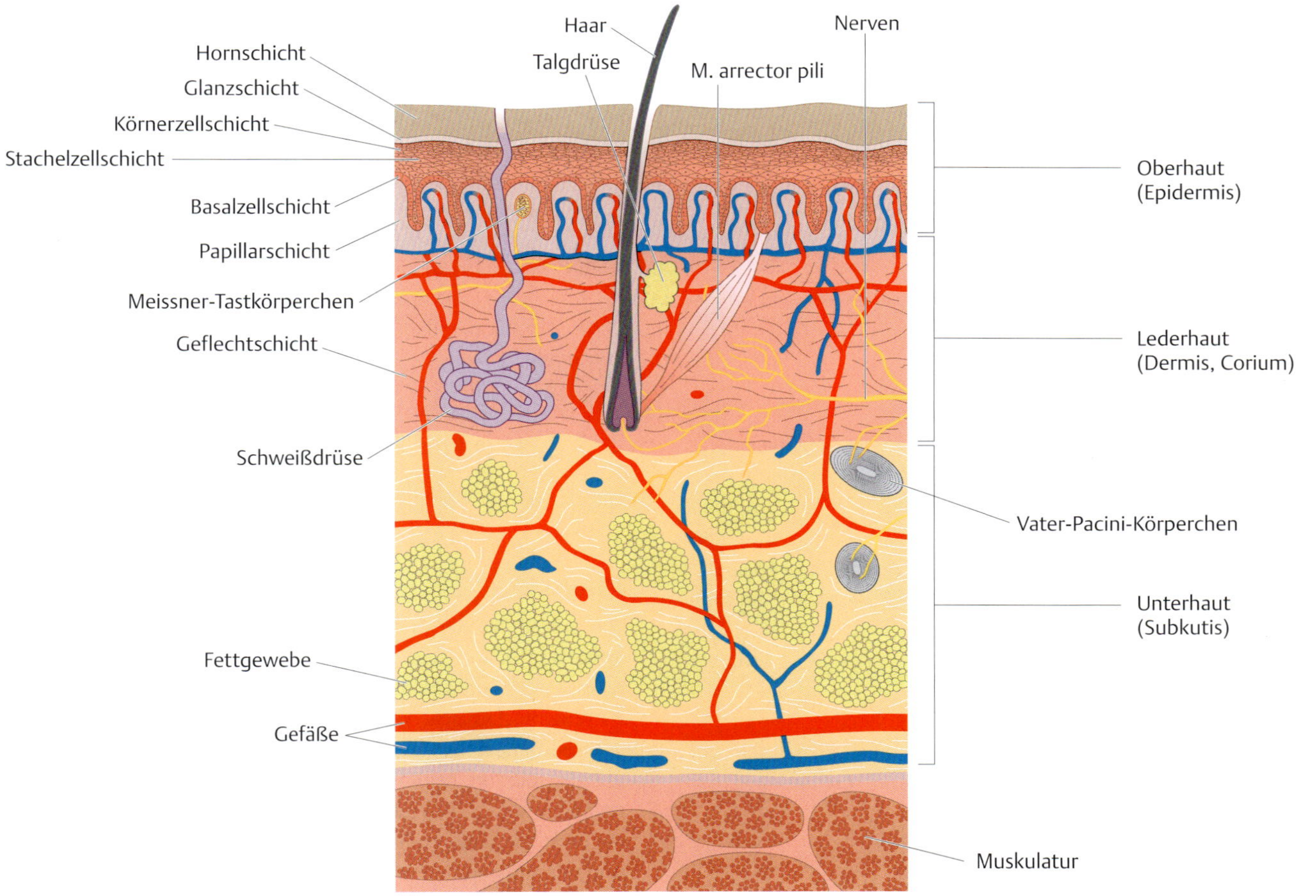

Mit Epidermis (Oberhaut), Korium (Lederhaut/Dermis) und Subkutis (Unterhaut) besteht die Haut aus 3 Schichten. Im Bereich der Papillarschicht, die zum Korium zählt, sind Ober- und Lederhaut miteinander verzahnt und überlappen sich dadurch. *Abb. aus: Schwegler J, Lucius R. Schichten der Haut. In: Schwegler J, Lucius R, Hrsg. Der Mensch – Anatomie und Physiologie. 7. überarbeitete Auflage. Thieme; 2021*

Subkutis

Zwischen Korium und Subkutis gibt es keine scharfe Grenze. Die **Subkutis** (**Unterhaut**) besteht aus lockerem Bindegewebe, in das Fettgewebe eingelagert ist. Man unterscheidet 2 Sorten Fett: **Baufett** (mechanisches Polster) und **Depotfett** (Energiespeicher). Bei Männern lagert sich Depotfett bevorzugt unter der Bauchhaut ab, bei Frauen stärker an Hüfte und Oberschenkeln. Die Subkutis dient als Kälte- und Hitzeschutz, als Energiespeicher und Druckpolster. An Stellen mit besonders hartem Untergrund enthält sie kleine Schleimbeutel zur Abpufferung von Druck (z. B. an Ellenbogen und Kniescheibe).

Auch in der Subkutis sind Rezeptoren zur Sinneswahrnehmung lokalisiert.

Gefäßversorgung

Die Gefäßanbindung der Haut erfolgt über kleine Arterien und Venen, die aus Muskelgefäßen an die Oberfläche ziehen (▶ **Abb. 4.4**).

Hautfärbung

Die Hautfärbung (**Hautkolorit**) wird v. a. durch das **Pigment Melanin** hervorgerufen. Es liegt in verschiedenen, genetisch vermittelten Varianten vor, die u. a. die Art der Hautfärbung bestimmen. Die pigmentbildenden Zellen (Melanozyten) sind in der Basalschicht der Epidermis verortet und besonders dicht in Hautfalten angesiedelt. Ihre Aktivität ist von dem Hormon MSH (Melanotropin) aus der Hypophyse und von der Intensität der Sonneneinstrahlung abhängig. Die Pigmentierung schützt gegen schädigende Lichteinstrahlung.

Die Melaninbildung ist meist erniedrigt bei Diabetes mellitus, Überfunktion der Nebenschilddrüsen, Lupus erythematodes; perniziöser Anämie und Schwangerschaft; sie ist meist erhöht unter dem Einfluss von Ovulationshemmern und diversen Kosmetika. Bei der Autoimmunerkrankung **Vitiligo** werden die Melanozyten zerstört und es kommt zu einer Hypopigmentierung (▶ **Abb. 4.5**). Die betroffenen Regionen sind äußerst lichtempfindlich und bereits kurze Sonnenbestrahlungen können starke Sonnenbrände auslösen. Auch das Risiko für Hauttumoren ist stark erhöht.

Abb. 4.4 Gefäßversorgung der Haut.

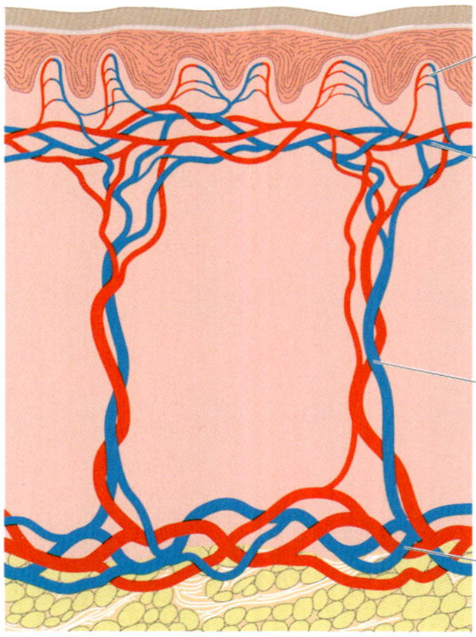

Man unterscheidet ein tief gelegenes Gefäßnetz (Plexus profundus) und ein Gefäßnetz, das oberflächlicher liegt (Plexus superficialis). Die beiden Gefäßnetze sind über Arteriolen und Venolen miteinander verbunden. *Abb. aus: Moll I. Mikroskopische Struktur und Differenzierung der Haut. In: Moll I, Hrsg. Duale Reihe Dermatologie. 8. vollständig überarbeitete Auflage. Thieme; 2016*

Fazit – Das müssen Sie wissen

Aufbau der Haut

Die Haut ist nach dem Blut das größte Organ des Körpers. Grundlegend werden **Leistenhaut** und **Felderhaut** unterschieden**.** Die gefelderte Haut enthält Talg- und Schweißdrüsen und ist behaart; mit Ausnahme der Hand- und Fußflächen bedeckt sie den gesamten Körper.
Die Haut setzt sich aus 3 Schichten zusammen: **Epidermis (Oberhaut)** mit Anhangsgebilden (Haaren, Nägeln, Drüsen und ihren Ausführungsgängen), **Korium (Lederhaut)** mit zahlreichen Sinnesrezeptoren und **Subkutis (Unterhautgewebe)**.
Die Gefäßanbindung erfolgt aus den angrenzenden Muskelgefäßen. Die Hautfärbung wird bestimmt durch Pigmente der **Melanozyten**.

4.2.3 Hautanhangsgebilde

Die Haare und Nägel gehören zu den sogenannten Hautanhangsgebilden.

Haare

Der größte Teil der menschlichen Haut ist mit Haaren (Pili) ausgestattet. Haare sind an der Temperaturregulation und am Schutz der Haut vor äußeren Einflüssen beteiligt. Zudem nehmen sie mechanische Reize wahr.

Insbesondere das **Kopfhaar** wirkt bei starker Kälte oder Wärme als Isolation. Bei Kälte richten sich die Haare auf – sie bilden dabei die sog. „Gänsehaut", bei der zwischen den aufgerichteten Härchen ein isolierendes Luftpolster entsteht. **Wimpern,** Ohren- und Nasenhaare schützen gegen das Eindringen von Staub, Fremdkörpern und Krankheitserregern.

Abb. 4.5 Pigmentstörung bei Vitiligo.

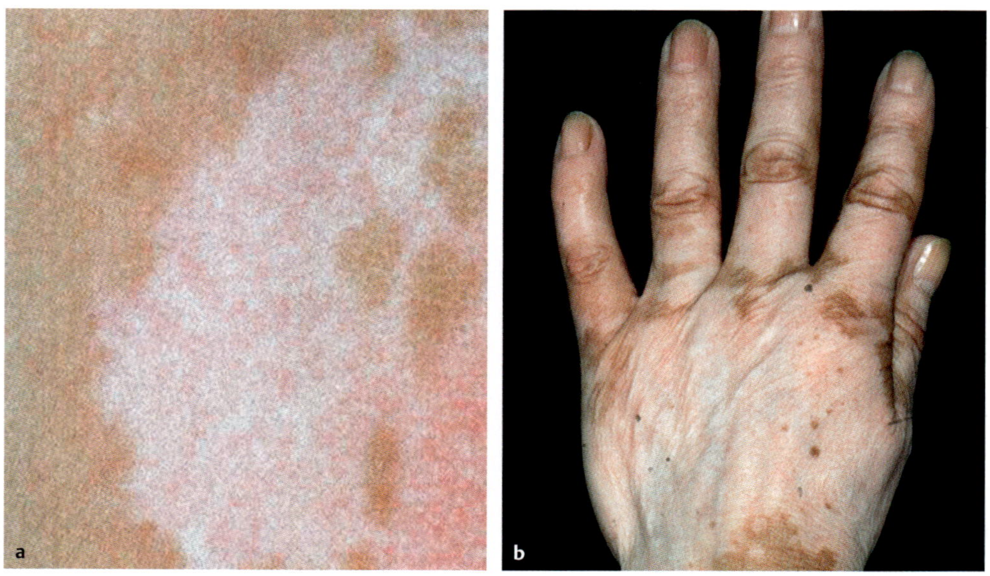

a Depigmentierung der Haut.
b Depigmentierung der Hand.
Abb. aus: Moll I. Pigmentstörungen der Haut. In: Moll I, Hrsg. Duale Reihe Dermatologie. 8. vollständig überarbeitete Auflage. Thieme; 2016

Anatomie

Ein Haar besteht aus Haarschaft und Haarwurzel. Die **Haarwurzel** reicht bis ins Korium, vereinzelt auch bis in die Subkutis. Die Wurzel zeigt eine zwiebelförmige Struktur, deren äußere Blätter (Wurzelscheiden) sehr gut innerviert und deshalb äußerst **sensibel** für Reize sind. Die Wurzel beherbergt in ihrem Kern die **Haarpapille**, die v. a. der **Versorgung** des Haares dient, sowie die **Matrix**, von der das **Wachstum** ausgeht. In der Haarpapille sind zahlreiche Pigmentzellen angelagert, die dem Haar die Färbung verleihen.

Das sichtbare Haar ist Teil des **Haarschafts**, der aus der bündelhaften Verflechtung verhornter Zellen besteht. Sein innerer Teil umschließt die Wurzel und zieht dann durch eine Einstülpung der Oberhaut, den Haarfollikel (Haarbalg), an die Oberfläche (▶ **Abb. 4.6**).

In den Follikel mündet jeweils eine **Talgdrüse**, an bestimmten Körperstellen auch eine Duftdrüse (S. 80).

Abb. 4.6 Aufbau eines Haares.

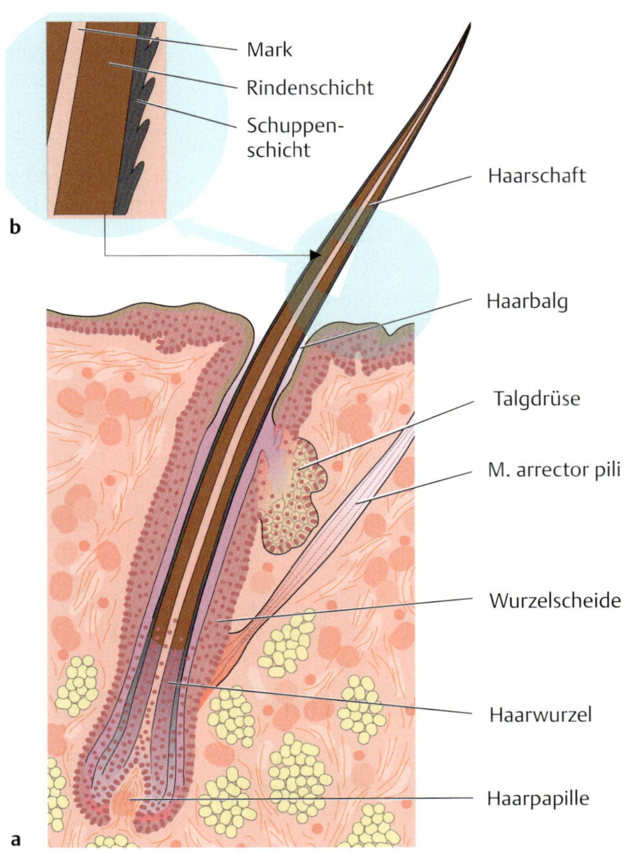

a Längsschnitt durch Haar und Haarwurzel. **b** Dreischichtiger Aufbau des Haares. *Abb. aus: Schwegler J, Lucius R. Aufbau eines Haares. In: Schwegler J, Lucius R, Hrsg. Der Mensch – Anatomie und Physiologie. 7. überarbeitete Auflage. Thieme; 2021*

Nägel

Die Finger- und Zehennägel sind eher ein evolutionäres Relikt und entsprechen den Krallen anderer Säugetiere. Beim heutigen Menschen schützen und stabilisieren sie die darunterliegenden Finger- bzw. Zehenbeeren.

Anatomie

Die eigentlichen Nägel bestehen aus der **Nagelplatte**, deren Horn aus vielen Keratinschichten besteht. Sie liegt dem **Nagelbett** auf. Seitlich wird die Nagelplatte vom **Nagelwall** umgeben, der am **Nagelfalz** umschlägt und am unteren Nagelende die **Nageltasche** bildet (▶ **Abb. 4.7**). Die kleine halbrunde Aufhellung der Nagelplatte in diesem Bereich wird weißer Halbmond (**Lunula**) genannt. Am Nagelwall liegt die Haut dem Nagel direkt auf und wird als **Nagelhaut** bezeichnet. Der distal überstehende Anteil der Nagelplatte wird als **freier Rand** bezeichnet.

Die Nagelplatte wächst ausgehend von der **Nagelmatrix** um ca. 0,1 mm am Tag. Abgestorbene Hornzellen der Nagelmatrix werden dicht übereinandergelagert und kontinuierlich aus der Nageltasche nach vorn geschoben.

Nagelbett und Nagelmatrix sind gut durchblutet und innerviert und gewährleisten so das gute Tastvermögen der Fingerkuppen.

Abb. 4.7 Aufbau eines Nagels.

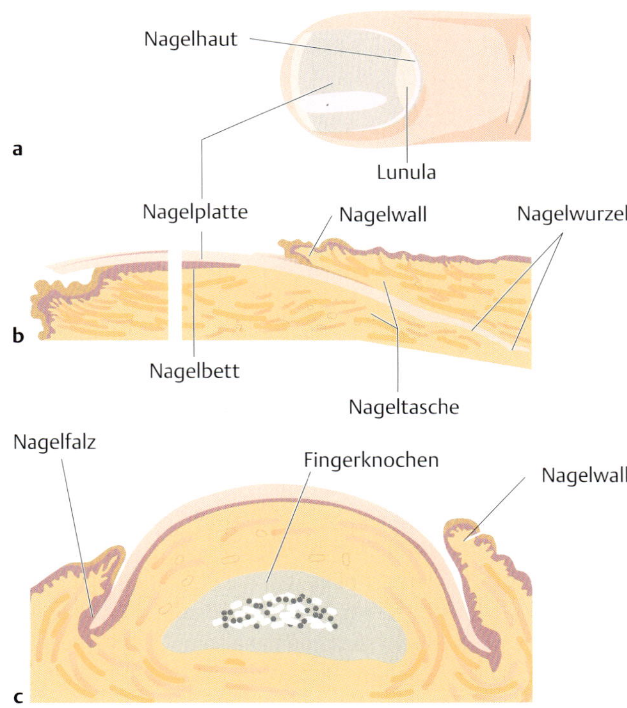

a Blick von oben auf den Nagel. **b** Längsschnitt durch das letzte Fingerglied. Die weiße Linie zeigt die Schnittebene der Teilabbildung c. **c** Querschnitt durch das letzte Fingerglied. *Abb. aus: Schwegler J, Lucius R, Hrsg. Der Mensch – Anatomie und Physiologie. 7. überarbeitete Auflage. Thieme; 2021*

Abb. 4.8 Aufbau einer Talgdrüse.

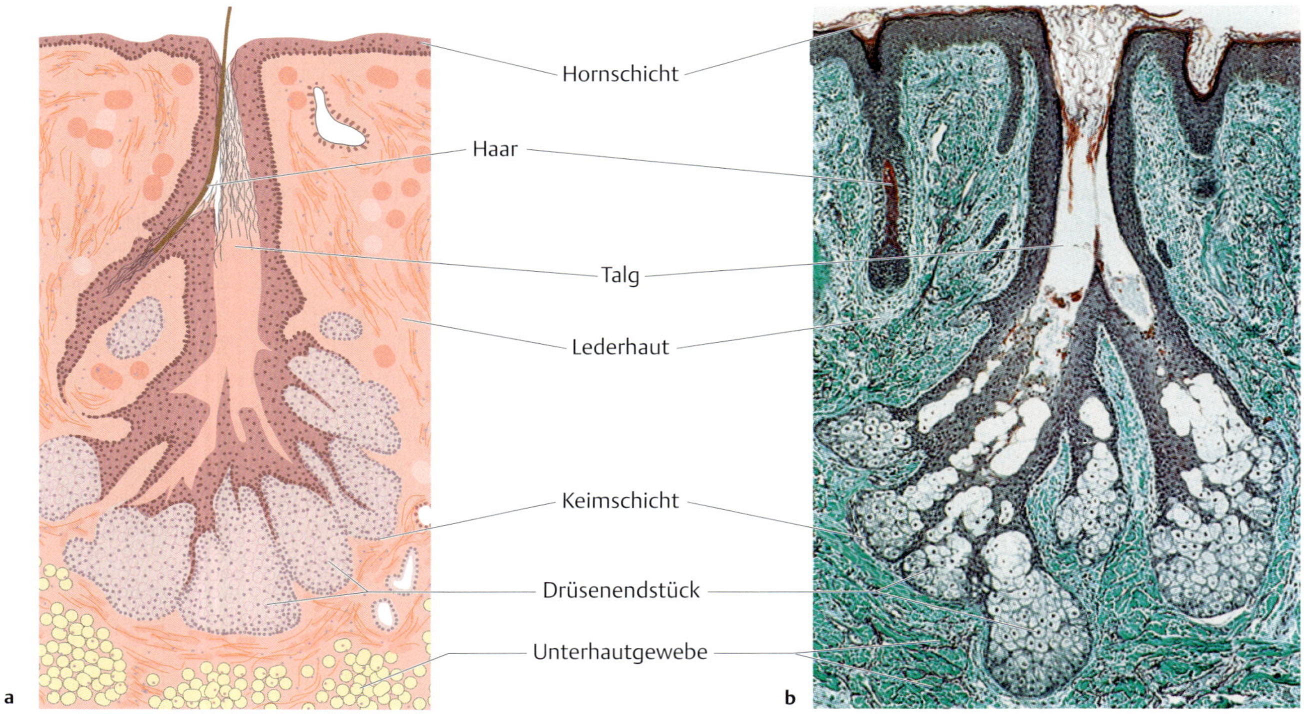

Schematische Zeichnung (**a**) und angefärbter Gewebsschnitt (**b**). Talgdrüsen münden meist in einen Haarbalg. *Abb. aus: a) Schwegler J, Lucius R, Hrsg. Der Mensch – Anatomie und Physiologie. 7. überarbeitete Auflage. Thieme; 2021. b) Lullmann-Rauch R, Asan E, Hrsg. Taschenlehrbuch Histologie. 6., vollständig überarbeitete Auflage. Thieme; 2019*

4.2.4 Hautdrüsen

Talgdrüsen

Die Talgdrüsen der Haut produzieren ein sehr fettreiches Sekret (Talg, Sebum), das die Haut geschmeidig hält, wasserabweisend wirkt, vor Austrocknung schützt und zudem eine natürliche Abwehrschicht gegen Krankheitserreger bildet. Die Drüsen liegen i. d. R. unmittelbar neben einem Haarbalg, über den sie ihr Sekret an die Hautoberfläche leiten (▸ **Abb. 4.8**, ▸ **Abb. 4.9**). Sie besitzen keinen eigenen Ausführungsgang. Eine Ausnahme bilden die Ohrenschmalz (Zerumen) produzierenden Talgdrüsen im äußeren Gehörgang. An der Kopfhaut, im Gesicht und im Genitalbereich liegen die Drüsen besonders dicht, während sie an den Handinnenflächen und Fußsohlen fehlen.

Talgdrüsen sind sog. holokrine Drüsen, d. h., dass sie bei der Sekretion selbst zu Talg werden und dann komplett zerfallen. Sie werden von nachwachsenden Drüsenzellen aus der Keimschicht der Haut ersetzt. Die Funktion wird durch Androgene gesteuert. Eine Überproduktion der Drüsen (Seborrhoe) kann zu Erkrankungen führen.

Schweißdrüsen

Schweißdrüsen sind über den ganzen Körper verteilt (▸ **Abb. 4.9**). Man findet sie vor allem an Hand- und Fußinnenflächen sowie in den Achselhöhlen. Sie dienen der Wärmeregulation, der Aufrechterhaltung des Haut-pH-Werts und dem Schutz vor Austrocknung.

Das Sekret einer Schweißdrüse enthält u. a. Elektrolyte, Aminosäuren, Harnstoff, Milchsäure sowie Wasser und bildet mit dem Hauttalg den sog. **Säureschutzmantel** der Haut. Frischer Schweiß ist **geruchlos**. Erst die Besiedelung der Hautoberfläche mit Bakterien, die Inhaltsstoffe des Schweißes abbauen, sowie Stoffe, die über die Haut ausgeleitet werden, führen zum typischen Schweißgeruch.

Duftdrüsen

Duftdrüsen produzieren ein zähes Sekret, das jedem erwachsenen Menschen seinen individuellen Geruch verleiht. In den Achselhöhlen, um die Brustwarzen herum und im Genitalbereich liegen die Drüsen besonders dicht.

4.3 Die Haut als Sinnesorgan

4.3.1 Tast- und Berührungssinn

Die Haut ist das größte Sinnesorgan des Körpers. In der Haut befinden sich **verschiedene Mechanorezeptoren** (mechanosensible Rezeptoren), die jeweils unterschiedliche Reizqualitäten aufnehmen und vermitteln (▸ **Abb. 4.10**).

Berührungsempfindung. Die Berührungsrezeptoren der **unbehaarten Haut** sind die **Meißner'schen Tastkörperchen**. Sie sind im Stratum papillare lokalisiert und vermitteln schon bei

Abb. 4.9 Aufbau der Haut mit Schweißdrüsen und Talgdrüsen.

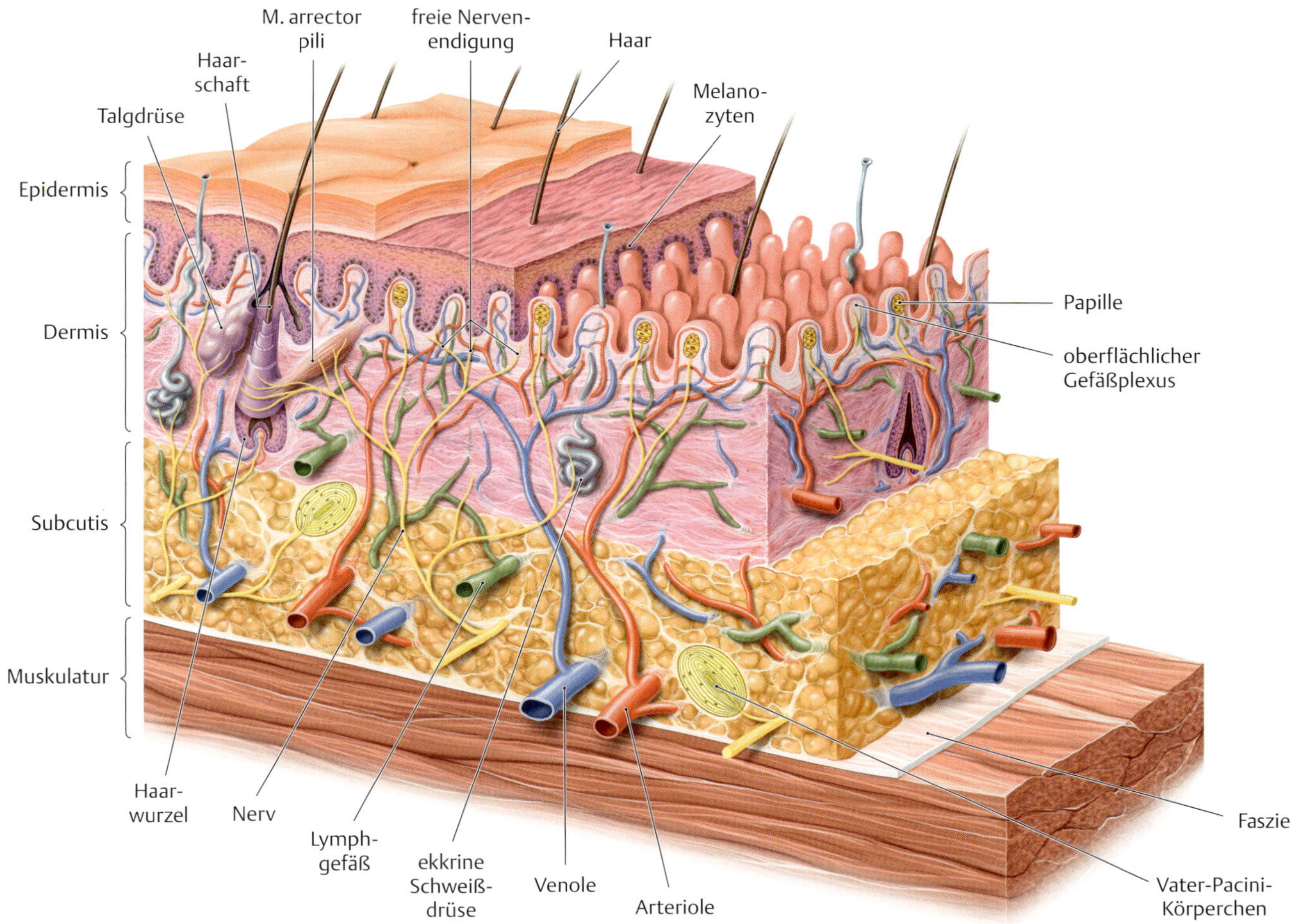

Abb. aus: Schünke M, Schulte E, Schumacher U et al. 3.7 Haut. In: Schünke M, Schulte E, Schumacher U et al., Hrsg. Prometheus LernAtlas - Allgemeine Anatomie und Bewegungssystem. Illustrationen von Voll M und Wesker K. 5., vollständig überarbeitete Auflage. Thieme; 2018

Abb. 4.10 Rezeptoren der Haut.

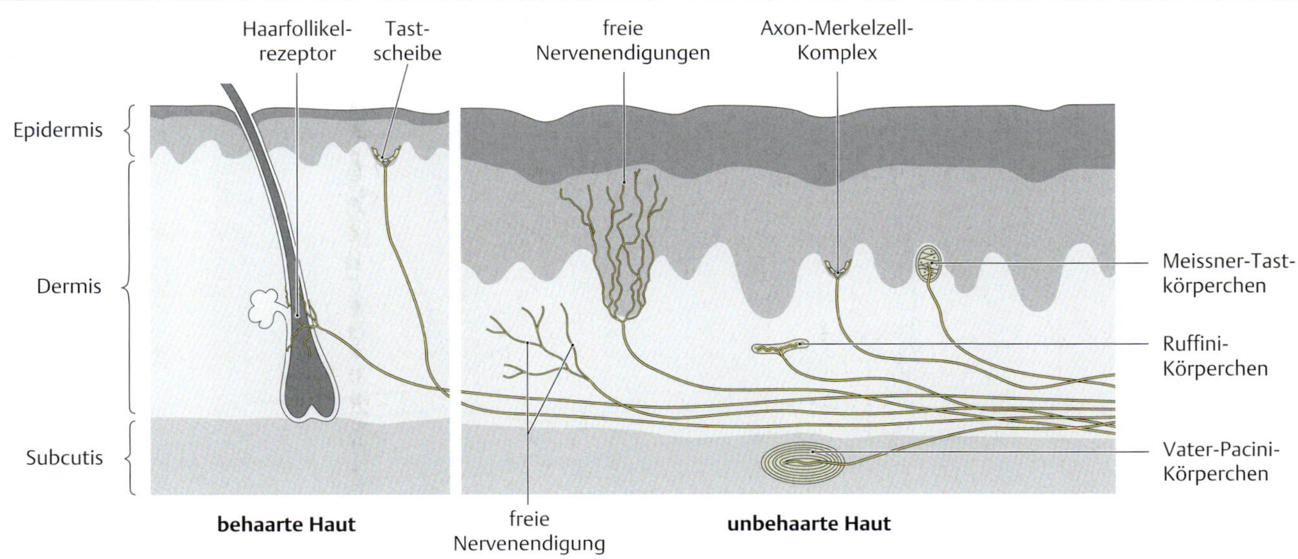

Schematische Darstellung der Rezeptoren in behaarter und unbehaarter Haut. *Abb. aus: Schünke M, Schulte E, Schumacher U, Voll M, Wesker K. 13.2 Sensorisches System: Prinzipien der Reizverarbeitung. In: Schünke M, Schulte E, Schumacher U, Voll M, Wesker K, Hrsg. Prometheus LernAtlas - Kopf, Hals und Neuroanatomie. Illustrationen von Voll M und Wesker K. 5. Auflage. Stuttgart: Thieme; 2018*

schwachen Reizen eine Berührungsempfindung. Die Vermittlung von Verformungen der Hautoberfläche an die Tastkörperchen geschieht über kollagene Fasern, die von basalen Epithelzellen kommen und in die Tastkörperchen einstrahlen. Berührungsrezeptoren der behaarten Haut sind die Nervengeflechte der Haarscheiden (Haarfollikel-Rezeptoren), die an der Haarwurzel angesiedelt sind.

Druckempfindung. Eine stärkere mechanische Reizung führt zur Druckempfindung. Die Rezeptoren sowohl der unbehaarten wie auch der behaarten Haut heißen **Merkel-Zellen**. Sie liegen gruppenweise im Stratum basale der Epidermis; in der behaarten Haut überragen sie als Tastscheiben punktförmig die Hautoberfläche. An der behaarten Haut zählen auch die **Ruffini-Körperchen** und die **Krause-Endkolben** zu den Druckrezeptoren.

Vibrationsempfindung. Das Vibrationsempfinden wird durch die **Vater-Pacini-Lamellenkörperchen** vermittelt. Sie sind in der unteren Lederhaut / oberen Subkutis angesiedelt.

Geschwindigkeitsempfindung. Geschwindigkeitssensoren gehören zu den schnell adaptierenden Mechanorezeptoren. Das bedeutet, dass sie in sehr kurzer Zeit (tlw. binnen weniger Millisekunden) Lage- oder Druckveränderung (z. B. durch Beschleunigungen / Bewegungen) und somit Dehnungen in der Haut wahrnehmen, sich dann aber der neuen Situation anpassen und keine weiteren Signale mehr abgeben. Diese Sensorik wird insbesondere über die **Krause-Endkolben** (auch Krause-Körperchen) und die **Pacini-Körperchen** sichergestellt.

4.3.2 Temperatursinn

Die Haut verfügt über Rezeptoren für die Warm- und Kalt-Empfindung **(Thermorezeptoren)**. Die Reize werden wahrscheinlich vornehmlich über **freie Nervenendigungen** mit Rezeptorqualität vermittelt. Die Kälterezeptoren liegen in der Epidermis, die Wärmerezeptoren in der Lederhaut (Korium). Besonders dicht liegen diese sensiblen Zellen an den Lippen. Als Kältereaktion zeigt die Haut

- ein Aufstellen der Behaarung (▶ **Abb. 4.11**),
- eine Kontraktion der Gefäße und Kapillarknäuel an der Hautoberfläche und damit eine Verminderung der Durchblutung mit Erblassen der Haut,
- eine verminderte bis aufgehobene Aktivität der Schweißdrüsen und
- ein Zusammenziehen der Hautporen.

Die Wärmereaktionen sind entsprechend gegenteilig.

Die Temperaturbereiche, in denen die Sensoren ansprechen, unterscheiden sich je nach Rezeptortyp. Für die **Kaltsensoren** liegt das Spektrum bei **ca. 15–35 °C**, für die **Warmsensoren** bei **ca. 30–43 °C.** Temperaturen zwischen etwa 31 und 35 °C werden i. d. R. als angenehm empfunden, Temperaturen **unter 15 °C bzw. über 43 °C** lösen einen **Schmerzreiz** aus.

Fazit – Das müssen Sie wissen

Sinneswahrnehmung und Schutzfunktion der Haut

Die Haut nimmt über unterschiedliche Rezeptoren verschiedenartige Reize wahr. Die Rezeptoren reagieren v. a. auf Berührung, Druck, Vibration und Geschwindigkeit (Dehnung) und Temperatur. Die sensiblen Impulse werden über Nervenbahnen an das zentrale Nervensystem weitergeleitet.

Abb. 4.11 Reaktion der Haut auf Kälte oder Wärme.

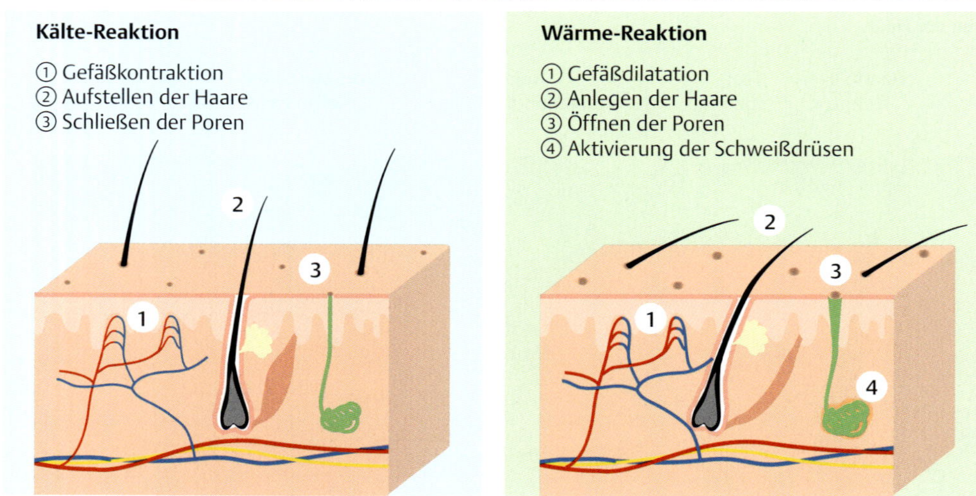

Grafik: J. Sengebusch

4.4 Vertiefungsfragen zur Physiologie der Haut

Vertiefungsfragen

Frage

Die Haut ist unser flächenmäßig größtes Sinnesorgan. Ihre Rezeptoren können unterschiedliche Reize aufnehmen und in Informationen für Reaktionen umsetzen. Benennen Sie kurz wichtige Strukturen, die zu dieser Funktion beitragen, und zählen Sie bitte Sinnesqualitäten auf, die von der Haut und ihren Anhangsorganen verarbeitet werden können.

Musterlösung:

In der Haut befinden sich zahllose spezialisierte Rezeptoren, die jeweils unterschiedliche Reizqualitäten aufnehmen und vermitteln. Eine hohe Sensibilität zeigen Haare und Finger- bzw. Fußbeeren. Reize, die aufgenommen werden, sind Berührung, Druck, Vibration, Bewegung (Geschwindigkeit und Hautdehnung), Temperatur (Wärme und Kälte) sowie Schmerz.

Weitere Vertiefungsfragen finden Sie unter https://hp-kolleg.haug-verlag.de.

4.5 Diagnostik

Die Untersuchung der Haut und der Hautanhangsgebilde unterscheidet sich grundlegend von der Diagnostik anderer Organsysteme: Techniken wie Auskultation, Perkussion und Funktionstests kommen hier praktisch nicht zum Tragen. Diagnosen erfolgen fast ausschließlich über Inspektion und Anamnese, evtl. ergänzt durch Palpation und labortechnische Befunde. Zudem verlaufen Inspektion und Anamnese i. d. R. parallel – mit anderen Worten: Der Therapeut schaut und fragt gleichzeitig.

4.5.1 Anamnese

Die meisten Hauterscheinungen, mit denen Patienten in der Praxis vorstellig werden, spiegeln keine primären dermatologischen Krankheiten wider. Häufig handelt es sich um

- äußerliche Erscheinungen einer **systemischen/inneren Erkrankung**, z. B. bei allen Exanthemen, bei hämorrhagischen Diathesen, systemischem Lupus erythematodes, HIV, Mitralstenose, venöser Insuffizienz oder Überreaktionen des Immunsystems, sowie
- **Sekundäreffloreszenzen**, d. h. eine Hautveränderung, die nicht mehr die primäre Erscheinung zeigt, sondern bereits z. B. durch Kratzen, Auftragen von Cremes oder den Beginn eines Abheilungsprozesses verändert ist.

Definition

Effloreszenz – die Hautblüte

Als Effloreszenz bezeichnet man in der Dermatologie jedwede **krankhafte Hautveränderung**. Die Effloreszenzenlehre beschäftigt sich mit den verschiedenen Hautveränderungen und ihrer **korrekten Benennung**. Das lat. Wort „efflorescere“ bedeutet „erblühen“, daher lautete der veraltete Begriff auch „Hautblüte“.

Praxis

Befunde an der Haut – meistens keine Hauterkrankung

Nur auf den ersten Blick mag es überraschend klingen: Die Befunde, die an der Haut und ihren Anhangsgebilden zu erheben sind, weisen überwiegend nicht auf Erkrankungen der Haut. Vielmehr sind es vor allem rheumatische, systemisch infektiöse, stoffwechselbedingte u. a. Leiden, die sich an der Haut abbilden. Der korrekten Diagnostik kommt daher eine sehr große Bedeutung zu. Mehr dazu finden Sie im Lernmodul 3 „Der Weg zur Diagnose“.

In nur seltenen Fällen ist eine Erkrankung bereits allein durch das äußere Bild zweifelsfrei festzustellen.

Unter Umständen schildert der Patient auch eine flüchtige, bereits vergangene Hauterscheinung. Dies kann z. B. bei bestimmten Urtikariaformen oder beim Erythema migrans der Fall sein. Eine **gute Anamnese** ist in fast allen Fällen von größter Bedeutung. Schwerpunkte sind u. a. der zeitliche Aspekt (akut, chronisch), allgemeine Begleitsymptome und Risikofaktoren.

Zeitlicher Aspekt

Akutes Auftreten. Bei akuten Hautveränderungen kommen Exantheme (z. B. bei Kinderkrankheiten oder Arzneimittelallergien), Kontaktekzeme und Infektionen (z. B. Erysipel, Impetigo contagiosa, Mykosen) oder Parasiten (z. B. Skabies, Flöhe, Läuse) in Betracht.

Chronisches Auftreten. Zu denken ist hier vor allem an chronische oder schubweise auftretende primäre Hauterkrankungen z. B. Psoriasis, Neurodermitis), chronische Belastungen (z. B. durch Chemikalien wie Reinigungsmittel), progrediente Erkrankungen (z. B. Leukämie mit Hautinfiltrationen) und Hauttumoren.

Rezidivierendes Auftreten. Schubweise verlaufende oder unregelmäßig wiederkehrende Effloreszenzen treten bei Psoriasis, Neurodermitis, Allergiebereitschaft und Infektanfälligkeit (Mykosen, Herpes simplex und Zoster) auf.

! Cave

Immunschwäche

Bei (rezidivierenden) Mykosen und Herpesbeschwerden ist immer eine zugrunde liegende Immunschwäche (z. B. bei Leukämien, Diabetes mellitus, Hyperkortisolismus, Tuberkulose oder Malignomen) abzuklären!

Allgemeine Begleitsymptome

Nur bei wenigen primären Hauterkrankungen liegen allgemeine Begleitsymptome wie Einschränkungen des Allgemeinzustands und Fieber vor. Ausnahmen sind u. a. das Erysipel oder maligne Hauttumoren. Häufiger ist eine Hauteffloreszenz das äußere Erscheinungsbild einer inneren oder systemischen Erkrankung. Begleitend zur Inspektion müssen daher immer weitere Symptome abgeklärt werden, u. a.: Temperaturerhöhung/**Fieber, Schmerzen** (z. B. Gelenkschmerzen), **Beteiligung des Lymphsystems** mit Lymphknotenschwellung, Lymphödem und Lymphangitis, **B-Symptomatik** und Auffälligkeiten beim Wasser- und Stuhllassen.

Risikofaktoren

Folgende **Risikofaktoren** für Hauterkrankungen bzw. -erscheinungen sollten anamnestisch erfasst werden:

- **familiäre Dispositionen**, z. B. atopische Konstitution, Psoriasis, Hauttumoren in der Familie, Neigung zu Fehlbildungen der Gefäße
- **Lebensphasen hormoneller Umstellung** (Säugling, Pubertät, Schwangerschaft, Menopause)
- **gestörte Melaninbildung** durch Vorerkrankungen (vgl. oben)
- **Reizungen** der Haut durch Toxine, Noxen (Farben, Gase etc.), Allergene (z. B. Kosmetika), physikalische, v. a. thermische Belastung (Verbrennungen, Kälte, Strahlen), chemische Belastung (Laugen, Säuren etc.), Bakterien (z. B. Streptokokken), Medikamente (z. B. Glukokortikoide, Antiepileptika, NSAR, Lithium, Betablocker)
- Stress, Bettlägerigkeit
- sehr häufiges Waschen bzw. mangelnde Hygiene
- Kontakt mit Risikogruppen (z. B. Arbeit im Kindergarten)

4.5.2 Inspektion

Zur Inspektion der Haut sollten eine Lampe und eine Lupe (▶ **Abb. 4.12**), am besten ein Dermatoskop (▶ **Abb. 4.13**) benutzt werden.

Allgemeine Aspekte der Inspektion der Haut

Bei der Inspektion der Haut ist u. a. zu achten auf:

- **Hautfärbung der Außenhaut:** z. B. Blässe – differenziert, Café-au-lait-Hautkolorit, Zyanose, Ikterus, rosige Färbung, Rötung, Hyper- oder Hypopigmentierung; z. B. generalisiert, diffus, disseminiert
- **Färbung der Schleimhäute (einschließlich der Konjunktiven):** z. B. Blässe, Rötung, Hyperpigmentierung
- **Temperatur der Haut:** kalt, warm, generalisiert oder umschrieben/lokalisiert
- **Konsistenz der Haut:** z. B. Hautturgor (Spannungszustand der Haut), Schweißbildung (kalt/warm), Atrophie, fettig („Salbengesicht"), Hautfeldvergröberung (Lichenifikation)
- **Zeichen für einen Juckreiz (Pruritus)** z. B. generalisiert, systemisch lokalisiert oder diffus/divers lokalisiert
- **Ödeme** differenziert z. B. nach Lokalisation, Färbung, Schmerz, Temperatur, zeitlichem Auftreten
- **Veränderungen der Finger- und Fußnägel / Finger- und Fußspitzen:** z. B. sog. Tüpfelnägel, Ölfilmnägel, Löffelnägel, Glanznägel, Uhrglasnägel, Trommelschlägelfinger, Madonnenfinger, Flecken, Rillen, Risse u. a. dystrophische Defekte der Nagelplatte(n), Weißnägel
- **Veränderungen der Haare / des Haarbildes:** v. a. Effluvium (Haarausfall) differenziert nach Art des Ausfalls; Ausdünnung, Hirsutismus, Konsistenzveränderungen

Die Inspektion bei der Diagnostik zu Hauttumoren, insbesondere bei V. a. ein malignes Melanom, folgt klassisch der sog. ABCDE-Regel (S. 116).

Abb. 4.12 Glasspatel mit Lupe.

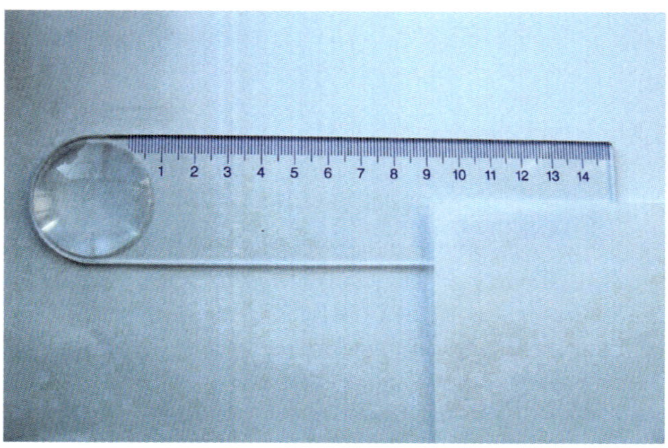

Abb. aus: Knußmann-Hartig E. Spatel. In: Moll I, Hrsg. Duale Reihe Dermatologie. 7. Auflage. Thieme; 2010

Abb. 4.13 Dermatoskopie.

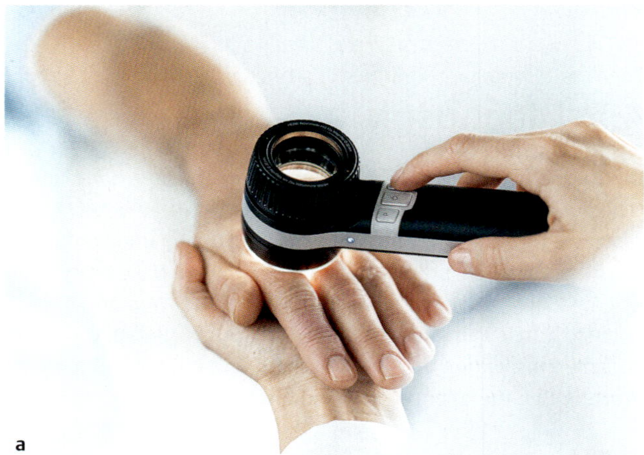

a

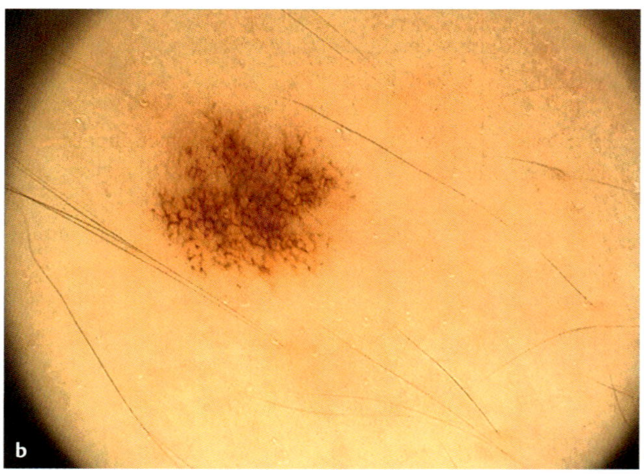

b

a Dermatoskop. *HEINE Optotechnik GmbH & Co. KG*

b Dermatoskopischer Befund eines Nävus (Muttermal): Zu erkennen ist ein diskretes, regelmäßiges Pigmentnetz. *Abb. aus: Braunmühl T, Welzel J. Melanozytäre Läsionen. In: Stolz W, Hänßle H, Sattler E et al., Hrsg. Bildgebende Diagnostik in der Dermatologie. 1. Auflage. Thieme; 2018*

Primär- und Sekundäreffloreszenz

Bei der Beurteilung einer Hauterscheinung muss zwischen Primär- und Sekundärerscheinungen unterschieden werden.

Als **Primäreffloreszenz** bezeichnet man das **ursprüngliche, typische Erscheinungsbild** einer Hautauffälligkeit. Das, was der Patient in der Praxis zeigt, ist leider sehr häufig eine **Sekundäreffloreszenz:** Durch das Auftragen von Salben, Cremes o. Ä. hat sich eine Effloreszenz dann z. B. farblich verändert oder Krusten gebildet. Durch Kratzen können Blasen abgetragen oder bakteriell kontaminiert werden und dann zu Pusteln werden. Aber auch ohne Manipulation verändert sich die Primäreffloreszenz häufig: Bei langwierigen Prozessen kann es zu Ablagerungen, zur Narbenbildung, Verhornung oder Pigmentveränderungen kommen. Als Therapeut muss man also die Entwicklung dessen, was gezeigt wird, genau hinterfragen: In welcher Zeit hat sich die Hauterscheinung wie und ggf. unter welchem Einfluss verändert? **Typische Sekundäreffloreszenzen** sind Schuppen, Krusten, Abschürfungen, Geschwüre und Narben.

Isolierte Erscheinung oder typische Verteilung?

Bei einigen Hauterscheinungen kann man von der Verteilung über den Körper auf die Ursache schließen. Man findet Effloreszenzen

- isoliert, lokalisiert, regionär (z. B. bei Kontaktekzemen oder beim Erysipel),
- segmental ausgebreitet (z. B. beim Herpes zoster oder Gefäßentzündungen),
- disseminiert (über den ganzen Körper oder bestimmte Körperregionen gestreut; z. B. bei Exanthemen von Kinderkrankheiten),
- generalisiert (über den ganzen Körper ausgebreitet; z. B. bei Blutungsneigung oder Arzneimittelexanthemen),
- flächenhaft (z. B. bei Kontaktekzemen).

Systematische Lokalisation

Gelegentlich kann man von der Lokalisierung einer Effloreszenz auf den Auslöser schließen:

Kontakt- und Druckstellen. Einige Hauterscheinungen entstehen an Stellen, die den Kontakt mit einem Auslöser nahelegen. Hände, Arme und Gesicht sind häufiger von Kontaktekzemen betroffen, da sie eher mit Allergenen in Kontakt kommen. Ebenso Körperstellen, an denen Kleidung eng oder fest anliegt (z. B. Gürtel, Gummihalterungen) und allergische Reaktionen oder eine Druckurtikaria auslösen kann. Langes Liegen (Dekubitus) oder falsche Kleidung (z. B. zu enge Schuhe) können Läsionen verursachen.

Eintrittspforten. Unbekleidete Haut (z. B. Bauchbereich zwischen Hose und Pullover) bildet mögliche Eintrittspforten für Bakterien oder Parasiten (z. B. Skabies, Flöhe).

Physikalische, mechanische oder chemische Einwirkungen. Manche Hauterscheinungen stehen in Zusammenhang mit UV-Strahlen und/oder Sonnenlicht (z. B. Allergien vom Spättyp, Lupus erythematodes, Hauttumoren). Kälte oder Hitze können Gefäßveränderungen in der Haut bedingen (z. B. Spider naevi, Rhinophym). Mechanische Dauerbelastung (z. B. Knie bei Fliesenlegern) können Hautveränderungen provozieren.

Körpermilieu. Einige Erkrankungen bevorzugen bestimmte Milieus – beispielsweise tendenziell warme und feuchte Regionen wie den Genital- und Anusbereich oder schwitzende Füße (z. B. Mykosen, Parasiten, Windeldermatosen).

4.5.3 Palpation einer Hauteffloreszenz

Eine Hauterscheinung darf nicht nur nach dem äußeren Bild beurteilt werden. Zudem kann eine Effloreszenz oft durch Palpation besser beurteilt werden. Der Untersuchende muss dabei zum Schutz vor einer Infektion Einmalhandschuhe tragen. Hilfreich ist zudem häufig ein Glas- oder ein Holzspatel.

Eine **Effloreszenz wird geprüft auf** Konsistenz (hart, weich, gummiartig, unregelmäßig), Eindrückbarkeit und Verschieblichkeit, Überwärmung oder Kälte, Kontakt- und Druckschmerzhaftigkeit, Empfindungslosigkeit, Nässen oder Austritt von Eiter oder Blut bei Druck. Man berücksichtigt zudem u. a. Schwellungen, Ödeme und vergrößerte (druckschmerzlose oder druckdolente) Lymphknoten.

> *Lerntipps – Mündliche Prüfung*
>
> **Fotos lebendig machen**
>
> In mündlichen Heilpraktiker-Überprüfungen werden den Anwärtern immer häufiger **Bilder zur Interpretation** vorgelegt. Es wird meist **nicht erwartet, dass Sie** nach kurzer Betrachtung eines vorgelegten Fotos **sofort und sicher sagen, was zu sehen ist.** Bei nur wenigen eindeutigen Effloreszenzen ist dies möglich. Äußern Sie ihre Ideen, aber untermauern Sie diese mithilfe gezielter Fragen und durch Palpation. Da das Betasten der Haut in der Überprüfung nicht möglich ist, müssen Sie dies verbalisieren. Fragen Sie z. B.: „Wie fühlt sich das für mich und für den Patienten an, wenn ich auf das betroffene Hautareal drücke?", „Fühlt sich der Bereich warm an?", „Rieche ich etwas, wenn sich Sekret entleert?"

4.5.4 Weitere Untersuchungstechniken

Handelt es sich bei der vorgestellten Beschwerde um eine primäre Hauterkrankung, wird der Patient an eine spezialisierte Klinik oder zum Dermatologen überwiesen.

Hier kommen weitere Untersuchungstechniken zum Einsatz. Mit der Dermatoskopie (Auflichtmikroskopie) können Hautstellen in **10- bis 400-facher Vergrößerung** betrachtet werden. Zudem können Hautschichten getrennt voneinander begutachtet werden. Das durch die sog. **Wood-Lampe** erzeugte UV-Licht kann bei der Identifizierung bestimmter Hauterkrankungen helfen, z. B. Acne comedonica oder Pilzerkrankungen. Bei Verdacht auf Pilzinfektionen werden Proben entnommen, Kulturen angelegt oder mikroskopische Befunde ermittelt. Dies ist i. d. R. nicht Gegenstand der naturheilpraktischen Diagnostik oder sogar (z. B. durch das IfSG) untersagt.

Die **histologische Untersuchung von Gewebsproben (Biopsie)** hat besonders bei V. a. Hauttumoren große Bedeutung.

Mikroskopische Beurteilungen der Haare sind selten.

4.5.5 Hauteffloreszenzen

Krankhafte Veränderungen der Haut werden als **Effloreszenzen** bezeichnet. Zur Dokumentation und zur Bewertung muss der Therapeut Hauterscheinungen und ihre Begleitsymptome so korrekt wie möglich benennen und einordnen können. Daher werden im Folgenden kurz die wichtigsten Hauterscheinungen vorgestellt.

Häufige Effloreszenzen.

- **Erythem**: Als Erythem bezeichnet man eine Hautrötung, ungeachtet der Ursache, des Ausmaßes, der genauen Tönung, der Lokalisation etc. In der Regel **entsteht** es durch eine verstärkte Durchblutung, die auf einer lokalen Gefäßerweiterung basiert.
- **Enanthem**: Als Enanthem bezeichnet man Effloreszenzen auf **Schleimhäuten** (z. B. im Mund oder im Genitalbereich).
- **Ekzem**: Das Ekzem ist eine **nicht infektiöse Entzündungsreaktion** der Haut, die fast stets mit Juckreiz einhergeht und typischerweise eine bestimmte Abfolge von Hautreaktionen (Rötung, Bläschenbildung, Nässen, Krustenbildung, Schuppung) zeigt.
- **Exanthem**: Ein Exanthem ist die **systemisch-immunologische Reaktion** z. B. auf eine Grunderkrankung (z. B. Masern, Windpocken) oder ein allergisches Geschehen (z. B. gegen Medikamente). Exantheme zeigen meist einen typischen, oft schubweisen Verlauf mit klassischer Verteilung und charakteristischem zeitlichen Verlauf.

Charakteristika und Bezeichnung von Effloreszenzen

Merke

Hauteffloreszenzen – isoliert und kombiniert

Die nachfolgend beschriebenen pathologischen Hauterscheinungen kommen in der Praxis selten isoliert vor. Vielmehr zeigen die meisten Erkrankungen verschiedene Charakteristika in Kombination.

Primäreffloreszenzen und Sekundäreffloreszenzen. Man unterscheidet Primäreffloreszenzen, die auf zuvor gesunder Haut entstehen (► **Tab. 4.1**), von Sekundäreffloreszenzen, die sich aus Primäreffloreszenzen entwickeln (► **Tab. 4.2**).

Tab. 4.1 Primäreffloreszenzen.

Bezeichnung	Merkmale/Beispiele	Kommentare	Befund	Betroffene Hautschichten
Makula	veränderte Hautfarbe, aber keine tastbaren Veränderungen / nicht erhaben. Art der Hautgarbe spielt keine Rolle. **Beispiele:** Pigmentnävi (Muttermale), „Sommersprossen“	**Auslöser**: Einblutung, Änderung der Durchblutung oder (häufig) Änderung der Pigmentierung	 Abb. aus: [1]	**Makula (Fleck)** 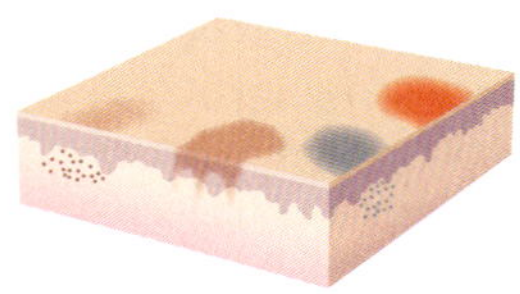 Farbveränderung ohne Substanzunterschied. Abb. aus: [2]
Papula (Papel, Knötchen, bis 5 mm)	umschriebene Verdickung der Epidermis oder Dermis **Beispiele:** Warzen, malignes Melanom (schwarzer Hautkrebs), Insektenstiche	Nach der Lokalisation können epidermale, kutane oder vermischte Papeln differenziert werden. **Auslöser**: seltener Einzeller, Parasiten, sekundäre Syphilis, allergische Reaktionen.	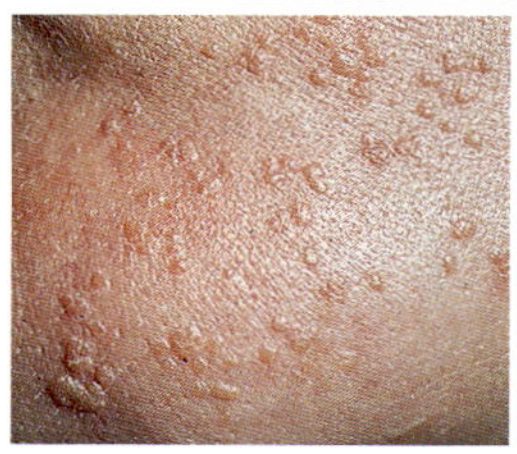 Abb. aus: [3]	**Papula (Knötchen, Papel)** 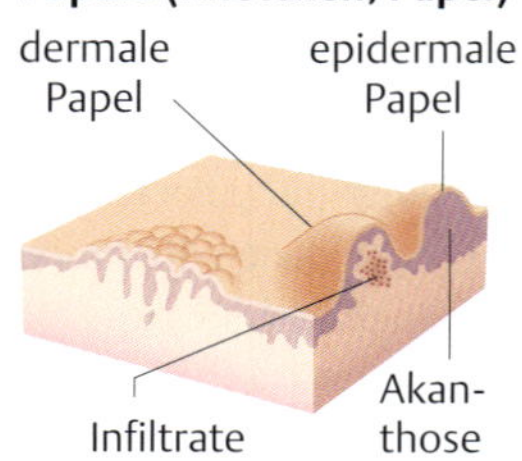 Epidermale (rechts) oder dermale (links) Substanzvermehrung. Abb. aus: [2]

▸ **Tab. 4.1** Fortsetzung.

Bezeichnung	Merkmale/Beispiele	Kommentare	Befund	Betroffene Hautschichten
Plaque	Großflächige Verdickung der Haut (aus zusammengeflossenen Papeln) Beispiel: Psoriasis (Schuppenflechte)		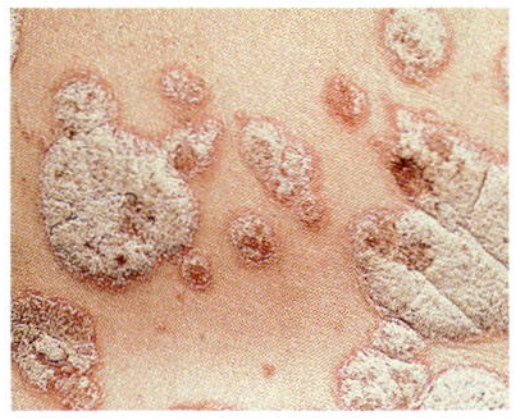 *Abb. aus: [3]*	
Nodus (Knoten, > 5 mm)	umschriebene knotige Effloreszenz, klare Abgrenzung von der Papel nicht möglich **Beispiele**: noduläres Basaliom (Basalzellkarzinom, weißer Hautkrebs) Erythema nodosum			**Nodus (Knoten)** 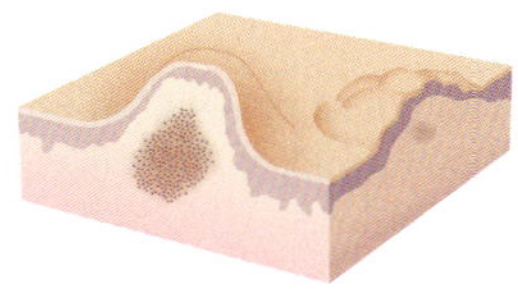 Knotige Auftreibung der unteren Dermis oder tiefer. *Abb. aus: [2]*
Vesicula (Bläschen, bis 5 mm) bzw. **Bulla** (Blase, > 5 mm)	Hohlraum zwischen Epidermis und Dermis oft mit Ansammlung von Flüssigkeit (Blut oder seröse Flüssigkeit) **Beispiele:** Windpocken, Herpes, Impetigo contagiosa,	**Auslöser:** u. a. allergische Reaktionen, Verbrennungen, arterielle Minderperfusion, mechanische Reizungen	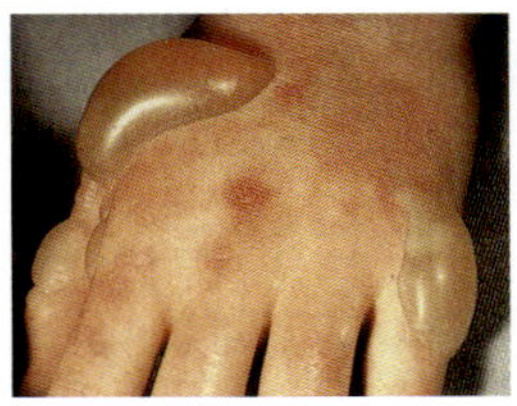 *Abb. aus: [3]*	**Vesikula (Bläschen) und Bulla (Blase)** 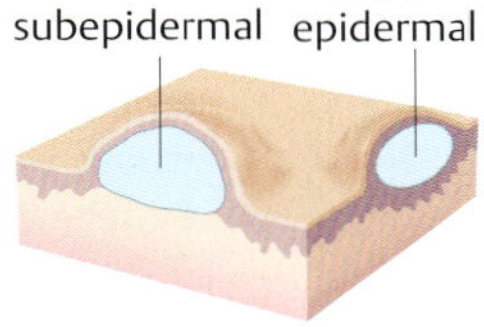 Umschriebene Flüssigkeitsansammlung intraepidermal oder subepidermal. *Abb. aus: [2]*
Pustula (Pustel)	Oberflächlicher Hohlraum mit Ansammlung von Eiter **Beispiel:** akneforme Erkrankungen	Inhalt der Pustel ist meist infektiös Herpes-Bläschen werden durch bakterielle Kontamination meistens zu Pusteln **Auslöser**: bakterielle Infektionen	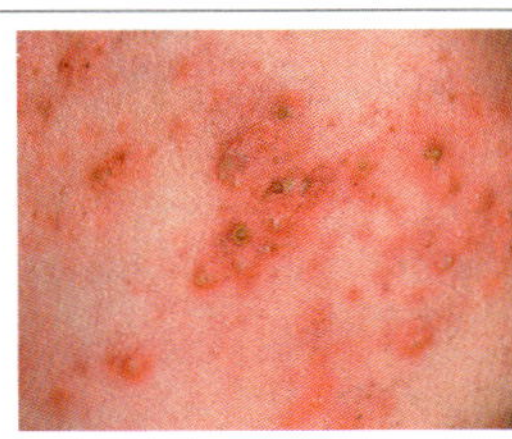 *Abb. aus: [3]*	**Pustula (Pustel)** 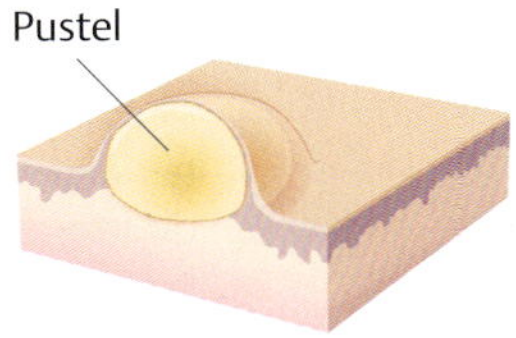 Mit Eiter gefüllte Blase. *Abb. aus: [2]*

▶ **Tab. 4.1** Fortsetzung.

Bezeichnung	Merkmale/Beispiele	Kommentare	Befund	Betroffene Hautschichten
Urtika (Quaddel)	Umschriebene, einzelnstehende oder multiple ödematöse Hauterhebungen der oberen Dermis, typischerweise stark juckend und meist nur Minuten bis Stunden anhaltend **Beispiel:** Nesselsucht (Urtikaria, sehr typisch)	Entstehung durch erhöhte Wandpermeabilität der Blutgefäße in der Haut durch Mediatoren (v. a. Histamin), die Folge ist eine Wassereinlagerung in der Lederhaut. **Auslöser**: Überempfindlichkeitsreaktionen, Kontaktallergien (z. B. Pflanzenkontakt)	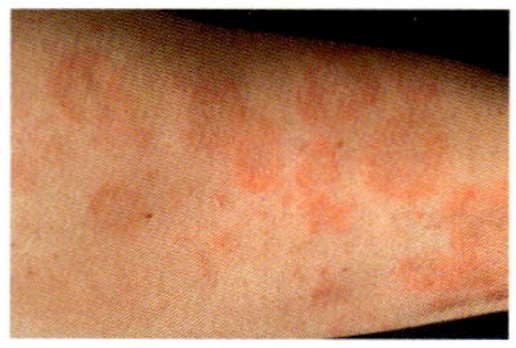 *Abb. aus: [3]*	**Urtika (Quaddel)** 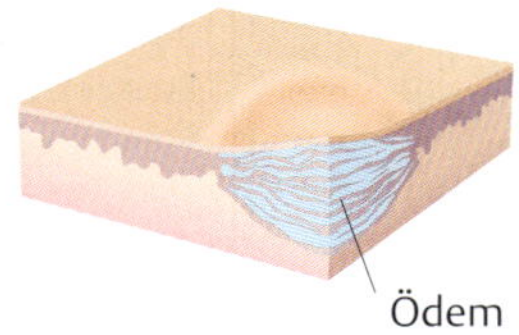 Umschriebenes Ödem der oberen Dermis. *Abb. aus: [2]*

[1] Hänßle H, Stolz W. Kongenitale melanozytäre Nävi. In: Stolz W, Hänßle H, Sattler E, Welzel J, Hrsg. Bildgebende Diagnostik in der Dermatologie. 1. Auflage. Thieme; 2018.
[2] Middeke M. Primäre Effloreszenzen. In: Füeßl H, Middeke M, Hrsg. Duale Reihe Anamnese und Klinische Untersuchung. 6., aktualisierte Auflage. Thieme; 2018. Nach: Sterry W. Kurzlehrbuch Dermatologie. Thieme; 2011.
[3] Moll I, Hrsg. Duale Reihe Dermatologie. 8. Auflage. Thieme; 2016.

Tab. 4.2 Sekundäreffloreszenzen.

Bezeichnung	Merkmale/Beispiele	Kommentare	Befund	Betroffene Hautschichten
Zyste	durch Epithelgewebe abgeschlossene Hohlräume, i. d. R. gefüllt mit Gewebewasser, Blut oder Eiter **Beispiel**: Talgdrüsen-, Follikel- Epithelzysten, Atherom („Grützbeutel“)			**Zyste** 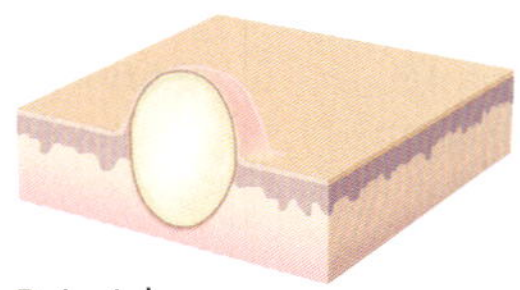 Beispiele: Talgdrüsen-, Follikel- oder Epithelzysten, Atherom
Naevus/ Nävus	unspezifisch, vermehrte, verminderte oder ungleichmäßig vorkommende Zell- oder Gewebeansammlung, teilweise Synonym für „Muttermal“ **Beispiel**: Naevus flammeus (Feuermal), Naevus pigmentosus et papillomatosus, Pigmentnävus, Spider naevi (Besenreiser)	gutartige Fehlbildung der Haut oder Schleimhaut		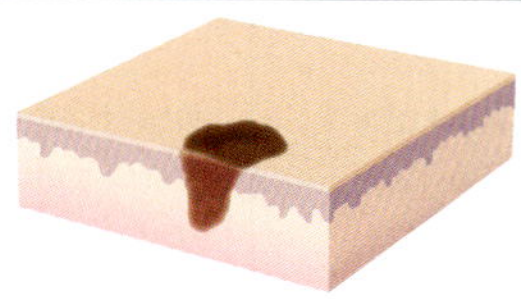
Squama (Schuppe)	Auflagerung aus abgelösten Hornzellenplättchen **Beispiel**: Schuppenflechte, seborrhoische Dermatitis (Schuppen fettig und mit Talg durchsetzt)	im Gegensatz zur permanenten Schuppung mit bloßem Auge sichtbar **Auslöser**: Ichthyose, Exsikkose, chemische oder thermische Einwirkung, pathologisch beschleunigter Hautstoffwechsel		

▸ **Tab. 4.2** Fortsetzung.

Bezeichnung	Merkmale/Beispiele	Kommentare	Befund	Betroffene Hautschichten
Crusta (Kruste, Borke)	An Hautoberfläche eingetrocknetes Sekret (seröse Kruste) oder blutiges Sekret (Blutkruste), oft stark strukturiert **Beispiel**: Impetigo contagiosa (Borkenflechte), Windpocken	Teilweise wird der Begriff nicht scharf abgegrenzt von Schorf und Borke Auslöser: u. a. bakteriell kontaminierte Wunden	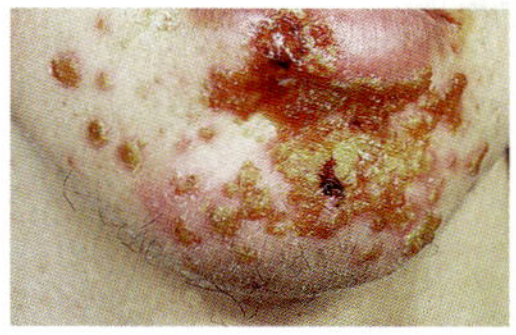 *Abb. aus: [1]*	**Kruste** 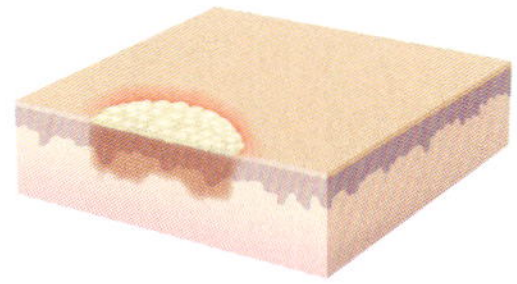 Beispiele: Impetigo contagiosa (Borkenflechte), Windpocken
Zikatrix (Narbe) **Keloid** (überschießendes Narbengewebe)	funktionsärmeres, v. a. faserreiches Ersatzgewebe über der Epidermis nach Verletzung der Haut	Im Narbengewebe sind die kollagenen Fasern weniger komplex verflochten, Hautanhangsgebilde fehlen meist ganz.		**Cicatrix (Narbe)** 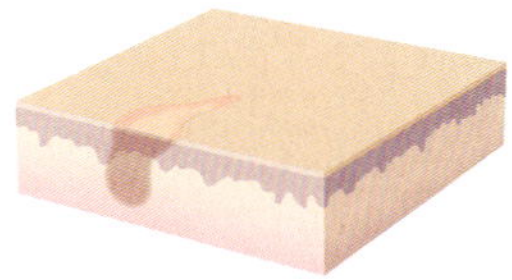 Minderwertiger Gewebeersatz nach Substanzdefekt *Abb. aus: [2]*
Erosion	umschriebener Verlust einzelner oder aller Epidermisschichten der Haut oder der Schleimhaut	Lederhaut bleibt unberührt (im Gegensatz zum Ulkus), daher nicht blutend, evtl. aber nässend. Narbenfreie Abheilung. **Auslöser**: z. B. abgetragene Blasen und Pusteln, mechanische Manipulationen, hautablösende Autoimmunerkrankungen, Schleimhautentzündungen.		
Excoriatio (Exkoriation)	Sonderform der Erosion, Substanzdefekt reicht bin an die Dermis.	Kann bei intaktem Stratum basale narbenlos verheilen. **Auslöser**: meist mechanisch (z. B. Kratzen bei Pruritus, traumatische Abschürfungen)		**Substanzdefekte** 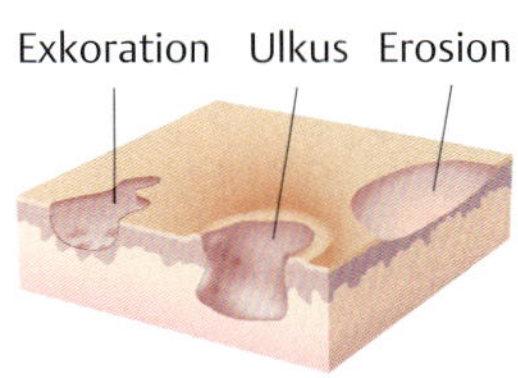 *Abb. aus: [3]*
Ulcus (Ulkus, Geschwür)	massiver Substanzdefekt durch alle Hautschichten Beispiel: Ulcus cruris, Strahlenulkus, Ulcus carcinomatosum, Ulcus rodens, Dekubitus, Ulcus durum, Ulcus molle, Aphthen	kann bluten; hohe Entzündungstendenz; schlechte, narbige Heilungstendenz Auslöser: Infektion, Durchblutungsstörung, Tumoren der Haut	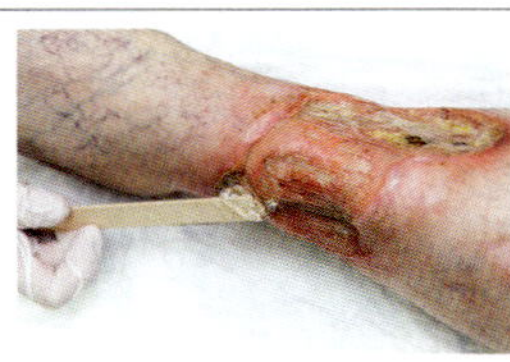 *Foto: K. Oborny, Thieme Group*	

▶ **Tab. 4.2** Fortsetzung.

Bezeichnung	Merkmale/Beispiele	Kommentare	Befund	Betroffene Hautschichten
Rhagade	schmerzhafter Hauteinriss bis in alle Hautschichten	kann narbenfrei verheilen wird an Halbschleimhäuten als Fissur bezeichnet Auslöser: verminderte Elastizität belasteter Hautareale, z. B. durch Austrocknung, Kälte, Vitaminmangel (z. B. Vitamin B_{12}), vorausgegangene Entzündungen; Mykosen; Erkrankungen mit trockener Haut (v. a. Neurodermitis).	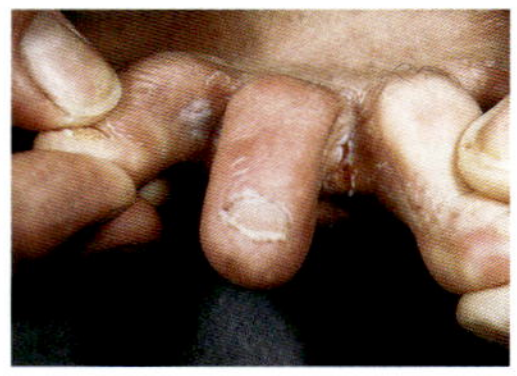 *Abb. aus: [1]*	**Rhagade** 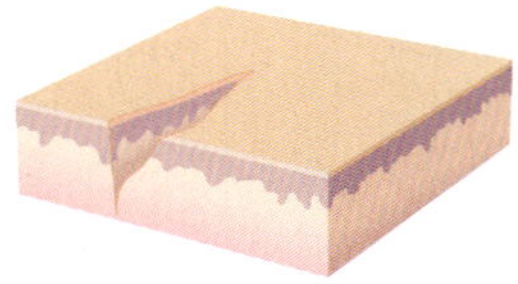 Bis in die untere Dermis reichender Riss.
Lichen	flächige Vergröberungen der Haut, Felderzeichnung ist vergrößert Beispiel: Folge von Neurodermitis	Auslöser: chronische mechanische, chemische oder entzündliche Reizung der Haut	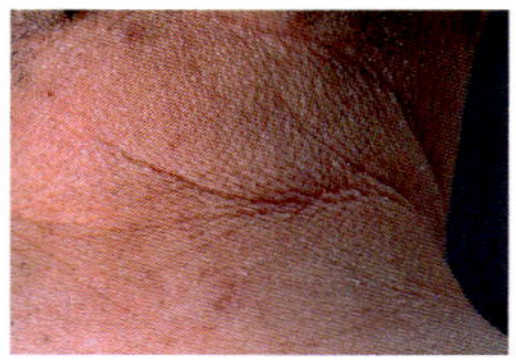 *Abb. aus: [4]*	**Lichenifikation („Flechtenbildung")** 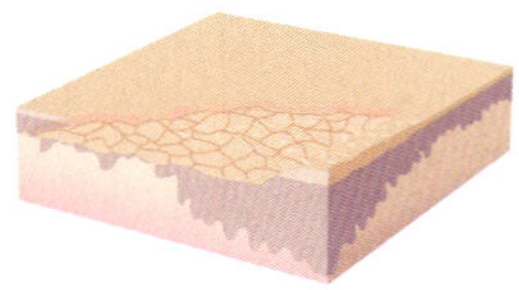 Vergröberung der Hautfelderung.

[1] Tilgen W, Pföhler C, Zaun H. Kleinblasig-krustöse streptogene Impetigo contagiosa. In: Gortner L, Meyer S, Hrsg. Duale Reihe Pädiatrie. 5. Auflage. Thieme; 2018.
[2] Middeke M. Primäre Effloreszenzen. In: Füeßl H, Middeke M, Hrsg. Duale Reihe Anamnese und Klinische Untersuchung. 6., aktualisierte Auflage. Thieme; 2018. Nach: Sterry W. Kurzlehrbuch Dermatologie. Thieme; 2011.
[3] Middeke M. Primäre Effloreszenzen. In: Füeßl H, Middeke M, Hrsg. Duale Reihe Anamnese und Klinische Untersuchung. 6., aktualisierte Auflage. Thieme; 2018.
[4] Balletshofer, B. et al., Hämatologie, Rheumatologie, Dermatologie. Thieme; 2013.

Abb. 4.14 Beurteilung einer Effloreszenz.

Aspekt	Größe	Farbe	Form	Begrenzung, Hof	Anordnung	Lokalisation	weitere Aspekte, z.B.
Charakter	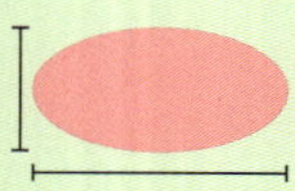	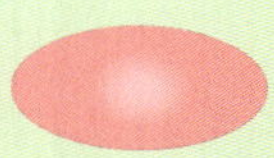	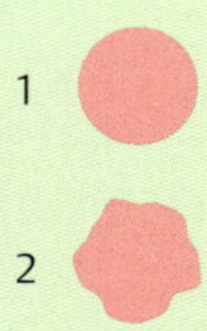	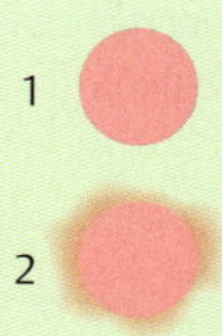	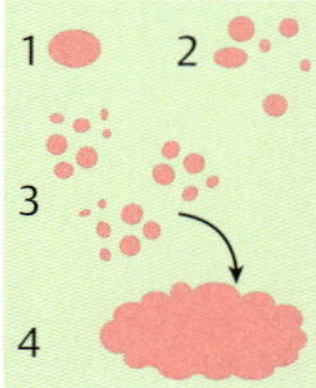	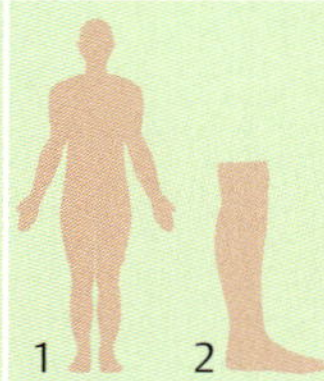	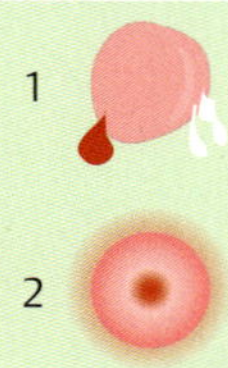
Beschreibung	3 × 1,5 cm	homogen mit zentraler Abblassung	1. symmetrisch, regelmäßig 2. asymmetrisch, unregelmäßig	1. scharf abgegrenz 2. unscharf mit unregelmässigem Hof	1. einzelstehend, isoliert 2. disseminiert, verstreut 3. gruppiert 4. konfluierend (zusammenfließend)	1. generalisiert 2. lokalisiert, regionär	1. blutend, nässend 2. erhaben mit zentraler Eindellung und erythematösem Hof

Grafik: J. Sengebusch

! Cave

Pigmentnävi können gefährlich werden

Pigmentnävi werden auch als **Nävuszellnävi** oder **melanozytäre Nävi** bezeichnet. Sie entstehen bei einer **Vermehrung pigmentbildender Zellen** (Melanozyten). In der Regel bedürfen sie keiner Therapie. Wenn sie sich jedoch deutlich verändern, sollten sie von einem Hautarzt begutachtet und ggf. **exzidiert** (herausgeschnitten) werden, da Pigmentnävi in ein malignes Melanom (S. 116) übergehen können.

4.5.6 Dokumentation der Befunde

Untersuchungsbefunde müssen dokumentiert werden. Bei Hauterscheinungen sollten in der Patientenakte auch Fotos beigefügt bzw. mitabgespeichert werden. Daneben muss eine detaillierte textliche Beschreibung unter Nutzung der Fachtermini erfolgen. Ein späterer Leser muss die Befunde möglichst exakt gedanklich nachzeichnen können. ▶ **Abb. 4.14** stellt Aspekte dar, die in der Dokumentation berücksichtigt werden sollten.

4.5.7 Vertiefungsfragen zu Effloreszenzen

Vertiefungsfragen

Frage 1

Worauf müssen Sie achten, wenn sich ein Patient mit einer Hauterscheinung bei Ihnen vorstellt und wissen möchte, ob er da „eine gute Hautcreme aus der Hausapotheke, die bisher immer geholfen hat, draufmachen" kann.

Musterlösung:

Nach dem Grundsatz: „Keine Therapie ohne Diagnose" erfolgt zuerst eine gründliche Befundung mit einer Anamnese zur Effloreszenz selbst sowie zu möglichen Begleiterscheinungen und zum Gesamtzustand des Patienten. Die Hauterscheinung muss sorgfältig inspiziert und ggf. palpiert werden. Dabei sind alle Hygieneregeln zu beachten (z. B. Arbeiten mit sterilisierten Einweghandschuhen).
Der Betroffene scheint Hautprobleme bereits zu kennen, sonst hätte er die besagte Creme nicht in seinem Besitz. Dies muss ebenfalls hinterfragt werden.
Bei einer Verdachtsdiagnose kann geprüft werden, ob die angesprochene Creme ein adäquates Therapeutikum sein könnte. Dazu muss genau ermittelt werden, um welches Produkt es sich handelt und ob es noch eingesetzt werden darf (sachgerechte Lagerung Mindesthaltbarkeitsdatum). Alle Befunde, Diagnosen und die Therapiewahl müssen dokumentiert werden.

Frage 2

Ein Patient zeigt Ihnen eine Hautstelle an der Streckseite des Arms: Auf einer geröteten Fläche befinden sich 2 blasige Erhebungen mit klarer Flüssigkeit sowie 1 mit einer trüben Füllung, die offenbar eine Eiteransammlung darstellt. Daneben sehen Sie einen aufgekratzten Bereich, auf dem sich ein hornartiger Belag gebildet hat. Auf Nachfrage erklärt der Betroffene, dass er ähnliche Erscheinungen an 2 weiteren Stellen bemerkt hat; am Bauch und an der Hinterseite des Oberschenkels. Alle 3 bestehen seit rund einer Woche. Ein Auslöser ist unbekannt. Wie beschreiben Sie das Geschehen in der Dokumentation?

Musterlösung:

Die Dokumentation umfasst auch Basisdaten (Name, Alter etc. des Patienten, Datum). Die Effloreszenz lässt sich wie folgt beschreiben: Akute, disseminierte Effloreszenz (genaue Beschreibung der Lokalisationen) unbekannter Genese; erythematös-makulöse Effloreszenz (genaue Angabe zum Durchmesser/Umfang), bullös und teilweise pustulös, möglicherweise durch sekundäre bakterielle Kontamination; tlw. mit Krustenbildung als Sekundäreffloreszenz, mglw. durch Kratzen aufgrund eines begleitenden Pruritus.
Weitere Vertiefungsfragen finden Sie unter https://hp-kolleg.haug-verlag.de.

4.6 Erkrankungen der Haut

4.6.1 Infektiöse Hauterkrankungen

Erysipel

Definition

Erysipel

Das Erysipel (Wundrose) ist eine akute, zunächst oberflächliche bakterielle Hautinfektion, die sich über die Lymphbahnen ausbreiten kann Die Haut ist massiv gerötet und es besteht meist ein schweres Krankheitsgefühl.

Pathophysiologie

Das Erysipel wird in den meisten Fällen durch Streptokokken (**Streptococcus pyogenes**), selten andere Bakterien ausgelöst. Die Erreger gelangen meist durch kleine Wunden oder Hautdefekte (z. B. Pilzinfektionen, wie Tinea pedis oder chronische Geschehen wie ein „offenes Bein") in den Körper. An der Eintrittspforte führen sie zunächst zu einer Lokalinfektion, dringen aber fast immer rasch in die Lymphbahnen, über die sich die Entzündung verbreitet (**Lymphangitis**). Betroffen sind aufgrund der Übertragungsmodalität meist einseitig Arme, Beine oder Gesicht (▶ **Abb. 4.16**).

Abb. 4.15 Erysipel.

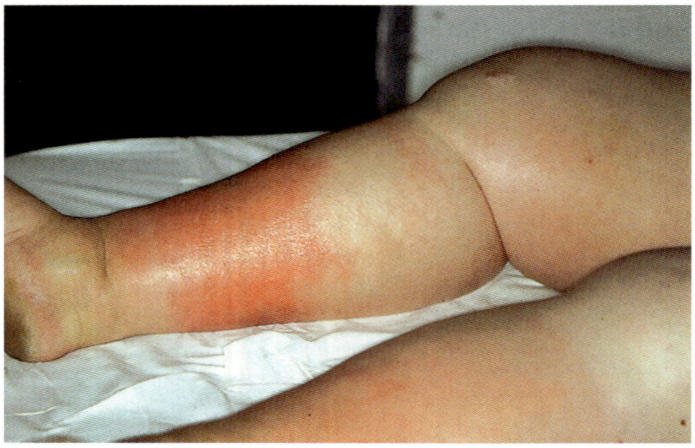

Bei dieser Patientin wurde die Haut durch ein chronisches Lymphödem geschädigt, sodass Erreger eindringen konnten. *Abb. aus: Füeßl H, Middeke M, Hrsg. Duale Reihe Anamnese und Klinische Untersuchung. 6. Aufl. Thieme; 2018*

Symptomatik

Die Symptome eines Erysipels treten rasch auf. Die Betroffenen klagen meistens binnen weniger Stunden über **hohes Fieber** (evtl. mit Schüttelfrost) und Kopfschmerzen. Die Effloreszenz zeigt sich als **scharf begrenzt, flammend rot, geschwollen, überwärmt, schmerzhaft** und evtl. blasig (► **Abb. 4.15**). Im Gesicht kann sie sich u. U. auf beiden Wangen so ausbreiten, dass man von einem „Schmetterlingserysipel" spricht.

Gelegentlich wird bereits die Primäreffloreszenz als „flammen- oder zungenförmig" bzw. „zackig" beschrieben; diese Formen entstehen jedoch erst dann, wenn sich die Entzündung über die Lymphspalten ausweitet. Dann findet man Symptome einer Lymphangitis mit tlw. rascher Ausdehnung von distal nach proximal mit oft deutlicher Schwellung und Entzündung der regionären Lymphknoten.

! Cave

Sepsis

Die Entwicklung einer Sepsis ist möglich. Bei einem Erysipel im Gesicht besteht die Gefahr, dass sich die Erreger in die venösen Blutleiter des Gehirns ausbreiten und eine Sinus-cavernosus-Thrombose verursachen.

Diagnostik

Die Verdachtsdiagnose wird anhand des klinischen Bildes gestellt. Im Blutlabor sind die Entzündungsparameter tlw. stark erhöht. Im weiteren Verlauf wird die Streptokokken-Infektion über erhöhte Titer des Antistreptolysins (ASL) und der Anti-DNAse B nachgewiesen. Nur selten erfolgt – z. B. über einen Abstrich – ein direkter Erregernachweis.

Therapie

Bereits bei Verdacht ist eine unverzügliche **Antibiose** angezeigt. Symptomatisch können kühlende Umschläge im Bereich der Eintrittspforte angelegt werden. Bullöse (großblasige) oder bullös-hämorrhagische Verlaufsformen müssen in der Klinik behandelt werden! Hier steht insbesondere die Vermeidung von Rezidiven, aber auch von Gewebsnekrosen im Vordergrund.

Abb. 4.16 Erysipel – typische Lokalisationen.

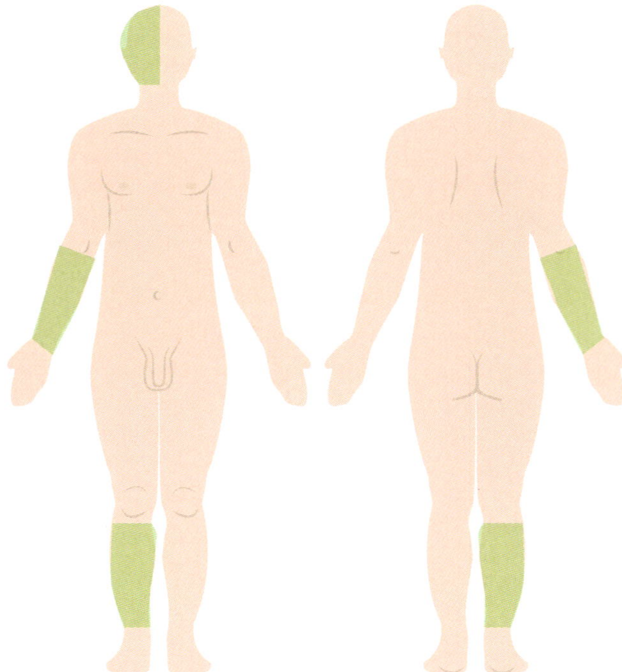

Grafik: J. Sengebusch

Es besteht **Behandlungsverbot für Heilpraktiker** nach § 24 IfSG.

Komplikationen

Akut kann die rasche Fieberentwicklung für **kreislauflabile** Patienten gefährlich sein. Eine septische Entwicklung des Geschehens ist nicht auszuschließen. Gelegentlich kommt es zu **Folgeschäden an Lymphgefäßen und Venen** (Lymphödem, Thrombophlebitis). Insbesondere Rezidive (30 % innerhalb von 3 Jahren) können durch Lymphstauungen zu monströsen Schwellungen des betroffenen Körperteils führen (**Elephantiasis**).

Darüber hinaus besteht das Risiko einer sog. **Poststreptokokken-Zweiterkrankung**, v. a. einer Glomerulonephritis. Mehr zur Glomerulonephritis lesen Sie in Lernmodul 10 „Urogenitalsystem".

Fazit – Das müssen Sie wissen

Erysipel

Bakterielle Entzündung (meist **Streptokokken** von **Haut** und Unterhaut, die sich über die **Lymphbahnen** ausbreitet. Eintrittspforten sind kleine Hautverletzungen. Das Hautareal ist **gerötet** (mit flammenförmigen Ausläufern), **überwärmt** und **schmerzhaft**. Es bestehen meist Fieber und ein starkes **Krankheitsgefühl**.
Da es zu einer **Sepsis** kommen kann, ist eine frühzeitige, hoch dosierte intravenöse **Antibiotikatherapie** erforderlich.

Transferbeispiel

Ein rotes Bein auf dem Foto.

Amtsärztin: „Ich habe hier ein Foto für Sie." (Legt eine Abbildung vor, auf dem ein Ausschnitt mit einem geröteten Bein zu sehen ist.) „Es stellt sich ein junger Mann vor, der von einer Radtour heimgekehrt ist und plötzlich Fieber hat."
HPA: „Oh, das sieht mir ganz nach einem Erysipel aus!"
Amtsärztin: „Das ist aber jetzt ein Schnellschuss! Wie kommen Sie denn darauf?"
HPA: „Das äußerliche Bild spricht einerseits dafür: die deutliche umschriebene Rötung an nur einem Bein – offensichtlich ist er in kurzen Hosen gefahren … vielleicht hatte er einen Insektenstich, hat sich gekratzt und dadurch ist es zur Infektion gekommen. War das so?"
Amtsärztin: „Ja, aber daraus können Sie doch noch keine Diagnose ableiten."
HPA: „Das stimmt natürlich. Aber zweitens ist da das Fieber. Ist das parallel zu der Rötung aufgetreten?"
Amtsärztin: „Ja."
HPA: „Dann bleibe ich dabei! Das ist natürlich keine Diagnose, sondern nur eine Verdachtsdiagnose. Einen zuverlässigen Befund liefert nur ein Blutbild. Aber der Verdacht würde für mich bereits ausreichen, um den Mann schnellstens einer ärztlichen Behandlung zuzuführen. Außerdem darf ich das gar nicht behandeln."
Amtsärztin: „Wieso? Sie könnten doch die Wunde behandeln und etwas zur Fiebersenkung unternehmen?"
HPA: „Wie gesagt darf ich das gar nicht behandeln aufgrund § 34 IfSG. Aber vor allem *würde* ich es nicht behandeln, weil der Patient möglichst rasch antibiotisch behandelt werden muss. Und da bin ich raus!"
Amtsärztin: „O.k., was könnte den passieren, wenn er kein Antibiotikum bekäme?"
HPA: „Das Erysipel ist eine Streptokokken-Infektion und kann rasch zu einer Lymphangitis führen – letztlich kann sich das auf den Kreislauf auswirken und langfristige Komplikationen haben."
Amtsärztin: „Schicken Sie den Mann denn jetzt zu seinem Hausarzt? Wir haben – sagen wir mal, 20.30 Uhr und die Praxis hat zu. Kann er da nicht bis morgen warten? Sie können doch bis dahin …"
HPA (unterbricht): „Nee! Entschuldigung, ich habe Sie unterbrochen. Aber dann muss er eben ins Krankenhaus!"
Amtsärztin (lacht): „Ist schon o.k, dass Sie so vehement darauf bestehen. Ist sogar richtig. Dieser junge Mann wird Ihnen am Ende dankbar dafür sein!"
Transferbeispiel frei erfunden.

Impetigo contagiosa

Definition

Impetigo contagiosa

Die Impetigo contagiosa (Borkenflechte) ist eine hochinfektiöse ekzematöse Hauterkrankung, die insbesondere Kinder betrifft. Es zeigen sich meist kräftige, honiggelbe Borken. Erreger sind β-hämolysierende Streptokokken oder Staphylokokken (Staphylococcus aureus).

Pathophysiologie

Die Impetigo contagiosa ist eine bakterielle primäre Hauterkrankungen. Die großblasige Variante (bullöse Impetigo) wird vornehmlich durch Staphylococcus aureus, die kleinblasige (und häufigere) Form vorwiegend durch Streptococcus pyogenes hervorgerufen. Mischinfektionen sind nicht selten. Die Infektion erfolgt über Tröpfchen- und Schmierinfektion und wird durch mangelnde Hygiene und Abwehrschwäche begünstigt. Der Erreger gelangt meist über kleinste Hautläsionen im Gesichtsbereich in den Körper. Wahrscheinlich aufgrund noch unzureichender Immunisierung sind Kinder besonders betroffen.

Symptomatik

Nach einer Inkubationszeit von einem bis wenigen Tagen entwickelt sich an der Eintrittspforte über Stadien die typische Effloreszenz: Zunächst erscheinen **makulöse** (fleckförmige) **Erytheme** (Hautrötungen), auf denen sich nachfolgend oft **konfluierende** (zusammenfließende) **Pusteln** bilden (► **Abb. 4.17**). Diese jucken enorm und werden meist aufgekratzt. Die entstehenden **Wunden verheilen borkig**, die Krusten sind meist **honiggelb bis hellbraun** (► **Abb. 4.18**).

Abb. 4.17 Impetigo contagiosa – typische Entwicklungsstufen.

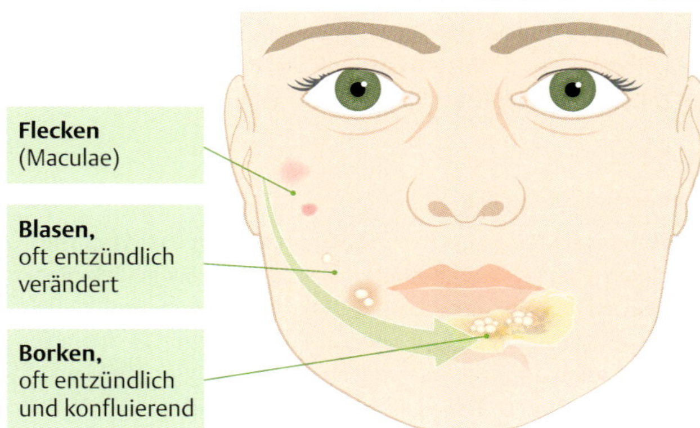

Grafik: J. Sengebusch

Abb. 4.18 Impetigo contagiosa.

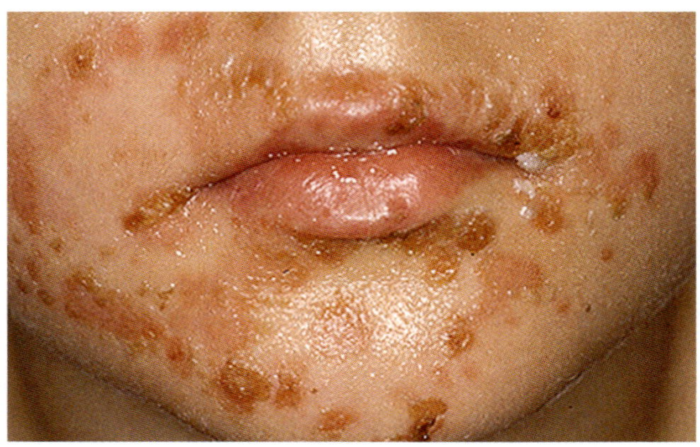

Zu erkennen sind die Hautrötungen und die charakteristischen goldgelben Krusten. *Abb. aus: Czaika V, Sterry W. Grampositive Bakterien: Streptokokken. In: Sterry W, Burgdorf W, Worm M, Hrsg. Checkliste Dermatologie. 7. Aufl. Thieme; 2014*

Bei der bullösen Form finden sich über den betroffenen Stellen große Blasen.

Da die Verbreitung meist durch die kontaminierten Hände des Patienten selbst geschieht, ist besonders das **Gesicht** (oft mit Fokus um den Mund herum) betroffen. Bei leichterer Kleidung (z. B. im Sommer) können rasch auch Beine und andere Körperbereiche betroffen sein. Die Hände sind meistens ekzemfrei. Das Allgemeinbefinden der Patienten ist meistens kaum eingeschränkt.

Diagnostik und Therapie

Die Verdachtsdiagnose ergibt sich aus dem **klinischen Bild** sowie evtl. durch Krankheitsfälle im Umfeld. Im Labor kann der **Erregernachweis** aus der Bläschenflüssigkeit oder einem bakteriologischen Abstrich erfolgen; im Blut sind Antikörper zu finden.

Lokal werden **antiseptische und antibiotische Salben und Cremes** eingesetzt. Vorhandene Krusten werden möglichst mit warmem Wasser gelöst, damit die Betroffenen sie nicht abreißen und dadurch eine Superinfektion begünstigen. Nur bei äußerst ausgedehntem Befund werden Antibiotika systemisch verabreicht.

Es besteht **Behandlungsverbot für Heilpraktiker** nach IfSG, §§ 24, 34.

Komplikationen

Bei längerem Verlauf kann es zu **Superinfektionen** kommen. Das Risiko einer sog. **Poststreptokokken-Zweiterkrankung**, v. a. einer Glomerulonephritis, liegt nach Schätzungen bei ca. 25 %.

Fazit – Das müssen Sie wissen

Impetigo contagiosa

Sehr ansteckende Infektion mit **Streptokokken** oder **Staphylokokken** (betrifft v. a. **Kinder**); Übertragung durch **Schmierinfektion**). Charakteristisch sind Hautrötungen und **goldgelbe Krusten** (meist im Gesicht oder an den Händen). Die Therapie erfolgt **lokal** mit desinfizierenden Substanzen oder Antibiotika; bei ausgedehntem Befund **systemisch** Antibiotika.

Herpes simplex

Definition

Herpes simplex

Herpes simplex ist eine äußerst verbreitete **Viruserkrankung**, die sich vornehmlich an der Haut zeigt.

Pathophysiologie

Viren, die der umfangreichen Herpesfamilie (Herpesviridae) zuzuordnen sind, können nach einer Erstinfektion lebenslang in Wirtszellen überleben und nur unter bestimmten Umständen symptomatisch werden. Der häufigste Vertreter ist das Herpes-simplex-Virus. Herpes-simplex-Viren kommen in 2 Arten vor, Herpes-simplex-Virus 1 (HSV-1) und Herpes-simplex-Virus 2 (HSV-2). Man geht davon aus, dass 85–90 % der Bevölkerung Träger des HSV-1 sind und bis zu 20 % des HSV-2. Die Übertragung verläuft über eine **Tröpfchen- bzw. Schmierinfektion**, meist über die Schleimhäute des Mund-Rachen-Raumes. Die beiden Erregervarianten des Herpes simplex befallen meist unterschiedliche Körperstellen. **HSV-1** führt meistens zu Infektionen der **Lippen** und der Mundschleimhaut (**Herpes labialis**), während **HSV-2** vornehmlich **genitale** Infektionen (**Herpes genitalis**) hervorruft und meistens durch Geschlechtsverkehr übertragen wird. Allerdings werden u. a. über Oralverkehr geschätzt ca. 25 % der Genitalherpeserkrankungen durch das HSV-1 hervorgerufen.

Abb. 4.19 Herpes labialis.

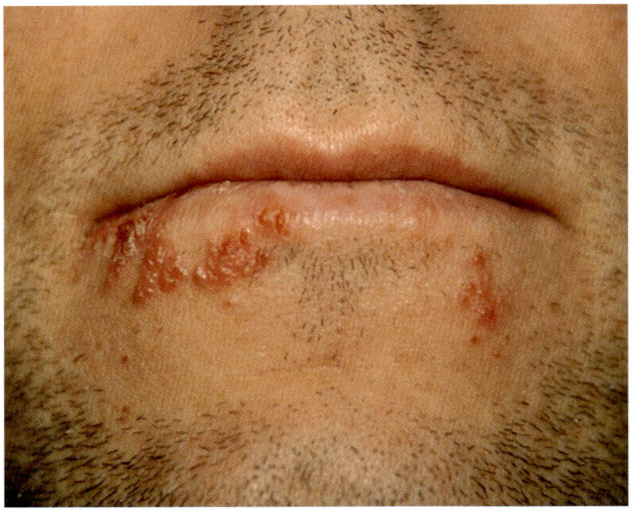

Herpes labialis, ausgelöst durch Herpes-simplex-Viren 1 (HSV-1). *Abb. aus: Czaika V. Infektionen durch Herpesviren. In: Sterry W, Hrsg. Kurzlehrbuch Dermatologie. 2., aktualisierte Auflage. Thieme; 2018*

Die **Erstinfektion** mit HSV-1 erfolgt wahrscheinlich meist unbemerkt im **Kindesalter**. Die Erreger wandern nach der Infektion in die Zellkörper sensibler Nervenzellen, meistens im **Übergangsbereich zwischen Schleim- und Außenhaut**, und verweilen dort symptomlos. Da diese Nerven im Lippenbereich besonders dicht angesiedelt sind, persistieren die Herpesviren hier bevorzugt. Bereits die Erstinfektion kann symptomatisch verlaufen.

Rezidive werden vor allem ausgelöst, wenn das **Immunsystem belastet** wird, v. a. durch andere Erkrankungen, immunsuppressive Medikamente, physikalische Hautbelastung (v. a. erhebliche Sonnenbestrahlung), Menstruation, v. a. aber auch psychische Belastung.

Lerntipps – Mündliche Prüfung

Häufige Rezidive sind mögliche Warnsignale

Bei Patienten, die häufig Herpes-Rezidive zeigen, müssen die Auslöser sorgfältig ermittelt werden. Die Rezidive können Ausdruck einer manifesten Abwehrschwäche sein. In der mündlichen HP-Überprüfung sind „einfache Herpesfälle“ nicht selten eine Eingangssituation für Fragestellungen, die z. B. auf eine Leukämie, Tumorerkrankungen, HIV oder einen Hyperkortisolismus abzielen.

Symptomatik

Wenn ein Herpes simplex symptomatisch wird, kündigt er sich meistens zunächst durch **Juckreiz** und ein **Spannungsgefühl** an der betroffenen Stelle an. Oft innerhalb weniger Stunden bilden sich **gruppierte Bläschen** mit **klarem, virushaltigem Exsudat** (entzündliche Flüssigkeit) auf gerötetem Grund (▶ **Abb. 4.19**). Sie **trocknen krustenbildend** und heilen binnen weniger Tage ab. Die regionären Lymphknoten können schmerzhaft geschwollen sein.

Diagnostik und Therapie

Die Diagnose erfolgt über das **klinische Bild** und die Anamnese (bekannte Neigung zu Herpes-Rezidiven). Nur in seltenen Fällen wird ein Erregernachweis über den Bläscheninhalt durchgeführt. Die Diagnostik muss auch die Ursache für die Rezidivneigung berücksichtigen.

Der Herpes simplex wird schulmedizinisch i. d. R. mit einem lokalen Virostatikum (**Aciclovir** als Creme) behandelt. Dabei ist ein frühzeitiger Therapiebeginn entscheidend für den Erfolg. Eine systemische antivirale Therapie ist nur bei erheblichem Befall oder ausgeprägter Immunsuppression angezeigt. Bei **genital übertragenem** Herpes besteht **Behandlungsverbot für Heilpraktiker** nach § 24, IfSG.

Komplikationen

Normalerweise ist eine Herpes-simplex-Infektion vergleichsweise harmlos. Sie kann sich jedoch auch als **Stomatitis aphthosa** (Aphthen, landläufig „Mundfäule") zeigen. Einzelne oder gruppierte Bläschen in der Mundschleimhaut bereiten dabei meist starke Schmerzen und Schluckbeschwerden. Insbesondere bei deutlich immunsupprimierten Patienten kann sich die Infektion flächenhaft ausdehnen (**Ekzema herpeticatum**), begleitend von einem ausgeprägten Krankheitsgefühl. Die Erkrankung kann sich auf das Gehirn (HSV-Enzephalitis) oder das Auges (Keratokonjunktivitis) ausdehnen.

! Cave

Herpes vor und nach Geburt

Unter der Geburt kann sich ein Genitalherpes der Mutter auf das Neugeborene übertragen (**Herpes neonatorum**). Darüber hinaus können schwere Komplikationen auftreten, die u. a. das Gehirn (**Herpes-Enzephalitis**), die Lungen, die Augennetz- und Bindehaut, den Gesichtsnerv oder die Speiseröhre betreffen können. Es besteht die Gefahr einer tödlichen **Herpes-Sepsis**, auch das **Ekzema herpeticatum** ist v. a. für Säuglinge in den ersten 3 Lebensmonaten **lebensbedrohlich**

Fazit – Das müssen Sie wissen

Herpes simplex

Herpes simplex ist eine Viruserkrankung, die durch Herpes-simplex-Viren hervorgerufen wird. Die Durchseuchung in der Bevölkerung ist hoch.

Erstinfektion mit **HSV-1** erfolgt häufig im Kindesalter; verläuft meist **asymptomatisch**, ggf. kommt es zu Stomatitis aphthosa (u. a. Bläschen im Mund, Schluckbeschwerden). Herpesviren **persistieren lebenslang** im Körper. Erneuter Ausbruch (**Rezidiv**) u. a. bei geschwächtem Immunsystem oder Stress möglich.

HSV-1 verursacht häufig Lippenherpes (**Herpes labialis**) mit stecknadelkopfgroßen Bläschen im Bereich der Lippen. **HSV-2** verursacht Genitalherpes (**Herpes genitalis**); die Übertragung erfolgt u. a. über Geschlechtsverkehr (Erstinfektion meist im Jugend- oder jungen Erwachsenenalter). Der Bläscheninhalt ist **infektiös**!

Eine Komplikation ist die großflächige Ausdehnung (**Ekzema herpeticatum**) mit Befall des **Gehirns** oder des **Auges**. Die Diagnose erfolgt über das **klinische Bild**. Zur Therapie sollten frühzeitig **Virostatika** (z. B. Aciclovir) verabreicht werden.

Transferbeispiel

Melisse statt Virostatikum?

Prüfer: „Sie haben einen Patienten vor sich, den Sie schon einige Zeit wegen einer hartnäckigen Grippe behandeln. Heute hat er mal eine ganz andere Frage: Seit vielen Monaten hat er immer wieder so einen lästigen Herpes an der Lippe. Sein Arzt gibt ihm dagegen Penciclovir. Aber das schafft nicht wirklich was. Nun hat er gelesen, dass man auch Melissensalbe nehmen könne. Das sei viel besser. Was sagen Sie dazu?"
HPA: „Nun, aus eigener Erfahrung kann ich was dazu sagen ..."
Prüfer (unterbricht): „Ja, ich komme unter anderem deswegen auf diesen Fall: Sie haben auch gerade einen Herpes an der Lippe?"
HPA (zuckt mit den Schultern): „Tja, Prüfungsstress ..."
Prüfer: „Unseretwegen müssen Sie keinen Stress haben. Wir tun Ihnen nichts (lächelt überzeugend)."
HPA: „Ja, das glaube ich. Trotzdem – hab ich immer bei Stress. Nun ja: Ich nehme ehrlich gesagt auch lieber eine Melissensalbe. Die hilft nicht so schnell wie Aciclovir oder das andere eben genannte Mittel. Aber sie hilft anhaltender, finde ich."
Prüfer: „Also verordnen Sie dem Mann das?"
HPA: „Nein, das nicht. Wenigstens nicht so schnell. Sie sagten, dass der Patient wegen eines schon länger bestehenden Infekts bei mir ist?"
Prüfer: „Ja, ein blöder Husten. Und Schnupfen."
HPA: „Da würde ich hellhörig. Das hört sich für mich an wie eine Immunschwäche. Dazu passen dann auch die Herpes-Rezidive."
Prüfer: „Malen Sie jetzt nicht den Teufel an die Wand?"
HPA: „Nein, jedenfalls würde ich das dem Mann ja jetzt nicht so sagen."
Prüfer: „Was sonst?"
HPA: „Ich würde diesem Gedanken nachgehen. Das Allgemeinbefinden nochmals genauer hinterfragen, vielleicht auch nach B-Symptomen fragen – oder erstmal nach möglichen Ursachen für eine Immunsuppression."
Prüfer: „Was fällt Ihnen denn dazu ein?"
HPA: „Im schlimmsten Fall Tumorerkrankungen. Aber auch Diabetes mellitus, Tuberkulose, ein Cushing-Syndrom ..."
Prüfer (unterbricht): „Da hake ich mal nach: Könnte sich denn hinter der verschleppten Grippe nicht auch eine Tuberkulose verstecken?"
HPA: „Was heißt ‚verstecken' ... das könnte ein Symptom sein. Wäre natürlich blöd, wenn ich das vorher nicht bereits erkannt hätte."
Prüfer (lacht): „Ja, nachher weiß man das immer besser. Was würden Sie denn bei dem Gedanken noch fragen oder schauen?"
HPA: „Zum Beispiel nach dem Auswurf – ob er mittlerweile Blut- oder käsige Beimengungen zeigte. Auch die Beine würde ich mir angucken. Vielleicht wäre ein Erythema nodosum zu finden? Das Ansteckungsrisiko wäre auch interessant ..."

Prüfer (unterbricht erneut): „Nehmen wir mal an, das bestätigt sich nun. Sie konnten es vorab nur noch nicht feststellen. Das sage ich, damit Sie nicht noch mehr Stress bekommen (lacht). Bekommt er nun die Melissensalbe oder nicht?"
HPA: „Ja, die bekommt er, um es auszuprobieren. Aber nun muss ich mich natürlich darum kümmern, dass er möglicherweise mit einer Tuberkulose herumläuft!"
Prüfer: „Ja, richtig. Danke. Zur Tbc hat die Kollegin sicher noch Fragen. Ich gebe ab."
Transferbeispiel frei erfunden.

4.6.2 Parasitosen

Definition

Parasitosen

Parasitosen sind **infektiöse** Erkrankungen, die durch **Parasiten** (Kleinstlebewesen) hervorgerufen werden. Zu den Parasiten zählen u. a. Protozoen (wie Trichomonaden oder Amöben), Würmer, Milben, Flöhe, Läuse und Zecken.

Mehr zu Parasiten lesen Sie in Lernmodul 2 „Biologie, Pathologie, Infektiologie".

Skabies

Definition

Skabies

Die **Skabies** (Krätze/Scabies) ist eine durch den Befall von **Krätzmilben** ausgelöste, übertragbare Hauterkrankung.

Pathophysiologie

Skabies wird durch das **Spinnentier Krätzmilbe** ausgelöst. Das **begattete Weibchen** bohrt 1–2 mm lange **Gänge in die Oberhaut** und legt hier **Kotballen und Eier** ab (▶ **Abb. 4.20**). Nach wenigen Wochen stirbt es, während die geschlüpften Larven meist über Haarfollikel an die Oberfläche gelangen. Nach ca. 3 Wochen sind die Larven geschlechtsreif und paaren sich auf der Haut. Dies ist der Beginn eines neuen Zyklus. Insbesondere der Kot, aber auch Keime, die durch die Hautdefekte einwandern, führen zu entzündlichen und allergischen Reaktionen. Diese sowie die Bewegungen der Tiere bedingen den charakteristischen Juckreiz.

Der Mensch ist der einzige Wirt der Krätzmilbe. Da sich die Tiere nur sehr langsam bewegen und sich v. a. an Geruch und Temperatur orientieren, ist ein Wechsel des Wirts **nur bei großflächigen, intensiveren und längeren Haut-zu-Haut-Kontakten** (5 bis 10 min) möglich. Eine Übertragung über Textilien wird vermutet. Gehäuft treten Fälle innerhalb von Familien und in **Gemeinschaftseinrichtungen** wie Pflegeheimen oder Schulen auf.

Abb. 4.20 Entwicklungszyklus der Krätzmilbe und Pathomechanismus.

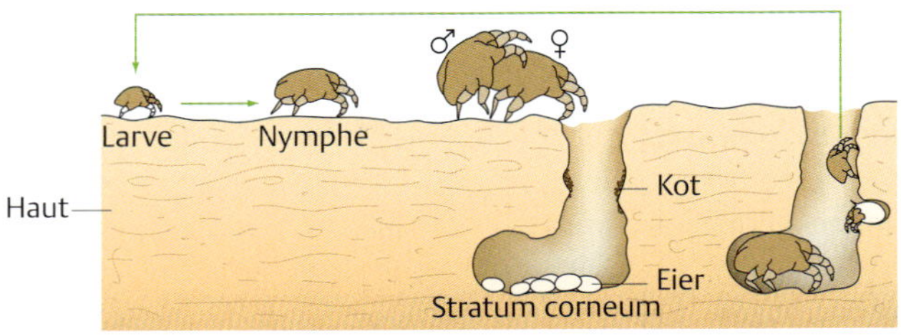

Abb. aus: Fischer M. Hauterkrankungen durch Milben. In: Moll I, Hrsg. Duale Reihe Dermatologie. 8. vollständig überarbeitete Auflage. Thieme; 2016

Abb. 4.21 Skabies (Krätze).

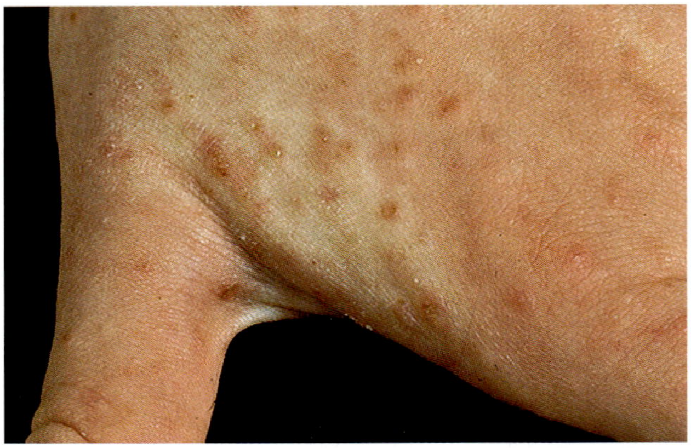

Milbenbefall zwischen den Fingern. *Abb. aus: Czaika V. Skabies. In: Sterry W, Burgdorf W, Worm M, Hrsg. Checkliste Dermatologie. 7. Auflage. Thieme; 2014*

Symptomatik

Leitsymptom ist ein überaus **starker Juckreiz**, der sich bei Bettwärme verstärkt, weil die Milben dann aktiver werden. Es bilden sich an den betroffenen Arealen **Bläschen, Quaddeln, Pusteln und Krusten**. Vornehmlich sind die die **Falten zwischen den Fingern** (▶ **Abb. 4.21**) und **Zehen,** der **Genitalbereich**, die Beugeseiten der Handgelenke sowie Nabel und Achselfalten betroffen (▶ **Abb. 4.22**). Durch das Kratzen entstehen Exkoriationen und Krusten. Die Haut ist gerötet (Exanthem). Das Gesamtbild erinnert an ein Ekzem.

Bei starkem Befall, insbesondere bei immunschwachen Patienten, können die regionären Lymphknoten geschwollen sein. Durch Kratzen treten meistens Sekundäreffloreszenzen auf, die sich bei langer Kolonialisierung u. a. als Hauterosionen zeigen. Die Hautverletzungen durch das Kratzen können zudem zu bakteriellen Superinfektionen führen.

Diagnostik

Die Diagnose ergibt sich für das geübte Auge oft bereits über das **klinische Bild**. Der Laie kann das Erscheinungsbild zunächst mit Flohbissen o. Ä. verwechseln. Bei der Inspektion mit einer Lupe sind die Milbengänge als **zarte, rötlich-bräunliche, oft hakenförmige Linien** unter der Haut zu sehen. An dem Ende eines Kanals erkennt man oft die bis zu 0,5 mm großen Milben, das Eigelege oder Kotballen als **gelbliche bis dunkle Pünktchen**. Will man den Erreger selbst nachweisen, wird ein Milbengang mit einer Nadel eröffnet, der Inhalt mit einem Klebestreifen aufgenommen und der Befall mikroskopisch identifiziert.

Abb. 4.22 Skabies – typische Lokalisationen.

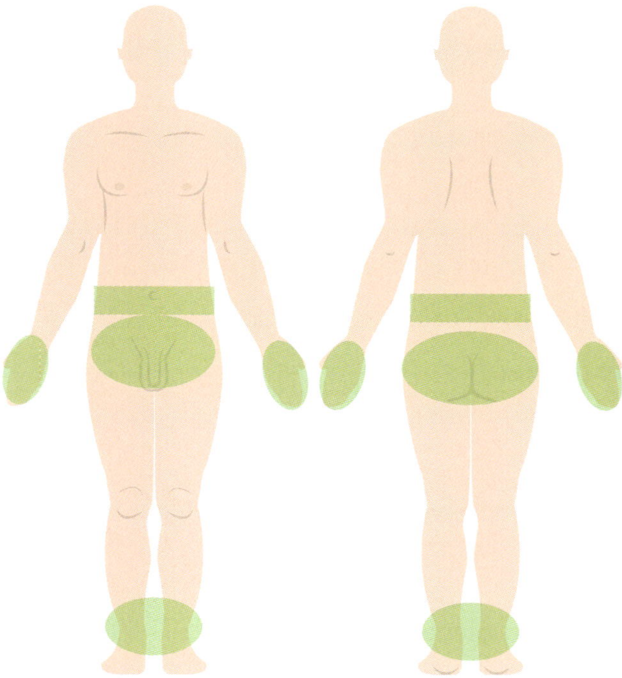

Grafik: J. Sengebusch

Therapie

Die Behandlung erfolgt i. d. R. durch **lokale Antiscabiosa als Cremes oder Salben**. Wirkstoff der Wahl ist **Permethrin.** Nur selten kommt eine orale Gabe zum Einsatz. Behandelt werden auch Juckreiz, entzündliche Begleiterscheinungen und Sekundärinfektionen. Kontaktpersonen müssen mitbehandelt werden! **Gegenstände**, mit denen ein intensiver Kontakt (vgl. oben) bestand (z. B. Kleidungsstücken, Bettwäsche, Stofftiere), sollten sicherheitshalber zusätzlich **dekontaminiert** werden: Maschinenwäsche bei mind. 50 °C, 3-tägige Lagerung unter sicherem Lufteinschluss oder 2-stündiges Tiefgefrieren (–25 ° C). Wichtig: Auch die Kontaktpersonen sollten behandelt werden.

Es besteht **Behandlungsverbot für Heilpraktiker** nach §§ 24, 34, IfSG.

Fazit – Das müssen Sie wissen

Skabies (Krätze)

Beim Skabies-Befall graben befruchtete Milbenweibchen kleine, oft hakenförmige **Gänge in die Haut**. Insbesondere durch Kot- und Eiablagerungen kommt es zu **entzündlich-allergischen Reaktionen**, die das charakteristische Leitsymptom des **Juckreizes** (Pruritus) auslösen. Neben typischen Entzündungszeichen kommt es oft zu **Sekundäreffloreszenzen** durch Kratzen oder zusätzlicher bakterieller Besiedlung der Hautläsionen. Die Übertragung erfolgt nahezu ausschließlich von **Mensch zu Mensch** durch längere und **intensive Haut-zu-Haut-Kontakte**. Die Diagnose ergibt sich meist aus dem **klinischen Bild**. Therapie der Wahl sind **permethrinhaltige Cremes**.

Pedikulose

Definition

Pedikulose

Die Pedikulose (Pediculosis, Pedikulosis, Lausbefall) ist der Befall der Haut durch Kopf-, Filz- oder Kleiderläuse.

Pathophysiologie

Läuse sind blutsaugende, flügellose Parasiten, die ihrem Wirt sehr lange befallen und über einen stechenden Saugrüssel Blut entnehmen. Der gerinnungshemmende Speichel führt neben den Ausscheidungen der Laus zu Juckreiz. Befruchtete Weibchen legen bis zu 10 Eier am Tag. Die Hülle eines Eis bezeichnet man als **Nisse**. Nach gut einer Woche schlüpfen aus den Eiern Larven.

Kopfläuse befestigen ihre Eier mit einem nur schwer löslichen Klebstoff seitlich am **Haarschaft** (▸ **Abb. 4.23**), bevorzugt im Nackenbereich, Hinterkopf und hinter den Ohren. **Filzläuse** legen die Nissen bevorzugt an Regionen mit Schweißdrüsen, z. B. **Scham-, seltener an Achselhaare**n ab. Die Nissen von **Kleiderläusen** findet man in der **Wäsche**. Läuse können als **Vektoren** für Bakterien (z. B. Rickettsien) fungieren. In Mitteleuropa ist dies jedoch äußerst selten.

Die Übertragung von Kopf- und Filzläusen erfolgt durch **Körperkontakt**. Anders als Flöhe können Läuse nicht springen. Übertragen werden ausschließlich ausgewachsene Parasiten. Eine Übertragung der Kopflaus über Gegenstände (mit Ausnahme von Kämmen und Bürsten) ist selten, Haustiere sind als Zwischenwirt nicht bekannt. Wie auch bei anderen Insekten und Parasiten werden manche Menschen aus bislang unbekannten Gründen eher heimgesucht als andere.

Symptomatik

Leitsymptom der Pedikulose ist der **Juckreiz**. Betroffene äußern möglicherweise darauf zurückzuführende Schlafstörungen. An den Einstichstellen kommt es zu kleinen Hämatomen (Taches bleues). Durch das häufige Kratzen können Aufschürfungen und bakterielle Superinfektionen („Läuseekzem“) entstehen.

Abb. 4.23 Kopfläuse (Pediculosis capitis).

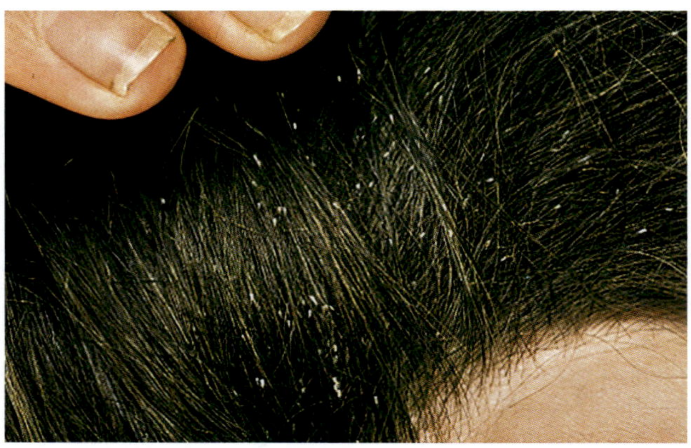

Zu erkennen sind weiße Nissen, die an den Kopfhaaren haften. *Abb. aus: Czaika V. Pediculosis (Läusebefall). In: Sterry W, Burgdorf W, Worm M, Hrsg. Checkliste Dermatologie. 7. Auflage. Thieme; 2014*

Diagnostik

Die Diagnose erfolgt v. a. über den Sichtbefund: Bei der sog. direkten Diagnose werden die **Parasiten beim Auskämmen** unter Einsatz einer Pflegespülung sichtbar. Ohne Auswaschen wird das Haar mit einem feinen Läusekamm sorgfältig durchgekämmt und der Kamm auf einem Tuch ausgestrichen. Dabei sind die Läuse auf dem Tuch gut sichtbar.

Ein geübtes Auge entdeckt die etwa stecknadelgroßen Eier ohne Lupe. Frische, lebende Nissen haften dabei dicht an der Kopfhaut, leere oder abgestorbene mehr als 1 cm davon entfernt. Auf der Haut können zudem Bissspuren in Form kleiner roter Pünktchen oder Knötchen zu sehen sein.

Therapie

Zur Bekämpfung der Läuse werden **Insektizide oder Silikonöle** eingesetzt – meist in Form von **Shampoos** oder Lotionen. Die Produkte müssen sorgfältig und ggf. mehrfach angewandt werden, um eine Abtötung tatsächlich aller Läuse und Nissen sicherzustellen. Aufgrund von Resistenzen wird eine **Kombinationstherapie** empfohlen. Eventuelle Sekundärinfektionen durch Kratzen oder bakterielle Kolonialisierung müssen gesondert behandelt werden. Eine Mitbehandlung von Kontaktpersonen ist nur bei Verdacht auf Befall erforderlich. Eine Reinigung von Wäsche und Gebrauchsgegenständen ist empfehlenswert, wenn direkter Kontakt zum Befall bestand. Läuse sind in § 34 IfSG aufgeführt und teilweise sexuell übertragbar. In diesem Fall besteht ein **Behandlungsverbot für Heilpraktiker**.

Zusatzinfo

Meldepflicht

§ 34 IfSG regelt den Umgang mit der Pedikulose: Sorge- bzw. Erziehungsberechtigte sind demnach verpflichtet, eine Gemeinschaftseinrichtung, die ihr Kind besucht, über einen Kopflausbefall zu informieren. Der Aufenthalt in der Einrichtung ist erst dann wieder erlaubt, wenn ergriffene Maßnahmen eine Weiterverbreitung mit hoher Sicherheit ausschließen. Der Gesetzgeber empfiehlt dazu das Einholen eines „ärztlichen Urteils", legt aber die genaue Handhabe in die Hand der örtlich zuständigen Behörden.

Fazit – Das müssen Sie wissen

Pedikulose

Die Pedikulose ist der **Befall der Haut durch Kopf-, Filz- oder Kleiderläuse**. Läuse zapfen kleine Blutgefäße an; ihr in der Wunde hinterlassener Speichel führt zu **Juckreiz** (→ Kratzspuren. Übertragung der Läuse durch direkten Kontakt mit den Läusen (**enger Körperkontakt**), über Kleidung/Bettwäsche oder gemeinsam benutzte Utensilien (wie Kämme); v. a. bei schlechten hygienischen Bedingungen. Die Eier werden in weißliche, fest haftende Eihüllen (Nissen) verpackt und abgelegt.

- **Kopfläuse**: häufig im Kindesalter; Nissen werden an den Kopfhaaren (v. a. hinter den Ohren) festgeklebt.
- **Filzläuse**: Ablage der Eier an Scham- und Achselhaaren, Übertragung durch Geschlechtsverkehr
- **Kleiderläuse**: Ablage der Eier in Kleidungsstücken (meist Unterwäsche)

Kopf- und Filzläuse werden mit einem **Läusemittel** abgetötet. Bei Befall mit Kleiderläusen müssen die Kleidungsstücke mit einer speziellen Waschlösung behandelt werden.
Läuse sind in § 34 IfSG aufgeführt, Filzläuse sind **sexuell übertragbar**. In diesem Fall besteht ein **Behandlungsverbot für Heilpraktiker** nach § 24 IfSG.

4.6.3 Ekzematöse und nicht infektiöse entzündliche Erkrankungen der Haut

Follikulitis, Furunkel und Karbunkel

Definition

Follikulitis, Furunkel und Karbunkel

Die Follikulitis ist eine **oberflächliche Infektion der Haarfollikel;** Furunkel sind eine **Ausweitung** dieser Entzündung **auf das umliegende Gewebe** einschließlich des **Haarbalgs.** Multiple Furunkel, die oft auch **konfluieren**, nennt man Karbunkel.

Pathophysiologie

Auslöser des Geschehens sind häufig Bakterien (fast immer **Staphylococcus aureus**), aber auch Hefepilze oder Viren. Typische Stellen (Prädilektionsstellen) sind dicht behaarte sowie warme und v. a. durch Schwitzen feuchte Hautareale. Die Entzündung wird begünstigt durch Einschränkung des Immunsystems, etwa nach Antibiose, oder durch schlechte Hautdurchblutung, z. B. bei Diabetes mellitus.

Wenn die **Follikulitis** zur Verlegung der Follikelausgänge führt, kann die Entzündung auf den kompletten Haarbalg und das umliegende Gewebe übergreifen und ein **Furunkel** provozieren. Häufig sind mehrere dichtstehende Haarbalgdrüsen betroffen und es entsteht ein **Karbunkel** (► **Abb. 4.24**). Wenn sich die Entzündung auf Dermis und Subkutis ausbreitet, kommt es zu einer **Phlegmone** mit ausgeprägtem Krankheitsgefühl (u. a. Schüttelfrost, Fieber). Phlegmonen findet man v. a. im Nacken und im oberen Rückenbereich. Das multiple Auftreten von Furunkeln, die nicht miteinander in Verbindung stehen, bezeichnet man als **Furunkulose**.

Symptomatik

Zunächst sind an den betroffenen Stellen einzelne oder multiple kleine **Pickel** erkennbar, die sich meist rasch zu Pusteln ausbilden. Das umliegende Gewebe zeigt klassische **Entzündungszeichen** (Rötung, Schwellung, Schmerz, Überwärmung). Im weiteren Verlauf entwickeln sich derbe und schmerzhafte **Knötchen**, die meistens nekrotisch einschmelzen und **Eiter** an die Oberfläche entleeren.

Bilden sich **Phlegmone** und **Abszesse**, ist auch der Allgemeinzustand des Betroffenen u. a. durch Fieber eingeschränkt.

Diagnostik

Die Diagnose erfolgt i. d. R. über das **klinische Bild**. Ein Erregernachweis kann durch eine **bakteriologische Untersuchung des Eiters** erfolgen**.** Manipulationen an den Furunkeln sind zu vermeiden!

Abb. 4.24 Eitrige Infektionen der Haut.

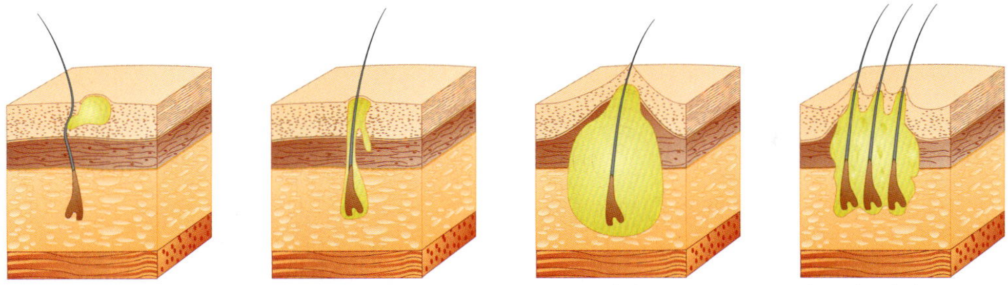

Abb. aus: Paetz B. Furunkel. In: Paetz B, Hrsg. Chirurgie für die Pflege. 24., Auflage. Thieme; 2021

Therapie

In den meisten Fällen – insbesondere bei früher Diagnose – führt der Einsatz von antiseptischen und antibiotischen Cremes sowie „Zugsalbe" zum therapeutischen Erfolg. Nur in schweren Fällen oder bei Furunkeln im Gesichtsbereich ist eine **systemische antibiotische Therapie** angezeigt. Bilden sich Abszesse und Phlegmonen, kann eine **chirurgische** Eröffnung der Entzündungsherde notwendig werden.

Es besteht evtl. **Behandlungsverbot für Heilpraktiker** nach § 24 IfSG im Falle einer Keimbesiedlung mit Erregern, die im § 7 IfSG aufgeführt sind.

Komplikationen

Furunkel im **Gesicht** (insb. im Bereich der Nase) können zu einer **lebensbedrohliche Sinusvenenthrombose** (Sinus- oder Hirnvenenthrombose, Sinus-cavernosus-Thrombose) führen**.** Begünstigt wird dies durch Manipulationen (z. B. Kratzen mit Einbringen weiterer Erreger). Furunkel und Karbunkel verheilen unter Narbenbildung.

Fazit – Das müssen Sie wissen

Follikulitis, Furunkel und Karbunkel

Follikulitis ist eine oberflächliche Infektion der **Haarfollikel** meist mit **Staphylococcus aureus**, aber auch andere Bakterien, Viren, Pilzen. Bei **Furunkeln** ist zusätzlich das umliegende Gewebe einschließlich des Haarbalgs entzündet. Ein **Karbunkel** entsteht durch Verschmelzen mehrerer benachbarter Furunkel.
Betroffen sind häufig Patienten mit eingeschränktem Immunsystem (z. B. Antibiose) oder eingeschränkter Hautdurchblutung (z. B. Diabetes mellitus).
Bei einem Furunkel im **Gesicht** besteht die Gefahr der **Keimausbreitung** in die venösen Blutleiter des **Gehirns** (→ Sinus-cavernosus-Thrombose). Therapie: antiseptische und antibiotische Cremes sowie „Zugsalbe", voll ausgeprägte Abszesse werden mittels Stichinzision eröffnet.

Akne

Definition

Akne

Akne (Acne vulgaris) ist ein Überbegriff für verschiedene – teilweise entzündliche – Störungen der Talgdrüsen und der Haarfollikel der Haut.

Pathophysiologie

Akne hat 2 Pathomechanismen, beide werden durch Hormone (Androgene und Wachstumshormone) ausgelöst:

- Unter Hormoneinfluss vergrößern sich die Talgdrüsen der Haut. Durch die damit einhergehende **verstärkte Talgbildung** (Seborrhö) bilden sich sog. **Komedonen** („Mitesser") (▶ **Abb. 4.25**).
- Der erhöhte Androgenspiegel löst eine überschießende Verhornung in den Talgdrüsengängen aus. Die Talgdrüsengänge werden verschlossen und der Talg, das Verhornungsmaterial sowie physiologische Hautbakterien werden eingeschlossen. Die Bakterien finden im Talg-Horn-Gemisch optimierte Wachstumsbedingungen, können aber gleichzeitig nicht ausgeschwemmt werden. Das führt zu Entzündungen im Bereich des Talgdrüsenapparats. Hierdurch werden zudem Zellen des Immunsystems angelockt, die die Ausbildung von Papeln, Pusteln und Knoten begünstigen (▶ **Abb. 4.26**).

Es scheint eine genetische Disposition für Akne zu geben. Als fördernde Faktoren werden u. a. Genussmittel, klimatische Einflüsse, fulminanter Vitamin A-Mangel, psychogene Aspekte diskutiert.

Symptomatik

Die Akne zeigt – je nach Schweregrad – ein variantenreiches äußeres Bild mit unterschiedlichen Beschwerden. Äußerlich erkennbar sind flüchtige sog. „Mitesser" oder länger persistierende Komedonen, evtl. auch Pusteln (Acne papulopustulosa) und weitere Entzündungszeichen. Die schwerste Verlaufsform ist die Acne conglobata; hier fließen die Pusteln zusammen; es bilden sich Knoten und Abszesse, die nur unter schwerer Narbenbildung abheilen. Die Hauptlokalisationen sind Gesicht, Schulter, Rücken und Brust (▶ **Abb. 4.27**).

Abb. 4.25 Akne – Pathomechanismus.

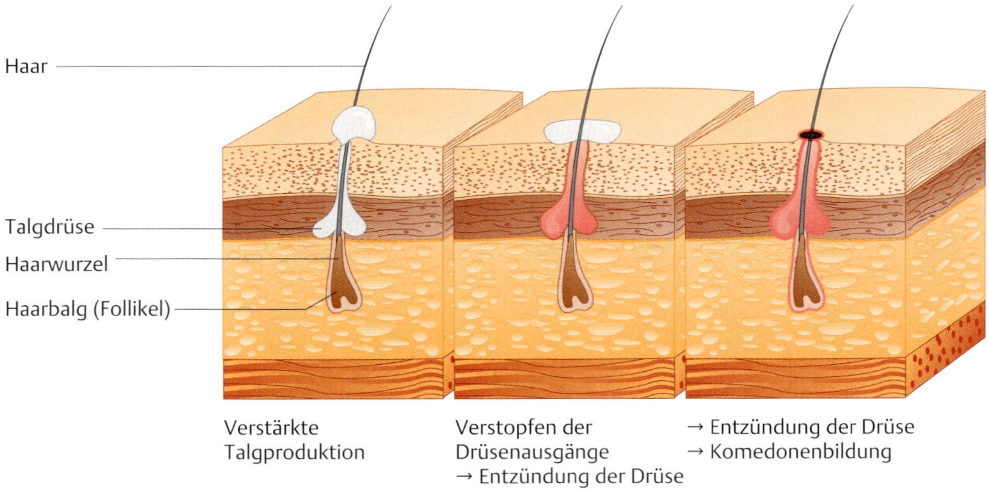

Abb. aus: Quelle: Paetz B. Furunkel. In: Paetz B, Hrsg. Chirurgie für Pflegeberufe. 22. Auflage. Thieme; 2013

Abb. 4.26 Acne vulgaris.

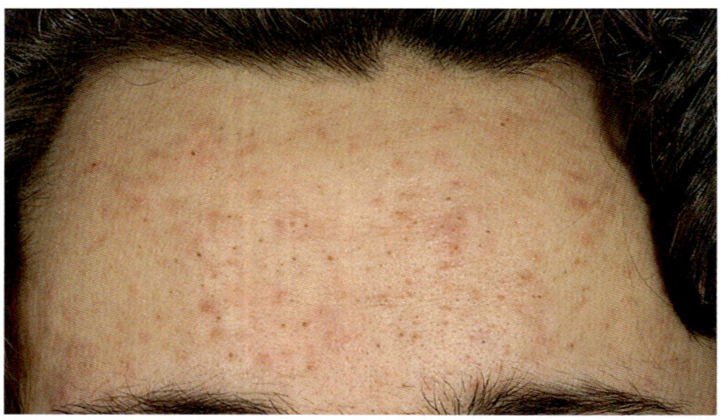

Acne comedonica. Typisch sind Komedonen („Mitesser"), die v. a. im Bereich von Stirn, Nase und Mund auftreten *Abb. aus: Hadshiew I. Acne vulgaris. In: Sterry W, Hrsg. Kurzlehrbuch Dermatologie. 2., aktualisierte Auflage. Thieme; 2018*

Abb. 4.27 Typische Lokalisationen der Akne.

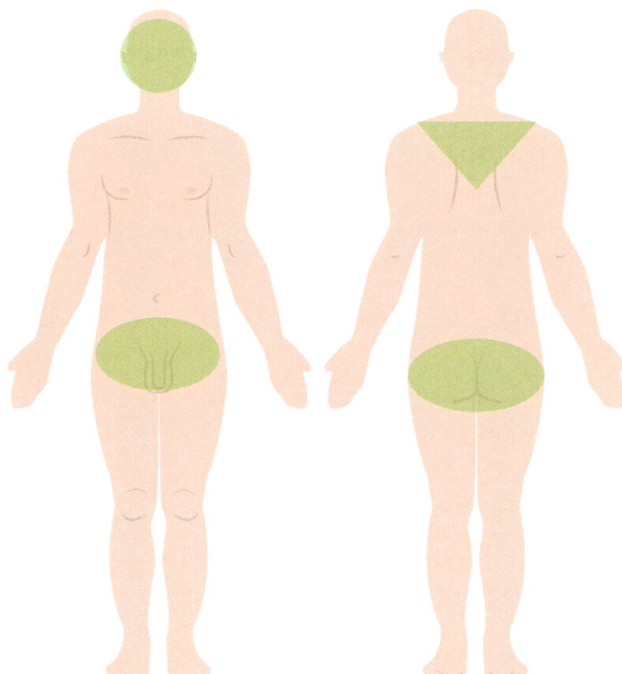

Grafik: J. Sengebusch

Diagnostik und Therapie

Die Diagnose einer Akne ergibt sich i. d. R. aus dem typischen **Hautbefund**.

Die Therapie ist abhängig vom Schweregrad der Akne. Von zentraler Bedeutung ist die **gründliche Reinigung** der Haut ohne Reizstoffe (möglichst nur mit warmem Wasser), um den übermäßig produzierten Talg zu entfernen.

Je nach Alter der Betroffenen, Lokalisation und Schweregrad werden lokal Säurepräparate, **antiseptische, antibiotische und ggf. auch kortisonhaltige Mittel eingesetzt.** Bei Frauen helfen u. U. Gestagene, die eine **antiandrogene** Wirkung haben. In schweren Fällen werden Antibiotika auch systemisch verabreicht. Nur selten sind eine professionelle manuelle Öffnung der Herde, Schälungen und andere mikrooperative Eingriffe oder eine Röntgentherapie angezeigt. Nach Abklingen der Akne können **Narben** mit Laserbehandlungen, Peelings, Schleifungen oder Unterspritzen gebessert werden.

Ist die Ursache eine Störung des Hormonsystems, muss die Grunderkrankung behandelt werden.

Fazit – Das müssen Sie wissen

Akne

Acne vulgaris = **hormonabhängige** Erkrankung der **Talgdrüsen**; **häufigste Hauterkrankung** überhaupt.
Führt zu nicht entzündlichen **Komedonen** (Acne comedonica). Wenn sich diese sekundär entzünden, entstehen Papeln, **Pusteln** und Abszesse (Acne papulopustulosa). Acne conglobata stellt die schwerste Verlaufsform dar; Pusteln fließen zusammen und heilen nur unter schwerer **Narbenbildung** ab.
Die Therapie erfolgt durch **gründliche Reinigung** der Haut und u. a. lokal Säurepräparate, **antiseptische**, **antibiotische** und ggf. auch kortisonhaltige Mittel. Bei **Frauen** können bestimmte Sexualhormone (**Gestagene**) hilfreich sein.

Rosazea (Kupferrose)

Definition

Rosazea

Die Rosazea (Kupferrose, Kupferfinne) ist eine chronische, entzündlich verlaufende Erkrankung der Gesichtshaut, die v. a. durch eine flächige **Rötung im Gesicht** charakterisiert ist.

Merke

Die Rosazea ist keine Akne!

Aufgrund des manchmal sehr ähnlichen äußeren Bildes wurde die Rosazea früher auch als akneähnliche Erkrankung und als sogar als Acne rosacea bezeichnet. Die beiden Krankheiten sind jedoch unterschiedlicher Natur.

Pathophysiologie

Die Ursache der Rosazea ist bislang strittig. Es kommt zu einer **Hyperreaktvität der Blutgefäße** und damit zum äußeren Bild der **Gefäßerweiterungen**. Als auslösende Faktoren gelten vor allem **physikalisch-thermische Einwirkungen** (z. B. Kälte, Hitze), eine **mangelnde Regulationsfähigkeit** der Gefäße (z. B. bei erhöhtem Serotoninspiegel/Karzinoid-Syndrom), die **Zerstörung der Kapillaren** (z. B. durch Hyperkortisolismus oder Belastung durch Mikrothromben) sowie eine **genetische Disposition**.

Begünstigend wirken hoher Kaffee-, Schwarztee- und vor allem Alkoholkonsum. Auch eine Dysregulation der Magenflora (Helicobacter pylori) und eine überschießende Reaktion auf Haarbalgmilben werden diskutiert. Im Gegensatz zur Akne betrifft die Rosacea v. a. Menschen über 50.

Symptomatik

Die Symptomatik der Rosazea richtet sich nach dem Schweregrad der Erkrankung. Sie wird klassisch in 4 Schweregrade unterteilt.

- Eingangs (Grad I) sind nur **leichte Rötungen** durch die **Erweiterung oberflächlicher Blutgefäße** zu beobachten. Die Betroffenen klagen über ihre gereizte Haut.
- Im weiteren Verlauf (Grad II) bilden sich ein makulöses Erythem mit anhaltenden Gefäßerweiterungen (**Spider naevi**), feine kleinlamellöse Schuppungen, **papulo-pustulöse Schwellungen** (▶ **Abb. 4.28a**).
- Häufig schubweise entwickeln sich diese Hautveränderungen zu Infiltrationen mit bindegewebiger Hypertrophie der Haut (Grad III). Äußerlich sind dann oft **knotige Verdickungen** zu sehen, die nicht selten den Boden für Infektionen bilden.

Die Rosazea kann auf die Nase übergehen und es bildet sich ein **Rhinophym** („Knollennase"; ▶ **Abb. 4.28c**). Im ungünstigsten Fall sind auch die Augen (z. B. Lidränder) betroffen. Dies kann zur Erblindung führen, weshalb die entsprechenden Patienten immer von einem Augenarzt mitbetreut werden müssen.

Diagnostik und Therapie

Die Diagnose wird fast stets anhand des **klinischen Bildes** gestellt. Nur im Zweifelsfall oder bei sehr schweren Verläufen wird zusätzlich ein **histologischer Befund** ermittelt.

Am wichtigsten ist es, die **Auslösefaktoren zu meiden**. Die betroffene Haut wird **lokal** mit **Antibiotika** (Metronidazol) oder **Azelainsäure** behandelt. In schweren Fällen (insbesondere bei Beteiligung der Augen) kann eine systemische Antibiose erfolgen.

Die Gefäßerweiterungen lassen sich mittels **Laser** behandeln. Da dies auch die Pathogenese beeinflusst, wirkt sich die Lasertherapie häufig auch positiv auf den weiteren Verlauf der Rosazea aus.

Abb. 4.28 Rosazea.

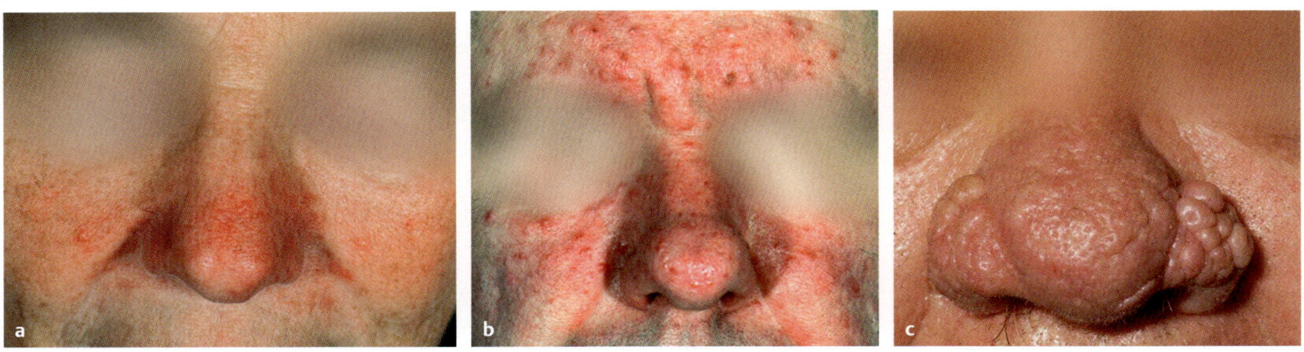

a Rosacea erythematosa: Rosazea mit Erythem und Teleangiektasien.
b Rosacea papulopustulosa: ausgedehnte Rosazea mit Teleangiektasien, Papeln und Pusteln.
c Rhinophym („Knollennase").
Abb. aus: Siemann-Harms U. Rosazea. In: Moll I, Hrsg. Duale Reihe Dermatologie. 8. vollständig überarbeitete Auflage. Thieme; 2016

Fazit – Das müssen Sie wissen

Rosazea (Kupferrose)

Akneähnliche entzündliche Erkrankung der **Gesichtshaut**. **Schubförmiger** Verlauf; betrifft v. a. Menschen **> 50 Jahre**.
Symptome sind **Überempfindlichkeit** der Gesichtshaut, **Hautrötungen**, Papeln, **Pusteln** und **knotige Verdickungen**. Verstärkende Faktoren sind u. a. Hitze oder Kälte, Kaffee und v. a. Alkohol. Im Verlauf kann sich ein Rhinophym („Knollennase") bilden. Die Beteiligung der Augen kann zur Erblindung führen.
Die Therapie besteht darin, **Auslösefaktoren zu meiden** und **lokale Behandlung** z. B. mit Antibiotika (Metronidazol), Azelainsäure oder Isotretinoin durchzuführen. In schweren Fällen (und bei Augenbeteiligung) kommt eine **systemische Antibiotikatherapie** in Betracht. Reduktion der Gefäßerweiterungen mittels Lasertherapie.

Seborrhoisches Ekzem

Definition

Seborrhoisches Ekzem

Das seborrhoische Ekzem (Seborrhoische Dermatitis, Morbus Unna, beim Säugling: Kopfgneis) ist eine **chronisch** verlaufende und **stark schuppende Hautentzündung** unbekannter Genese.

Pathophysiologie

Die Ätiologie des seborrhoischen Ekzems ist nicht abschließend geklärt. Als auslösende Faktoren kommen u. a. in Frage: Funktionsstörungen der **Talgdrüsen**, **Hormondysbalancen** von Schwangeren und Stillenden sowie **Hefepilz-Infektionen**. Physischer und psychischer **Stress** scheint das Geschehen zu begünstigen. Ein gehäuftes Auftreten ist bei Patienten mit Morbus Parkinson und bei AIDS zu beobachten. Bei **Neugeborenen** tritt das Ekzem oft als sog. **Kopfgneis** auf (▶ **Abb. 4.29**). Hauptlokalisationen sind der Kopf- und Haarbereich, der Hals- und mittlere Gesichtsbereich sowie Hautfalten und die Fingerzwischenräume. Etwa 5 % der Gesamtbevölkerung leiden an einer behandlungsbedürftigen Form. Typischerweise bessert sich der klinische Befund bei UV-Exposition, d. h. in den Sommermonaten.

Abb. 4.29 Seborrhoisches Ekzem beim Säugling.

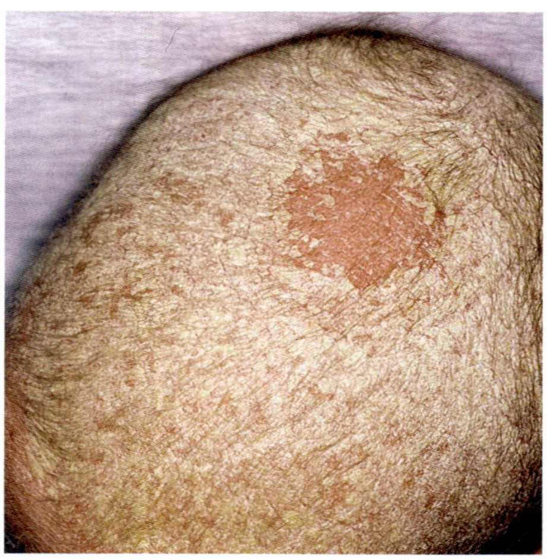

Abb. aus: Tilgen W, Pföhler C, Zaun H. Hauterkrankungen im Kindesalter. In: Gortner L, Meyer S, Hrsg. Duale Reihe Pädiatrie. 5. Auflage. Thieme; 2018

Symptomatik

Typischerweise präsentiert sich das seborrhoische Ekzem als **scharf begrenzte**, gelblich braune, **fettige**, grobe **Schuppung**. Ein **Juckreiz** ist nicht obligatorisch, kann aber auch begleitend und ausgeprägt sein. In diesen Fällen sind Blutungen und Superinfektionen nach Manipulation durch Kratzen möglich.

Diagnostik und Therapie

Die Diagnose wird anhand des **klinischen Bildes** und der **Anamnese** gestellt.

Die Erkrankung wird **symptomatisch** behandelt. Ziele sind v. a., die Talgproduktion zu vermindern, die Haut zu erhalten, Schuppen schonend zu lösen und Komplikationen zu vermeiden. Zum Einsatz kommen äußerlich v. a. Antimykotika sowie Präparate mit Schwefel- und/oder Salicylsäure. Auch eine milde UV-Therapie kann helfen. Die Säuglingsform heilt meist von selbst ab. Mit Ölbädern können die Schuppen gelöst werden.

Fazit – Das müssen Sie wissen

Seborrhoisches Ekzem

Beim seborrhoischen Ekzem kommt es zu **Hautrötungen**, die mit gelblichen, **fettigen Schuppen** belegt sind; Lokalisation meist **Nase, Augenbrauen, Haaransatz** und **Kinn**. Als ursächlich werden u. a. Hormondysbalancen, eine **Überproduktion** der **Talgdrüsen** und die Besiedlung mit einem **Hefepilz** angenommen. Die Therapie erfolgt mit **antimykotischen Cremes und Shampoos**, in schweren Fällen auch mit **systemischen** Antimykotika.
Bei der **Säuglingsform** („Kopfgneis") ist meist keine spezifische Therapie erforderlich, die Schuppen lösen sich durch **Ölbäder**.

Dyshidrotisches Ekzem

Definition

Dyshidrotisches Ekzem

Das dyshidrotische Ekzem (Dyshidrosis, Dyshidrose) ist eine chronisch-rezidivierende Erkrankung, bei der v. a. an Händen und Füßen und im Zwischenfingerbereich kleine juckende Bläschen auftreten.

Pathophysiologie

Die Ätiologie ist bislang ungeklärt. Früher wurde irrtümlich angenommen, dass eine allergische Reaktion gegen den körpereigenen Schweiß oder eine abnorme Zusammensetzung des Schweißes auslösend sei, daher auch der Name (etwa „schlechter Schweiß"). Es handelt sich um eine Ekzemreaktion der schweißdrüsenreichen Areale, verbunden mit einer Schweiß-Überproduktion (Hyperhidrose). Man nimmt an, dass die Reaktion auf neuronalem Weg (wahrscheinlich durch den Botenstoff Histamin vermittelt) provoziert wird, da vegetativ labile und und/oder gestresste Menschen eher betroffen sind. Pilzinfektionen und eine allergische Disposition gelten als weitere begünstigende Faktoren.

Abb. 4.30 Dyshidrose der Hände bei der Hautpilzerkrankung Tinea pedis.

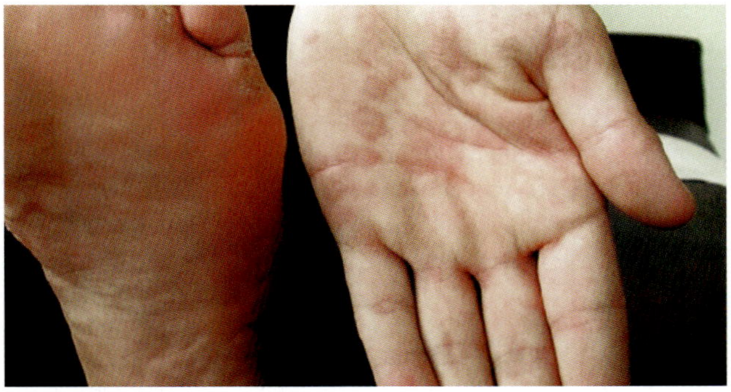

Abb. aus: Baumann T. Nägel, Haut und Haare. In: Baumann T, Hrsg. Atlas der Entwicklungsdiagnostik. 4., unveränderte Auflage. Thieme; 2015

Symptomatik

Das dyshidrotische Ekzem ist charakterisiert durch kleine, wasserklare Bläschen, die sich auf oft deutlich geröteter Haut ausbilden (▶ **Abb. 4.30**). Nässen und eine anschließende Schuppung sind typisch. Insbesondere, wenn die Patienten die oft stark juckenden Stellen aufkratzen, können sich blutende Rhagaden bilden, die eine Eintrittspforte für eine zusätzliche bakterielle Besiedlung bilden.

Diagnostik

Die Diagnose wird aufgrund des klinischen Erscheinungsbildes und der Anamnese gestellt. Im histologischen Befund sind im Bereich der Bläschen oft schwammartige Veränderungen innerhalb der Epidermis nachweisbar.

Therapie

Die Erkrankung wird äußerlich lokal behandelt. Kortisonhaltige Cremes und Lotionen erzielen initiativ den besten Heilungseffekt. Um den Juckreiz zu mindern, werden sie häufig mit einem Antihistaminikum kombiniert. Zur Austrocknung der Herde werden u. a. Gerbstoff-, Schwefel- und Teerpräparate eingesetzt. Die orale Gabe von Vitamin-A-Derivaten ist eine therapeutische Alternative. Zusätzlich sollten bekannte Auslöser (z. B. Kontaktallergene, Stress) gemieden werden.

Fazit – Das müssen Sie wissen

Dyshidrotisches Ekzem

Das dyshidrotische Ekzem betrifft die schweißdrüsenreichen Areale. An Händen, Füßen und im Zwischenfingerbereich treten, häufig rezidivierend, kleine, wasserklare Bläschen auf geröteter Haut auf. Die Ursachen sind vielfältig, häufig Stress, aber auch Allergien oder Pilzinfektionen. Therapie mit kortisonhaltiven Cremes, Antihistaminika zur Minderung des Juckreizes sowie Gerbstoff-, Schwefel- und Teerpräparate zur Austrocknung der Herde. Auslöser (z. B. Stress, Kontaktallergene) sollten gemieden werden.

4.6.4 Erkrankungen durch allergische Reaktionen

Eine Allergie ist eine überschießende Reaktion (**Hypersensitivitätsreaktion**) **des Immunsystems** auf Allergene. Als Allergene kommen prinzipiell alle Umweltstoffe infrage. Die Reaktionen sind vielfältig und können sich an unterschiedlichen Organen und Körperfunktionen äußern. An der **Haut** zeichnen sich Hypersensitivitätsreaktionen häufig durch **Juckreiz, Quaddeln und Hautausschläge** ab.

Grundsätzlich unterscheidet man nach Pathomechanismus und Entstehungsgeschwindigkeit **Frühtypen**, die durch Antikörper vermittelt werden, von Allergie-**Spättypen**, deren Folgen durch spezifisch sensibilisierte Lymphozyten hervorgerufen werden. Ein ähnliches Erscheinungsbild findet man beim toxischen Kontaktekzem.

Urtikaria (Nesselsucht)

Definition

Urtikaria

Die Urtikaria (Nesselsucht) ist eine pathologische Reaktion der Haut, die auch als **Allergie vom Soforttyp (Hypersensitivitätsreaktion Typ I)** auftritt. Dabei kommt es zu vorübergehender Wassereinlagerung in die obere Dermis (Ödem), Rötung und Juckreiz. Leitsymptom ist die lokale oder generalisierte Ausbildung **zahlreicher Quaddeln.** Umfasst die Ödembildung auch das Unterhautgewebe, wird dies als **Angioödem** (oder Quincke-Ödem) bezeichnet. Die Urtikaria wird sowohl als Erkrankung als auch als Symptom eingeordnet.

Pathophysiologie

Die Nesselsucht beruht auf einer Vermehrung der Mastzellen, entweder als überschießende immunologische Reaktion auf bestimmte Reize oder evtl. als Abbaustörung dieser Zellen. Die **auslösenden Impulse** reichen von Lebensmitteln und Nahrungszusatzstoffen über Pflanzenbestandteile und Medikamente bis zu physikalischen Reizen wie Druck, Licht, Kälte oder Hitze. Auch Autoimmunerkrankungen, akute und chronische Infektionen und ausgeprägte Angststörungen können den Prozess anstoßen. Eine erbliche Komponente ist selten, spielt aber gelegentlich eine Rolle. In weniger als 20 % d. F. ist ein allergischer Vorgang im engeren Sinne nachweisbar und häufig ist der Auslöser überhaupt nicht definitiv auszumachen (idiopathische Urtikaria).

Ursächlich für die Entstehung der typischen Quaddel- und Ödembildung ist die **Freisetzung von Histamin** aus Mastzellen und (in geringerem Umfang) basophilen Granulozyten. Das Gewebshormon Histamin erhöht die **Durchlässigkeit der dermalen Blutgefäßwände**, führt so zu einem Austritt von Wasser ins Hautgewebe und bedingt dort Schwellungen.

Symptomatik

Das Leitsymptom sind rasch entstehende, stark juckende und deutlich begrenzte Quaddeln (▶ **Abb. 4.31**). Der Pruritus (Juckreiz) ist häufig durch deutliche Kratzspuren dokumentiert. Die Quaddeln zeigen evtl. einen erythematösen Hof und sind in Grö-

Abb. 4.31 Physikalische Urtikaria.

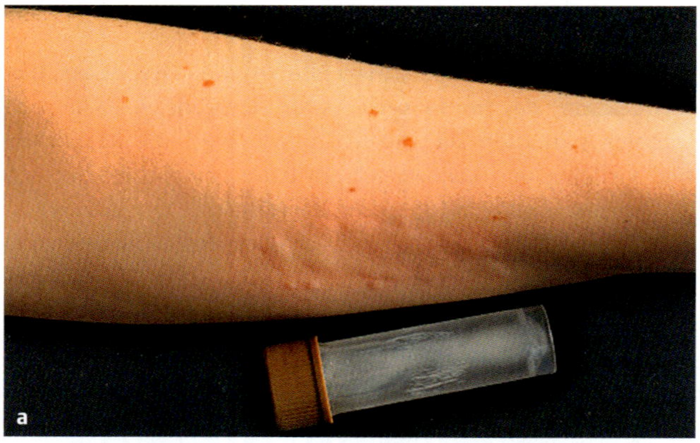

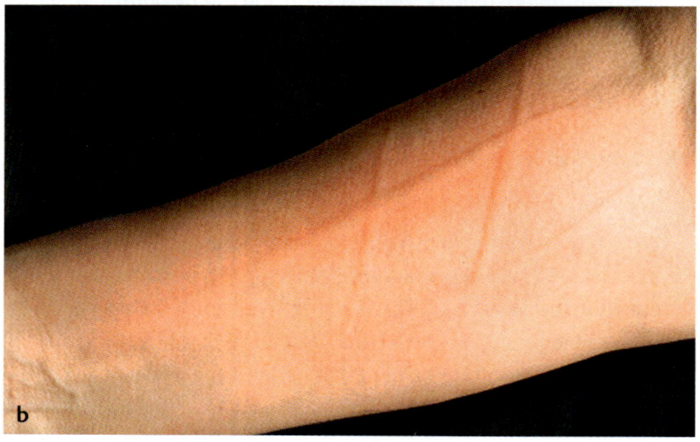

a Kälteurtikaria: Der Kontakt mit einem kalten Gegenstand löst die Bildung mehrerer Quaddeln aus.
b Urticaria factitia: Durch Bestreichen der Haut (z. B. mit einem Holzspatel) entstehen strichförmige Quaddeln. Man bezeichnet dies auch als urtikariellen Dermografismus.
Abb. aus: Radtke M. Urtika. In: Moll I, Hrsg. Duale Reihe Dermatologie. 8. Auflage. Thieme; 2016

ße und Menge unterschiedlich. Manchmal wandern die Herde und der Ursprungsort ist dann inspektorisch nicht mehr auszumachen. Meist verschwinden die Hauterscheinungen innerhalb weniger Stunden. In wenigen Fällen kommen allergietypische Allgemeinsymptome wie Bauchschmerz, Kratzen und Engegefühl im Hals, Luftnot und Kopfschmerzen hinzu.

Die chronische Form mit sehr lange anhaltenden Symptomen ist selten.

! Cave

Beim Angioödem des Gesichts (Quincke-Ödem) schwellen v. a. Augenlider, Gesicht, Lippen und Zunge an. Es besteht die akute Gefahr, dass es nachfolgend zu einer **Kehlkopfschwellung** (Glottisödem) kommt. Dies ist aufgrund der Erstickungsgefahr potenziell ein dramatischer Notfall!
Bei schweren Urtikariaformen und beim Angioödem kann der **Wasserverlust** aus den Blutgefäßen in die Haut zu einem lebensbedrohlichen **Schock** führen.

Diagnostik

Die Diagnostik wird anhand des klinischen Erscheinungsbildes gestellt. Nicht immer lässt sich anhand der Anamnese der Auslöser ermitteln. Andernfalls kann eine allergologische Diagnostik zur weiteren Abklärung beitragen. Bei einer physikalischen Urtikaria werden gelegentlich Provokationstests, z. B. mit lokaler Kälte- oder Wärmeeinwirkung, durchgeführt. Eine **Druckurtikaria** kann durch Ziehen von Linien auf der Haut unter leichtem Druck (sog. Dermografismus) mit einem Holzspatel ausgelöst werden; die Quaddeln erscheinen strichförmig.

Therapie

Therapie der Wahl ist die Gabe von Antihistaminika. Der Juckreiz kann lokal behandelt werden (u. a. Antihistaminika). Nur bei schweren und chronischen Verläufen muss eine systemische intravenöse Therapie erwogen werden, bei der auch **Glukokortikoide** verabreicht werden. Prophylaktisch ist die Meidung des Auslösers vorrangig.

Fazit – Das müssen Sie wissen

Urtikaria

Unter einer Urtikaria (Nesselsucht) versteht man das Auftreten **zahlreicher juckender Quaddeln** in der **oberen Dermis**. Wenn auch das **Unterhautgewebe** betroffen ist, spricht man von einem **Angioödem** (= **Quincke-Ödem**); dieses bildet sich langsamer zurück. Ursache: Vermehrung der Mastzellen und **zu viel Histamin**. Vielfältige Auslöser (allergische Reaktionen, Autoimmunerkrankungen, Infektionen etc.).
Bei einer schweren Urtikaria oder einem Angioödem kann der Wasserverlust aus den Blutgefäßen in die Haut zu einem **Volumenmangel mit Schocksymptomatik** führen.
Diagnostik: Anamnese und typisches klinisches Bild; ggf. Hauttests und Blutuntersuchungen. Beim Verdacht auf physikalische Urtikaria kann die Quaddelbildung ggf. durch entsprechende Reize (Kälte, Scherkräfte mittels Holzspatel) provoziert werden.
Therapie: Auslöser meiden. Linderung des Juckreizes mit Antihistaminika (oral); ggf. lokale Behandlung. Schwere Urtikaria oder Angioödem: ggf. Antihistaminika i. v. und systemisch Glukokortikoide.

Allergisches Kontaktekzem

Definition

Allergisches Kontaktekzem

Das allergische Kontaktekzem ist eine Entzündungsreaktion der Haut, die durch eine **allergische Reaktion** hervorgerufen wird.

Pathophysiologie

Kontaktekzeme können durch allergische und nichtallergische Reaktionen hervorgerufen werden (siehe toxisches Kontaktekzem (S. 106)).

Die allergische Variante entsteht durch eine Hypersensitivitätsreaktion vom Typ IV (Spätreaktion): Der **1. Kontakt** mit dem allergieauslösenden Stoff (Allergen) löst beim Immunsystem keine erkennbare Reaktion aus. Jedoch beginnt es in dieser Sensibilisierungsphase, Immun- und Gedächtniszellen gegen das Allergen zu bilden. Erst bei einer erneuten Exposition wird eine **Entzündungsreaktion** hervorgerufen.

In der Anamnese sind häufig Kosmetika, Wasch- und Pflegemittel, Bestandteile von Kleidung (Metallknöpfe, Weichmacher in Gummis) oder Schmuck sowie Cremes und Salben als **Auslöser** auszumachen. Eine Sonderform des allergischen Kontaktekzems ist die **photoallergische Reaktion**: Dabei reagiert der Körper auf eine Substanz (z. B. Inhaltsstoffe einer Sonnencreme oder ein Antibiotikum) erst nach zusätzlicher Sonneneinstrahlung.

Symptomatik und Diagnostik

Das äußere Erscheinungsbild ist ekzemtypisch: meist eine flüchtige Rötung und ödematöse Schwellung der Dermis und Subkutis, häufig mit Papel- oder Blasenbildung (Quaddeln). Häufig nässen die betroffenen Stellen und schuppen dann trocken aus. Fast stets geht das Geschehen mit deutlichem Juckreiz (Pruritus) einher.

Insbesondere bei Manipulationen aufgrund des starken Pruritus entwickeln sich Sekundäreffloreszenzen wie Rhagaden, Hyperkeratosen, eine Lichenifikation Nach deren Abheilung können Pigmentveränderungen verbleiben.

Die Diagnose ergibt sich aus dem klinischen Bild und der anamnestisch ermittelten Auslösesituation.

Therapie

Therapie der Wahl ist eine kortisonhaltige Creme, die jedoch nur temporär eingesetzt wird. Alternativ oder begleitend kommt eine UV-Therapie in Betracht. Im Fokus stehen die Identifizierung des Auslösers und seine Meidung. Die Behandlung muss die Hautpflege zur Prophylaxe gegen Infektionen durch Bakterien oder Pilze einschließen.

Fazit – Das müssen Sie wissen

Allergisches Kontaktekzem

Häufige Auslöser dieser **allergisch bedingten Entzündungsreaktion der Haut** sind u. a. Kosmetika, Metalle und Weichmacher. An der Kontaktstelle treten **Rötungen, Schwellungen** und **stark juckende Bläschen** auf. Die Diagnose erfolgt anhand der **Anamnese** und des **klinischen Bildes**. Die **Therapie** besteht im **Meiden der Auslöser**, der lokalen Anwendung kortisonhaltiger Präparate und einer Hautpflege, die Infektionen mit Bakterien oder Pilzen verhindert.

Arzneimittelexanthem

Definition

Arzneimittelexanthem

Arzneimittelexantheme sind häufige **unerwünschte Nebenwirkungen** von **Medikamenten;** und entstehen durch eine Immunkomplexreaktion vom Typ IV. Aufgrund ihres oft typischen Erscheinungsbildes werden sie auch als **Arzneimittelekzem** bezeichnet.

Pathophysiologie

Arzneimittelexantheme treten teilweise erst nach mehrfacher Einnahme eines Medikamentes als Hypersensitivitätsreaktion vom **Typ IV** (**Spätreaktion**) auf; bis zur Erstmanifestation vergehen bis zu 2 Wochen. Anschließend (nach Sensibilisierung) entwickeln sich die Körperreaktionen oft rasch. Bei direkter Wirkung einer Arznei auf Mediatoren (v. a. Histamin) ist auch eine Sofortreaktion innerhalb kürzester Zeit möglich. Bekannte **Auslöser** sind v. a. **Antibiotika, Analgetika, Antiepileptika, Goldpräparate sowie neuere Therapeutika im Einsatz bei Tumorleiden.** Arzneimittelexantheme können jedoch auch nicht allergisch (bzw. pseudoallergisch) bedingt sein (z. B. Ampicillinexanthem). Teilweise kommt es jedoch erst zu Reaktionen bei gleichzeitigem Vorliegen eines weiteren disponierenden Faktors (z. B. Penicillin-Reaktion bei Mononukleose oder erhöhte Reaktionsbereitschaft bei Atopikern). Die dramatischste Erscheinungsform ist der anaphylaktische Schock (siehe Lernmodul 18 „Notfälle und kritische Situationen").

Symptomatik

Arzneimittelexantheme sind sehr unterschiedlich im Erscheinungsbild, Ausbreitung und Größe. Sie können den ganzen Körper überziehen oder nur an einzelnen Stellen auftreten. Oft zeigen sie sich als rosafarbene, rötliche oder rötlich-bläuliche Effloreszenz, vereinzelt oder gruppiert stehend und oft schmerzend und juckend. Eine urtikariaähnliche Blasenbildung (Quaddeln) ist häufig.

Diagnostik und Therapie

Die Verdachtsdiagnose ergibt sich aus der Anamnese und dem klinischen Bild. Diagnostisch können **Allergietests** (Provokationstests an der Haut, Blutlabor) durchgeführt werden. Bei pseudoallergischen Reaktionen sind diese Untersuchungen jedoch nicht aussagekräftig.

Am wichtigsten ist es, das auslösende **Medikament** zu erkennen und wenn möglich zu ersetzen oder die Dosierung anzupassen. In schweren Fällen werden Arzneimittelexantheme mit **Glukokortikoiden** (**lokal** oder **systemisch**) und **Antihistaminika** behandelt, wodurch die Immunreaktion unterdrückt und der Juckreiz gelindert wird.

Fazit – Das müssen Sie wissen

Arzneimittelexanthem

Ausschlag der Haut oder der **Schleimhäute**, der als **unerwünschte Arzneimittelwirkung** (UAW) nach Anwendung oder Einnahme eines Medikaments auftritt. Kann **allergisch** bedingt sein (Hypersensitivitätsreaktion vom Typ IV); häufige Auslöser: sind **v. a. Antibiotika**, Analgetika, Antiepileptika, Goldpräparate sowie neuere Therapeutika im Einsatz bei Tumorleiden. Arzneimittelexantheme können auch **pseudoallergisch** bedingt sein (z. B. Ampicillinexanthem).
Symptome sind klein- oder großfleckige **Rötungen, Papeln**, die einzeln oder am ganzen Körper auftreten, meist begleitet von **Juckreiz**.
Die Diagnostik umfasst Hauttests und Blutuntersuchungen (bei pseudoallergischen Reaktionen nicht aussagekräftig). Gegebenenfalls Provokationstests.
Therapie: auslösendes **Medikament absetzen**, in schweren Fällen **Glukokortikoide** (lokal oder systemisch) und **Antihistaminika.**

Toxisches Kontaktekzem

Definition

Toxisches Kontaktekzem

Das toxische Kontaktekzem ist die Folge einer **unmittelbaren Schädigung der Haut** durch Kontakt mit von außen einwirkenden **Schadstoffen (Noxen).**

Pathophysiologie

Im Gegensatz zum allergischen Kontaktekzem erfolgt beim toxischen Kontaktekzem keine vorherige Sensibilisierung. Vielmehr ist die unmittelbare Wirkung einer Noxe auslösend (z. B. durch Säuren oder Laugen).

Man unterscheidet zwischen obligat-toxischen und gering toxischen Substanzen. Obligat-toxische Stoffe lösen bereits beim **1. Kontakt** das akute Kontaktekzem aus. Im Gegensatz dazu wird das **chronische** (auch kumulativ-toxische) Kontaktekzem erst durch **wiederholten Kontakt** hervorgerufen.

Bei Sonderformen kommen verschiedene Faktoren wie z. B. Toxizität, allergische Disposition, mechanische Reizung und Superinfektion zusammen. Ein klassisches Beispiel ist die Windeldermatitis (▶ **Abb. 4.32**) durch mechanische Reizung, Feuchtigkeit, Reizung der Haut durch Urin und Stuhl und ggf. Superinfektion durch den Pilz Candida.

Symptomatik

Die Symptome ähneln denen des allergischen Kontaktekzems (u. a. Rötung, Blasenbildung). Allerdings überwiegen beim toxischen Ekzem **Brennen** und **Schmerzen** gegenüber dem Juckreiz. Die Entzündungsreaktionen der Haut beschränken sich klar auf die Hautareale, die Kontakt mit der auslösenden Substanz hatten.

Langfristig können Rhagaden, Keratosen und eine Lichenifikation beobachtet werden.

Diagnostik und Therapie

Die Diagnose wird anhand der **Anamnese** (Auslöser), der **Lokalisation** und des klinischen Bildes gestellt.

Abb. 4.32 Toxisches Kontaktekzem.

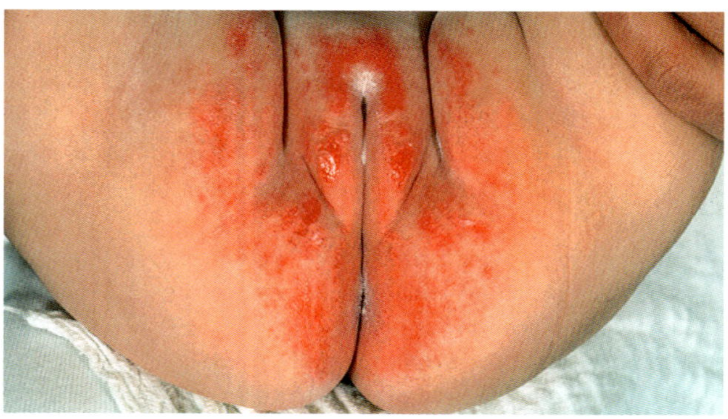

Windeldermatitis bei einem Säugling. *Abb. aus: Radtke M. Einteilung nach der Pathogenese. In: Moll I, Hrsg. Duale Reihe Dermatologie. 8. Auflage. Thieme; 2016*

Die Therapie zielt vor allem auf das **Meiden der Auslösesituationen**; z. B. Tragen von Schutzkleidung oder den Austausch von Substanzen und Materialien, mit denen man z. B. beruflich oder bei häuslichen Reinigungsarbeiten zu tun hat. **Symptomatisch** werden zur **Erhaltung und Regeneration** fettende oder kortisonhaltige Salben und Emulsionen eingesetzt. Nur bei komplizierten Verläufen erwägt man eine systemische Therapie mit Antihistaminika oder Kortikoiden.

Fazit – Das müssen Sie wissen

Toxisches Kontaktekzem

Das toxische Kontaktekzem entsteht infolge **direkter Schädigung** der Haut durch bestimmte Schadstoffe (**Noxen**). Häufige Auslöser sind Säuren, Laugen, UV-Strahlung, Reinigungsmittel.
Eine **Sonderform** ist die **Windeldermatitis** beim Säugling.
Die Symptome ähneln denen eines allergischen Kontaktekzems (Brennen, Schmerzen) – das toxische Kontaktekzem **breitet sich** jedoch **nicht in die Umgebung aus**.
Die Therapie erfolgt durch **Meiden** der auslösenden Substanz; ggf. **kortisonhaltige Präparate** (lokal) sowie **Hautpflege**, um die Hautbarriere wiederaufzubauen.

Neurodermitis (Atopisches Ekzem, endogenes Ekzem)

Definition

Atopisches Ekzem

Die Neurodermitis ist eine häufige, **chronisch-rezidivierende** und **nicht infektiöse** Hauterkrankung, die v. a. durch **stark juckende Ekzeme** charakterisiert ist.

Pathophysiologie

Die Ätiologie der Neurodermitis ist nicht abschließend geklärt; eine **genetische Veranlagung** gilt als wahrscheinlich, ist aber nicht gesichert. Die Neurodermitis wird den **atopischen Erkrankungen** zugeordnet. Als Atopie bezeichnet man **Überempfindlichkeitsreaktionen**, die auf einer Typ-I-Allergie (**Soforttyp**) mit forcierter IgE-Bildung (Immunglobulin-E-Antikörper) basieren. Auslösend und verstärkend wirken vor allem Allergien, aber auch psychische Faktoren. Aktuelle Studien gehen davon aus, dass aufgrund von Gendefekten die **Barrierefunktion der Haut**, und damit der Schutz gegen Umwelteinflüsse, **vermindert** ist. Bei vielen Betroffenen kommen häufig allergische Reaktionen der Atemwege oder des Verdauungstraktes dazu. Problematisch ist in vielen Fällen zudem, dass sich Auslöser ändern oder unterschiedlich schwerwiegend sein können.

Die Erkrankung betrifft etwa 10 % der Kinder und 3 % der Erwachsenen. Am häufigsten beginnt die atopische Dermatitis im Säuglings- oder Kleinkindalter.

Symptomatik

Das Leitsymptom der Erkrankung ist ein äußerst ausgeprägter Juckreiz. Besonders nachts werden die Betroffenen davon gequält und haben weniger Kontrolle auf ihr Verhalten (Kratzen). **Entzündliche Prozesse in der Haut** sind das zentrale pathogenetische Element der atopischen Dermatitis. Diese können an der Haut sowohl zu **akuten, nässenden, stark geröteten Veränderungen** mit **Krustenbildung** als auch zu **chronischen, trockenen Ekzemen** mit **Bläschen** und **Schuppen** führen.

Die Neurodermitis ist in den meisten Fällen mit **starken psychischen Belastungen** verbunden. Sie beruhen u. a. auf dem Schlafdefizit durch den Juckreiz, auf kosmetischen Problemen und darauf, dass an vielen Aktivitäten nur beschränkt teilgenommen werden kann. Durch Stress und/oder starke Fokussierung auf die Erkrankung kann das Immunsystem weiter beeinträchtigt werden und ein Teufelskreis entstehen.

Klassisch ist ein **schubweiser Verlauf**. Die Schübe werden meistens mit steigendem Lebensalter länger und die Ausprägung der Erkrankung oft **milder**; bei vielen Kindern entwickelt sich das Geschehen mit der Pubertät fast gänzlich zurück.

Das typische klinische Bild des atopischen Ekzems ist abhängig davon, in welchem **Alter** sich die Erkrankung erstmals manifestiert.

Neurodermitis beim Säugling. Bei Kleinkindern zeigt sich das atopische Ekzem meist erst deutlich ab dem **3. Lebensmonat**. Auf den **Wangen** und an der **Stirn**, aber auch am Bauch, im Windelbereich und an Beugestellen bilden sich nässende und gleichsam verkrustende **Erytheme** (Rötungen), teils mit Bläschen. Durch Kratzen wegen des Juckreizes kommt es häufig zu Erosionen und entzündlichen Hautveränderungen.

Zusatzinfo

Milchschorf – ein erstes Zeichen?!

Der landläufig als **Milchschorf** bezeichnete krustige Hautausschlag des Neugeborenen im Gesicht und v. a. am behaarten Kopf gilt als Frühsymptom der Neurodermitis. Er ist jedoch kaum vom sog. **Kopfgneis**, dem seborrhoischen Ekzem der Kopfhaut des Kindes, zu unterscheiden, der keinen Bezug zum atopischen Ekzem hat.
Kinder mit Milchschorf entwickeln nicht zwingend eine Neurodermitis. Das endogene Ekzem tritt auch bei Menschen auf, bei denen nie ein Milchschorf diagnostiziert wurde.

Neurodermitis beim Kind und beim Jugendlichen. Tritt die Erkrankung nach dem 2. Lebensjahr auf, präsentieren sich die Ekzeme v. a. als nässend. Der immense Juckreiz besteht auch hier. Die Prädilektionsstellen sind bei dieser Form v. a. die **Gelenkbeugestellen** (Handgelenke, Ellenbeugen, Kniekehlen, Nacken, siehe ▶ **Abb. 4.33**). Bei vielen Patienten kommt es im **Frühjahr** und **Sommer** zu einer **Besserung** der Erkrankung.

Neurodermitis beim Adoleszenten und beim Erwachsenen. Nach der Pubertät sind besonders die großen **Gelenkbeugen** und der **Handrücken**, aber auch **Stirn** und **Augenlider** betroffen. Die Hautfalten vergröbern und die Oberhaut verdickt sich (**Lichenifikation).** Bedingt durch eine verminderte Talgproduktion werden die Haut insgesamt trocken und die Haare glanzlos.

Komplikationen. Komplikationen sind v. a. Superinfektionen der geschädigten Haut, etwa durch Staphylococcus aureus oder Hefepilze. Besonders gefürchtet und gefährlich ist die (seltene)

Abb. 4.33 Atopisches Ekzem.

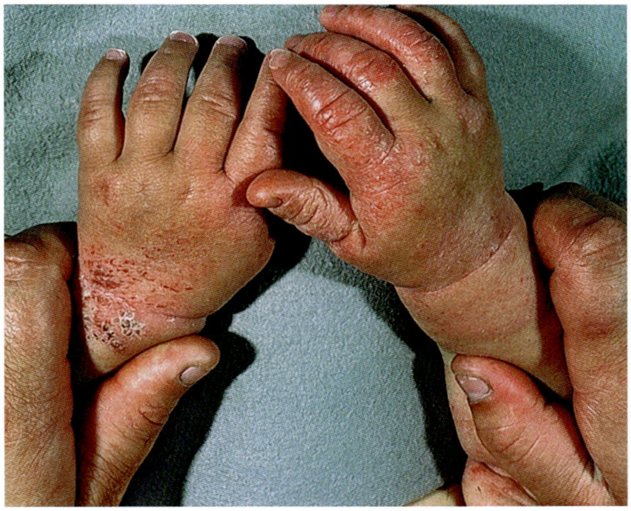

Atopisches Ekzem bei einem Säugling (am Handrücken und an den Handgelenken). *Abb. aus: Tilgen W, Pföhler C, Zaun H. Ekzemkrankheiten/Dermatitis. In: Gortner L, Meyer S, Hrsg. Duale Reihe Pädiatrie. 5. Auflage. Thieme; 2018*

Kolonialisierung mit Herpes-simplex-Viren (Ekzema herpeticatum).

Diagnostik

Die Diagnostik orientiert sich an einem **standardisierten Kriterienkatalog** (SCORAD), der verschiedene Haupt- und Nebenkriterien umfasst und auch zur Dokumentation des Schwergrads genutzt wird. Zu den Hauptkriterien zählen das charakteristische **äußere Erscheinungsbild**, der **Juckreiz** und eine Bestätigung typischer Aspekte in der Eigen- und **Familienanamnese**.

Inspektorisch sind bei vielen Patienten ein sogenanntes **Hertoghe-Zeichen** (ausgedünnte seitliche Augenbrauen) sowie eine doppelte Lidfalte (Dennie-Morgan-Falte) zu finden. Häufig fällt bei der körperlichen Untersuchung ein **weißer Dermographismus** auf: nach einer mechanischen Reizung wird die Haut durch eine lokale Vasokonstriktion heller. Zusätzlich können **Allergietests** mögliche Provokationsfaktoren identifizieren.

Therapie

Ob die Neurodermitis **heilbar** ist oder die **Therapie lediglich Linderung** und ein besseres Krankheitsmanagement erzielen kann, ist **umstritten**. Die Behandlung richtet sich nach dem Alter der Patienten, dem Schwergrad des Erscheinungsbildes, bestehenden Komplikationen und bekannten Auslösern. Es gibt viele verschiedene Therapieansätze. Der Erfolg einzelner Maßnahmen ist sehr häufig individuell und kann sogar wechselhaft bis widersprüchlich sein. Die Behandlung stellt Patienten und Therapeuten vor große Herausforderungen.

Bei **leichter Erkrankung** zielt die Therapie auf eine Meidung der **Provokationsfaktoren** und eine gute Pflege der Haut u. a. durch Cremes, Umschläge, Ölbäder. Eine Lichttherapie, die Gabe von oralen Antihistaminika und diätische Maßnahmen können hinzukommen.

Bei **moderater Ekzembildung** versucht man v. a., den Juckreiz zu mildern und eine Superinfektion zu verhindern. Hier kommen äußerlich und lokal u. a. **Kortisonpräparate**, alternativ sog. Calcineurinhemmer zum Einsatz. In schweren Fällen kann eine **systemische antientzündliche und immunsuppressive Therapie** erforderlich sein.

Begleitend empfiehlt sich in vielen Fällen eine Ordnungs- bzw. **Psychotherapie**, um einerseits Stress als Auslösefaktor zu vermindern und andererseits die oft deutliche psychische Belastung der Betroffenen bestmöglich aufzufangen.

Fazit – Das müssen Sie wissen

Neurodermitis (atopisches Ekzem, endogenes Ekzem)

Häufige, **chronisch** verlaufende Hauterkrankung (v. a. bei **Kindern** und **Jugendlichen**). Bestimmte **Provokationsfaktoren** (z. B. zu häufiges Waschen, Pollen, Stress, hormonelle Faktoren) können einen **Schub** auslösen.
Die Erkrankung ist gekennzeichnet durch **stark juckende, nässende Ekzeme.** Diese entstehen altersabhängig an unterschiedlichen Prädilektionsstellen, bei **Säuglingen** v. a. auf den **Wangen** und der Stirn; häufig Ausbreitung auf den **Rumpf** und die Streckseiten der **Extremitäten**. Bei **Kindern** sind häufig die **Beugeseiten von Gelenken** sowie Hals und Augenlider betroffen.
Die **Basistherapie** besteht aus **rückfettenden** Substanzen. Im **akuten Schub** kommen **immunsuppressiv** wirkende Medikamente zum Einsatz: lokal angewendete Kortisonpräparate und Calcineurininhibitoren. **Schwere Fälle** müssen ggf. **systemisch** mit **Glukokortikoiden** oder Immunsuppressiva behandelt werden. **Antihistaminika** lindern den Juckreiz. Eine **Lichttherapie** wirkt entzündungshemmend. Bei einer bakteriellen Superinfektion werden lokal Antiseptika aufgetragen. Begleitend empfiehlt sich eine **Psychotherapie**.

4.6.5 Mykosen

Definition

Mykosen

Mykosen sind Infektionskrankheiten, die durch Pilze verursacht werden. Diese können u. a. die Haut betreffen. Je nach Art besiedeln die Pilze unterschiedliche Hautgewebe (z. B. Schleimhäute).

Mykosen können sich **lokal** an der Haut bzw. den Hautanhangsgebilden, an den Schleimhäuten oder als **systemische Mykose** (z. B. mit Besiedlung auch des Darms oder der Atemwege) äußern. Da ein intaktes Immunsystem i. d. R. Erkrankung durch Pilze verhindert, kann man bei Mykosen auf eine **Immunschwäche** des befallenen Organismus schließen – man bezeichnet das Geschehen dann häufig als **opportunistische Infektion**. Auch **Durchblutungsstörungen** der Haut (wie z. B. beim Diabetes mellitus oder arterieller Verschlusskrankheit) bieten den Boden für Mykosen.

Grob werden 3 Typen von Pilzen unterschieden: **Fadenpilze (Dermatophyten), Sprosspilze (Hefepilze)** und **Schimmelpilze**. Mehr zu Pilzen lesen Sie im Lernmodul 2 „Biologie, Pathologe, Infektiologie".

HP-Praxis

Mykosen – ein mögliches Signal für Immunschwächen

Mykosen, insbesondere rezidivierende oder hartnäckige Candida-Infektionen, können auf eine Immunschwäche hinweisen. In der Diagnostik müssen mögliche Hintergründe (z. B. maligne Erkrankungen, HIV-Infektion, Diabetes mellitus, aber auch Medikationen wie Antibiotika und Kortison sowie massive Stressbelastungen) beleuchtet werden.

Infektionen durch Fadenpilze (Dermatophytosen)

Pathophysiologie

Fadenpilze befallen vor allem die äußere Haut. Den Befall bezeichnet man als **Tinea** (▸ **Abb. 4.34**). Die häufigste Variante ist die **Tinea pedis (Fußpilz).** Die Pilze bevorzugen feuchte und warme Hautareale. Meistens sind dies Bereiche mit geringer Sonneneinstrahlung. Die **Zehenzwischenräume** bieten dafür optimale Bedingungen (▸ **Abb. 4.34a**). Öffentliche Bäder oder Saunen sind typische Infektionsquellen. Daneben unterscheidet man die **Onychomykose** (**Nagelpilz**, Tinea unguium, ▸ **Abb. 4.34b**), die **Tinea corporis (Ringelflechte, am gesamten Körper**, ▸ **Abb. 4.34c)** und die **Tinea capitis (am Kopf)**. Die Infektionswege sind variantenreich. Nicht selten erfolgt die Infektion durch engen Kontakt mit Tieren.

Symptomatik

Leitsymptom der Mykosen ist ein **quälender Juckreiz**. Fast immer ist die Haut in umschriebenen Stellen gerötet und schuppt sich (**erythematöse Schuppungen**).

Beim Fußpilz bilden Rhagaden oft eine Eintrittspforte für weitere Erreger, die dann z. B. eine bakterielle Superinfektion begünstigen. **Finger- und Fußnägel** präsentieren sich bei einem Pilzbefall meist als **gelblich trübe verfärbt, verdickt und brüchig**. Pilze auf **Armen, Beinen oder dem Rumpf** zeigen häufig **kreisrunde, oft multiple Erytheme** mit zentralem Farb- oder Pigmentverlust (Abblassung).

Fazit – Das müssen Sie wissen

Infektionen mit Fadenpilzen (Dermatophytosen) – Pathophysiologie und Symptome

Infektionen von Haut, Haaren und Nägeln durch Dermatophyten = Dermatophytosen bzw. Tinea. Je nach Lokalisation unterscheidet man:

- **Tinea pedis** (Fußpilz): Betroffene Hautareale sind **gerötet** und **jucken** stark; zwischen den Zehen bilden sich Rhagaden, die als **Eintrittspforte** für weitere Erreger dienen können.
- **Tinea unguium** (Nagelpilz): verfärbte, **brüchige** Nägel
- **Tinea corporis**: Haut des Körpers ist befallen (v. a. Arme, Oberkörper und Leistenregion); **schuppige, juckende Rötungen**.
- **Tinea capitis**: Befall der Kopfhaut; kreisrunde, **schuppende Herde** mit abgebrochenen Haaren

Abb. 4.34 Tinea = Infektionen mit Dermatophyten (Fadenpilzen).

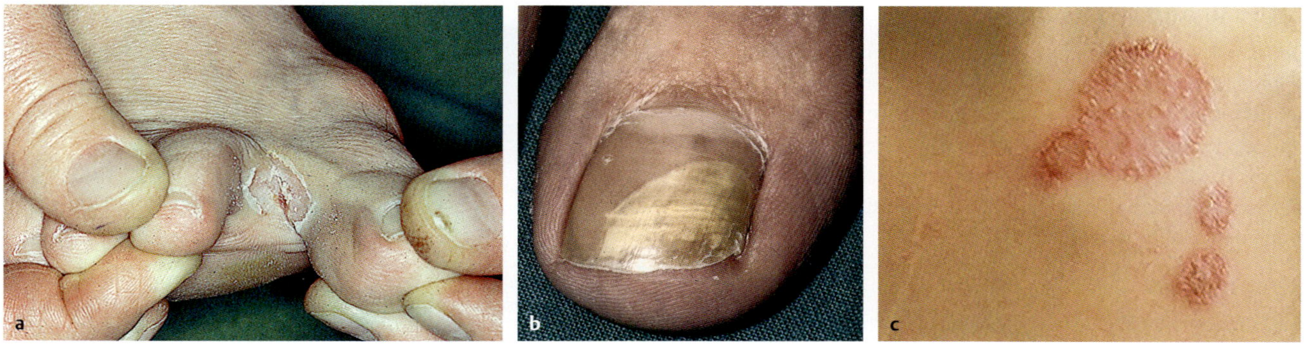

a Tinea pedis (Fußpilz). *Abb. aus: Hofmann H. Tinea unguium. In: Moll I, Hrsg. Duale Reihe Dermatologie. 8. Auflage. Thieme; 2016*

b Tinea unguium (Onychomykose, Nagelpilz). *Abb. aus: Hofmann H. Tinea unguium. In: Moll I, Hrsg. Duale Reihe Dermatologie. 8. Auflage. Thieme; 2016*

c Tinea corporis (Ringelflechte). *Abb. aus: Schöni M, Kernland Lang K. Vorschul-, Schulkinder und Adoleszenten. In: Baumann T, Hrsg. Atlas der Entwicklungsdiagnostik. 4. Auflage. Thieme; 2015*

Infektionen durch Hefen (Kandidosen)

Durch Hefepilze der Gattung Candida ausgelöste Pilzerkrankungen werden Kandidose genannt. Bei Befall der Schleimhäute spricht man von **Soor**. Die größte Rolle spielt **Candida albicans**.

Pathophysiologie

Die Übertragung erfolgt durch **Hautkontakt**, bei genitalem Befall durch **Geschlechtsverkehr** oder als Übertragung auf das Neugeborene unter der **Geburt**. Bei Säuglingen entwickelt sich ein **Windelsoor** häufig auf dem Boden einer sog. Windeldermatitis, einer Hautreizung im Gesäß- und Genitalbereich unspezifischer Genese. Bei Erwachsenen sind häufig Hautfalten (unter der Brust, in Achseln und Leisten, bei Adipositas am Bauch) betroffen. Das entstehende Bild bezeichnet man als **intertriginöse Kandidose.**

Symptomatik

Die orale Kandidose **(Mundsoor)** geht mit einer Mundschleimhaut-Entzündung (**Stomatitis**) einher. Der Mundsoor zeigt **weiße, abstreifbare Beläge**, oft mit erythematösem Hof (▶ **Abb. 4.35a**). Die Betroffenen klagen meistens über Schluckbeschwerden, ein pelziges Gefühl im Mund und Geschmacksstörungen. Bei ausgeprägtem Krankheitsbild kann der Befall auf die Speiseröhre übergreifen (**Soor-Ösophagitis**).

Die Entzündung des Nagelwalls mit Candida albicans wird **Candida-Paronychie** genannt.

Bei genitalen und intertriginöse Kandidosen (▶ **Abb. 4.35b**), sowie bei Windelsoor kommt es zu **Hautrötungen** und **nässenden, oft bläschenbildenden Ausschlägen**. Damit kann ein starker **Juckreiz** verbunden sein.

Ein Scheidenpilz (Vaginalmykose, Soorkolpitis) äußert sich zudem durch Brennen und weißlichen, krümeligen Ausfluss. Entwickelt sich beim Mann aus der Mykose eine Entzündung der Eichel (**Balanitis**), sind Brennen und Kontaktschmerz charakteristisch.

Abb. 4.35 Kandidose.

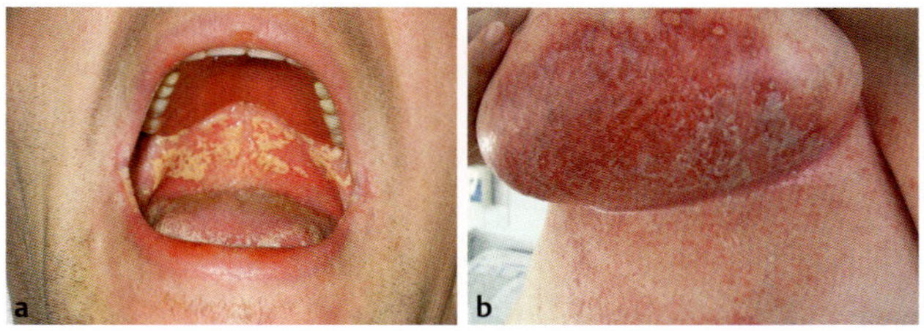

a Mundsoor (orale Kandidose): Zu erkennen sind die typischen weißen, abstreifbaren Beläge auf geröteter Schleimhaut. *Abb. aus: Schäfer J, Scherbaum H, Fleck R et al. Kandidose. In: Arastéh K, Baenkler H, Bieber C et al., Hrsg. Duale Reihe Innere Medizin. 4. Auflage. Thieme; 2018*

b Intertriginöse Kandidose: Die Haut unter der Brust (submammär) ist stark entzündet und gerötet. Im Randbereich der Entzündung erkennt man viele Papeln. *Abb. aus: Nenoff P. Kutane Kandidose. In: Plettenberg A, Meigel W, Schöfer H, Hrsg. Infektionskrankheiten der Haut. 3. Auflage. Thieme; 2010*

Fazit – Das müssen Sie wissen

Infektionen mit Hefen (Kandidosen) – Pathophysiologie und Symptome

Kandidose = Infektion mit Pilzen der Gattung Candida; **Soor** = nur die Schleimhäute sind betroffen. Kandidosen kommen v. a. bei **geschwächtem Immunsystem** oder bei **Säuglingen** (nach vaginaler Geburt) vor. Je nach Lokalisation unterscheidet man:

- **orale Kandidose** (Mundsoor): weißliche, abstreifbare Beläge auf geröteter Mundschleimhaut; Entzündung der Ösophagus-Schleimhaut (**Soor-Ösophagitis**)
- **intertriginöse Kandidose**: Ausbreitung der Pilze in feuchtem Milieu; bei Erwachsenen in Hautfalten, bei Säuglingen **Windelsoor**
- **genitale Kandidose**: bei Frauen Juckreiz und weißlicher, krümeliger Ausfluss; bei Männern Entzündung der Eichel
- **Candida-Paronychie**: Entzündung des Nagelwalls

Infektionen durch Schimmelpilze

Pathophysiologie

Der Befall von Schimmelpilzen betrifft vor allem die Atemwege, seltener den Verdauungstrakt und das Nervensystem. In den Nasennebenhöhlen und vor allem in der Lunge handelt es sich oft um Aspergillus-Arten; die Aspergillen werden meist eingeatmet. Die Erkrankung wird als **Aspergillose** bezeichnet. Immungeschwächte Menschen sowie Menschen mit chronischen Lungenleiden sind besonders betroffen.

Symptomatik

Die Symptomatik der **Aspergillose** ist unspezifisch und abhängig vom befallenen Gewebe. Typisch sind u. a. Symptome der Sinusitis, Asthma-ähnliche Beschwerden oder das Bild einer Pneumonie.

Fazit – Das müssen Sie wissen

Infektionen mit Schimmelpilzen – Pathophysiologie und Symptome

Häufig durch Schimmelpilz Aspergillus = **Aspergillose**. Schimmelpilzsporen können eingeatmet werden und (abhängig von der Abwehrlage des Patienten) **verschiedene Erkrankungen** hervorrufen. Am häufigsten betroffen sind die **Lungen** und **Nasennebenhöhlen**, seltener Verdauungstrakt und Nervensystem. Symptome je nach Befallsort; häufig Symptome der Sinusitis oder Pneumonie **sowie Asthma-ähnliche Beschwerden**.

Diagnostik

Beim Befall mit Faden- und Hefepilzen kann die Diagnose in den meisten Fällen bereits über die **Inspektion** und die **Anamnese** (Pruritus, bekannter Auslöser) gestellt werden. **Gewebeproben** können im **Labor** die Pilzbesiedlung und ggf. aufgesetzte Bakterien nachweisen. Bei der Aspergillose ist dies der einzige zielführende diagnostische Weg. Zudem können Blutuntersuchungen und bildgebende Verfahren weiteren Aufschluss geben. Je nach vermutetem Übertragungsweg sollten Sexualpartner oder auch Haustiere ebenfalls untersucht (und ggf. behandelt) werden.

Therapie

Bei den meisten Mykosen ist i. d. R. eine **lokale Therapie** mit **Antimykotika** ausreichend. Nur bei schweren Verläufen und innerem Befall ist eine systemische Anwendung angezeigt. Bei einem sog. **Aspergillom** wird die Gewebsveränderung möglichst chirurgisch entfernt.

Bei bakteriellen Superinfektionen muss evtl. zusätzlich antibiotisch behandelt werden. Stark verhornte Nägel bei Onychomykose können mit hochprozentiger Harnstofflösung aufgeweicht und dann abgetragen werden. Die **Prophylaxe** ist in vielen Fällen – insbesondere bei Rezidiven – von besonderer Bedeutung. Wichtig sind hier u. a. Haut- und Fußpflege, geeignete Kleidung und das Meiden von Auslösesituationen.

Bei **sexueller Übertragung gilt nach § 24 IfSG ein Behandlungsverbot für Heilpraktiker**. Sexualpartner müssen mitbehandelt werden, um eine gegenseitige Reinfektion zu vermeiden.

Komplikationen

Insbesondere bei stark immungeschwächten Menschen und Neugeborenen kann der Befall innerer Organe oder gar eine Generalisierung lebensbedrohlich sein.

Fazit – Das müssen Sie wissen

Pilzerkrankungen der Haut (Mykosen) – Diagnostik und Therapie

Diagnostik: Meist Anamnese und Inspektion ausreichend bei Faden- und Hefepilzen (Pruritus, bekannter Auslöser). Nachweis von Aspergillen bzw. Aspergillen-Antigenen aus u. a. Blutprobe, Sputum, Bronchialsekret. Ggf. bildgebende Verfahren (v. a. bei Aspergillom).
Therapie: Bei den meisten Mykosen i. d. R. **lokale** Therapie mit **Antimykotika**, in schweren Fällen **systemische** Therapie. Partner und ggf. Haustiere ggf. mitbehandeln.
Behandlungsverbot für Heilpraktiker nach § 24 IfSG bei **sexueller Übertragung**.

4.6.6 Gutartige Tumoren

Fibrome

Definition

Fibrome

Fibrome (Dermatofibrome) sind **gutartige Bindegewebstumoren** der Haut.

Pathophysiologie

Fibrome werden häufig auch als Stielwarzen bezeichnet. Sie sind gutartige, faserreiche, aber zellarme und meistens gefäßlose Bindegewebsneubildungen (▸ **Abb. 4.36**). Fibrome findet man einzeln stehend oder gruppiert bei fast jedem Menschen. Sie haben keinen Krankheitswert und sind meist schmerzlos, können allerdings mechanisch oder kosmetisch stören. Die Wahrscheinlichkeit der Ausbildung von Fibromen steigt mit dem Lebensalter.

Fibrome sind sehr vielgestaltig im Erscheinungsbild. Die meisten sind ungefähr pfefferkorngroß, hautfarben und ragen über das Hautniveau hinaus.

Abb. 4.36 Fibrom.

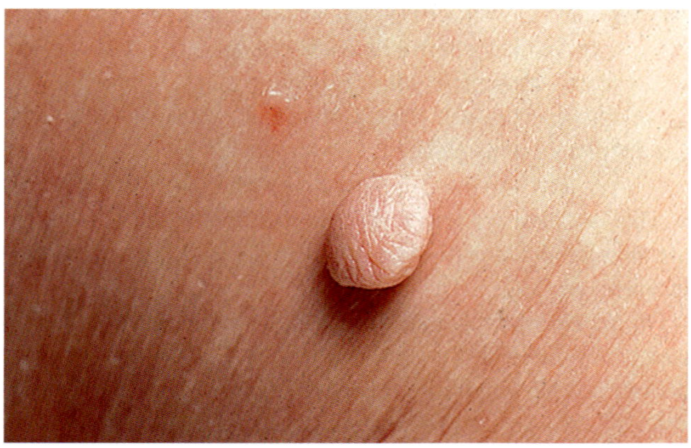

Weiches Fibrom, wie sie gehäuft am Hals, an den Achselhöhlen oder der Leiste vorkommen. *Abb. aus: Moll I. Fibroma pendulans. In: Moll I, Hrsg. Duale Reihe Dermatologie. 8. vollständig überarbeitete Auflage. Thieme; 2016*

- **Weiche Fibrome** treten häufig in **Faltenregionen**, z. B. am Hals, im Bereich der Leiste oder an den Achselhöhlen sowie an den Augenlidern auf. Sie finden sich v. a. bei **älteren Patienten** sowie bei Patienten mit Übergewicht (**Adipositas**), zeigen sich **hautfarben** und häufig **gestielt**.
- Ein **hartes Fibrom** (Histiozytome) zeigt sich als **kleiner derber Knoten**, der oft **hellbräunlich** gefärbt ist und oft als Folge von Mikrotraumen der Haut entsteht. Prädilektionsstellen sind v. a. die Extremitäten.
- **„Falsche Fibrome"** findet man als Vernarbungsreaktion auf mechanische u. a. Reize oft im Bereich der Mundschleimhaut und des Zahnfleisches.

Sonderformen. Als **Keloid** bezeichnet man eine hyperplastische („überschießende") Narbenbildung. **Angiofibrome** sind gefäßreich und deshalb häufig rötlich gefärbt. Da sie aufgrund der Gefäßzeichnung und der Lokalisation im Gesicht mit einem nodulären Basaliom verwechselt werden können, müssen sie unbedingt qualifiziert davon abgegrenzt werden.

Neurofibrome gehen von Nervengewebe aus; hier muss eine weitere Abklärung erfolgen.

Symptomatik

Die meisten Fibrome sind symptomlos. Üben sie mechanische Reize aus, können Juckreiz und Irritation der Mikrozirkulation entstehen. Dadurch kann sich das Protein Hämosiderin ablagern, was zu einer Braunfärbung der umgebenden Haut führt. Die Färbung der Fibrome selbst ist davon unabhängig.

Diagnostik und Therapie

Die Diagnostik stützt sich fast stets allein auf das klinische Erscheinungsbild. Bei Veränderungen (z. B. Hofbildung, neu auftretende Missempfindungen) und unklarer Abgrenzung von malignen Hauttumoren sichert ein histologischer Befund (Gewebsprobe) die Diagnose.

Normalerweise bedürfen Fibrome nicht einer Behandlung. Bei Begleitbeschwerden können sie i. d. R. einfach operativ entfernt werden.

Fazit – Das müssen Sie wissen

Fibrome

Gutartige Bindegewebstumoren der Haut.

- **weiche Fibrome** („Stielwarzen"): hautfarbene Hautanhängsel, häufig gestielt (= pendulierende Fibrome). Treten v. a. in Faltenregionen oder an Augenlidern auf; v. a. im Alter, bei Übergewicht oder Diabetes mellitus. Gegebenenfalls Entfernung.
- **harte Fibrome** (Histiozytome): kleine, derbe, bräunliche Knoten (v. a. an den Beinen); Bindegewebsreaktion auf ein Bagatelltrauma. **Keine Therapie** erforderlich.

Sonderformen: Keloid (Narbenbildung), Angiofibrome, Neurofibrome.

Diagnostik: klinisches Erscheinungsbild, ggf. Gewebsprobe, weitere Abklärung.

Abb. 4.37 Lipom am Arm.

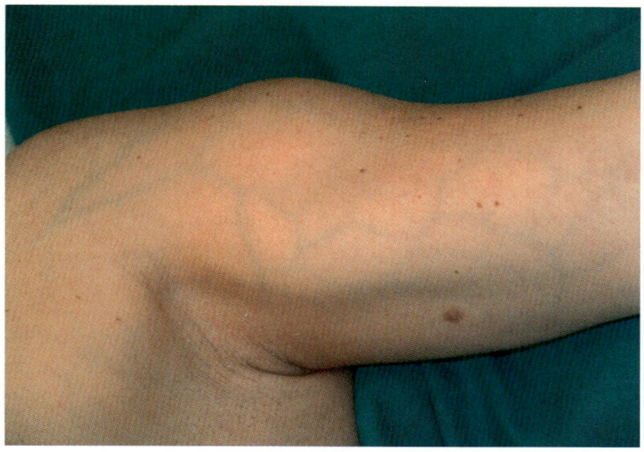

Eine Weichteilschwellung von teigiger, umschriebener Konsistenz mit guter Verschieblichkeit gegenüber der Haut und der Unterlage und ohne pathologische Venenzeichnung oder Hauttrophikveränderungen ist meist ein Lipom. *Abb. aus: Dominkus M, Abdolvahab F. Palpation. In: Breitenseher M, Dominkus M, Amann G, Hrsg. Bildgebende Diagnostik und Therapie der Weichteiltumoren: mit pathologischer Klassifikation, Nuklearmedizin, interventioneller Therapie. Thieme; 2008*

Lipome

Ein Lipom ist eine häufige, gutartige Geschwulst von Fettgewebszellen (▶ **Abb. 4.37**). Lipome sind am häufigsten in der Kopf-Hals-Region lokalisiert. Meist treten sie als oberflächliche Lipome subkutan auf. Seltene Sonderformen betreffen tiefere Strukturen wie Muskeln oder das Rückenmark. Ihre Ursache und die Ätiologie sind nicht eindeutig geklärt. Diskutiert wird eine anomale vorgeburtliche Entwicklung bestimmter Zellen. Rezidive sind häufig.

Warzen (Verrucae)

Definition

Warzen

Warzen (Verrucae) sind durch Viren ausgelöste, kleine, scharf begrenzte gutartige **Tumoren der Epidermis**.

Pathophysiologie

Warzen werden vorrangig durch verschiedene Typen des **humanen Papillomavirus** (HPV) ausgelöst (andere Erreger sind z. B. bestimmte Pockenviren). Warzen können alle Haut- und Schleimhäute befallen und in jeder Lebensphase auftreten (▶ **Abb. 4.38**, ▶ **Abb. 4.39**). Sie sind meisten ohne Krankheitswert – eher kosmetisch oder mechanisch störend. Jedoch müssen sie z. T. auch als Präkanzerose eingeschätzt werden. Teilweise sind sie sehr **infektiös**; die Übertragung erfolgt durch **Schmierinfektion,** z. B. in **Schwimmbädern** oder beim **Geschlechtsverkehr.**

Tab. 4.3 Differenzierung verschiedener Arten von Warzen.

Warzenart	Häufigster Patiententyp	Bevorzugte Lokalisation	Charakter, Leitsymptom
Gemeine Hautwarzen (Verrucae vulgares, „gemeine Warzen")	Kinder	Hände und Füße	• Knötchen mit rauer Oberfläche • zunächst hautfarben, später häufig schwarze Einfärbung
Fußsohlenwarzen (Verrucae plantares, Dornwarzen)		ausschließlich Fußsohle	• beginnend als kleiner bräunlicher bis schwarzer Punkt • wächst durch den Druck des Körpergewichts nach innen • tlw. starke stechende Schmerzen, v. a. bei Belastung
Flachwarzen (Verrucae planae juveniles)	Kinder und Jugendliche	Gesicht und Hände	• flache, hautfarbene, stecknadelkopfgroße Papeln
Condylomata acuminata (Feigwarzen)	Erwachsene	Genitalbereich	• kleinlappig, blumenkohlartig
Pinselwarzen (Verrucae filiformes)		Augenlider, Kinn, Halsregion und Perioralbereich	• schmal, pinselartig mit geringer Färbung • häufig braunen Spitze
Dellwarzen (Mollusca contagiosa, Mollusken)	Kleinkinder Erwachsene	Gesicht, Hals Genitalbereich Achseln	• insbesondere Patienten mit Immunsuppression und chron. Hautläsionen • Multiple hautfarbene Papeln • halbkugelförmig, stecknadelkopfgroß mit zentraler Eindellung • evtl. Juckreiz
Verrucae seniles (seborrhoische Alterswarzen)	Erwachsene in der 2. Lebenshälfte	Stamm laterale Gesichtspartie	• hellbraun bis schwarzbraun • brombeerartige Oberfläche, stumpf und speckig • abkratzbar, dabei leicht auszulösende Blutung

Abb. 4.38 Warzen (Verrucae).

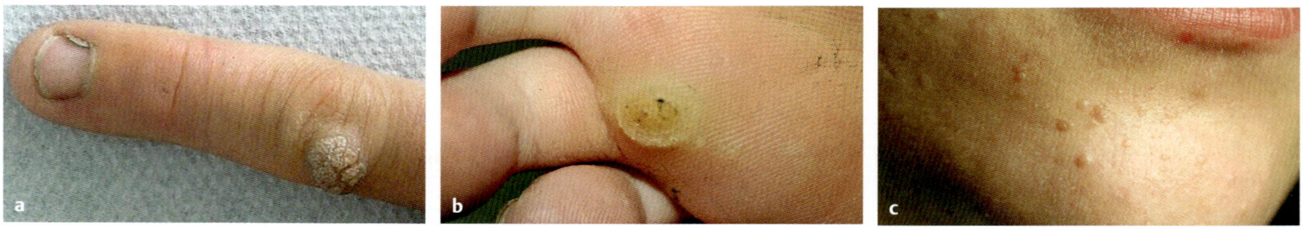

a Verruca vulgaris (Hautwarze) am Finger.
b Verruca plantaris an der Fußsohle.
c Verrucae planae juveniles (Flachwarzen) im Gesicht.
Abb. aus: Czaika V. In: Sterry W, Hrsg. Kurzlehrbuch Dermatologie. 2. Auflage. Thieme; 2018

Symptomatik

Je nach Virusvariante können verschiedene Warzentypen mit unterschiedlichem Erscheinungsbild entstehen (▶ **Tab. 4.3**).

Diagnostik und Therapie

In der Regel erfolgt die Diagnostik über das **klinische Erscheinungsbild**, hilfreich ist ein Dermatoskop. In unklaren Fällen wird die Diagnose über eine **histologische Untersuchung** gesichert, evtl. ergänzt durch einen Erregernachweis.

Klassisch werden Warzen zunächst lokal mit keratolytischen Tinkturen, Salben oder Pflastern behandelt, die z. B. mithilfe von Harnstoff, Vitamin-A-, Chloressig- oder Salicylsäure das Warzengewebe auflösen sollen. Wenn hierbei kein Erfolg erzielt oder eine rasche Beseitigung notwendig wird, erfolgt eine Entfernung per Vereisung, Laser oder Abtragung mit scharfem Löffel und Skalpell. Insbesondere bei immungeschwächten Patienten erfolgt begleitend eine systemisch-virusstatische Therapie. Darüber hinaus gibt es eine große Fülle naturheilkundlicher Konzepte zur Behandlung von Warzen.

Bei **sexueller Übertragung** gilt nach § 24 IfSG ein **Behandlungsverbot** für **Heilpraktiker**. Sexualpartner müssen mitbehandelt werden, um eine gegenseitige Reinfektion zu vermeiden.

Abb. 4.39 Seborrhoische Keratosen („Alterswarzen").

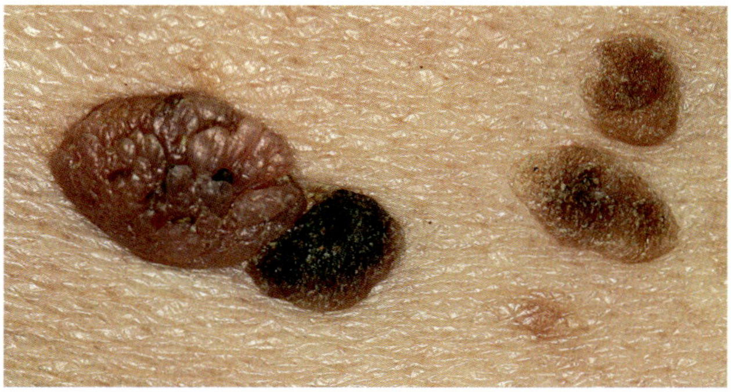

Abb. aus: Kiecker F. Seborrhoische Keratose. Alterswarzen In: Sterry W, Hrsg. Kurzlehrbuch Dermatologie. 2. Auflage. Thieme; 2018

Fazit – Das müssen Sie wissen

Lipome und Warzen (Verrucae)

Lipom

Lipome sind Geschwulste von Fettgewebszellen. Sie finden sich häufig in der Kopf-Hals-Region und sind meist subkutan lokalisiert. Sonderformen betreffen tiefere Strukturen wie Muskeln oder das Rückenmark.

Warzen (Verrucae)

Warzen sind scharf begrenzte (i. d. R. gutartige) **Epidermis-Tumoren**, ausgelöst durch verschiedene Typen des **humanen Papillomavirus** (HPV). Verschiedene Formen betreffen unterschiedliche Hautareale und Altersgruppen. Sie sind meist ohne Krankheitswert, müssen aber z. T. als Präkanzerose eingeschätzt werden. Teilweise sind sie sehr infektiös.
Diagnostik: klinisches Bild; ggf. histologische Untersuchung. **Therapie**: chirurgische Entfernung, Vereisung, Keratolyse (Auflösung der Hornschicht) oder medikamentös. Warzen **rezidivieren** häufig. **Behandlungsverbot** für Heilpraktiker bei **sexueller Übertragung** (§ 24 IfSG).

Hämangiom (Blutschwamm)

Definition

Hämangiom

Ein Hämangiom (Blutschwamm) ist eine umschriebene, gutartige Endothelwucherung mit **Neubildung von Blutgefäßen**. Es wird auch als spezielle Form den Nävi (S. 86) zugeordnet.

Pathophysiologie

Die Ätiologie von Hämangiomen ist unbekannt. Sie sind meist angeboren oder treten im frühen Kindesalter auf; selten erst ab 40. Die Ursache sind Fehlbildungen von Gefäßen, die verschieden Bereiche der Haut betreffen und zu unterschiedlichen Erscheinungsformen führen. Teilweise bilden sie sich auch wieder zurück. Hämangiome können auch an inneren Organen auftreten. An der Leber sowie an der Wirbelsäule sind sie die häufigsten benignen Neoplasien. Mädchen und Frauen sind deutlich häufiger betroffen.

Abb. 4.40 Hämangiom.

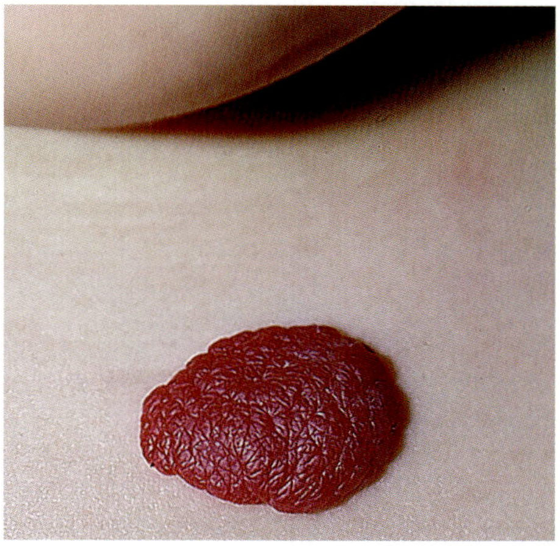

Abb. aus: Tilgen W, Pföhler C, Zaun H. Hämangiom (Blutschwamm). In: Gortner L, Meyer S, Hrsg. Duale Reihe Pädiatrie. 5. Aufl. Thieme; 2018

Symptomatik

Hämangiome zeigen meistens eine **rote bzw. bläulich violette** Färbung. Ihre Oberfläche kann **glatt, schwammartig oder beerenförmig** (► **Abb. 4.40**), die Konsistenz **derb-nodulär oder teigig** sein. Sie sind fast stets **scharf abgrenzt**, können aber **gruppiert** auftreten und sich vereinigen (**konfluieren**). Je nach Lokalisation können Hämangiome **Funktionsstörungen** verursachen (z. B. an der Lippe oder am Auge bzw. an der Augenhöhle) sowie von Blutungen und Thrombosen begleitet werden.

Diagnostik und Therapie

Die Diagnose äußerer Hämangiome wird anhand des inspektorischen Befundes gestellt. Innere Gefäßtumoren werden über bildgebende Verfahren (CT, MRT, Sonografie) dargestellt. Da sich Hämangiome nicht selten von allein wieder zurückbilden, wartet man gewöhnlich mit einer **Therapie** ab. Bei ausgedehnten, v. a. inneren Befunden, Funktionsstörungen oder starken ästhetischen Beeinträchtigungen kommen **operative Lasertherapien**, die **Kryochirurgie** (Vereisung) oder Medikamente wie **Interferon** oder **Glukokortikoide** zum Einsatz.

Fazit – Das müssen Sie wissen

Hämangiom (Blutschwamm)

Gutartige **Neubildung von Gefäßen**, **schwammartige** Konsistenz. Direkt an der **Hautoberfläche** als satt**rote** Vorwölbung erkennbar oder **subkutan** als **bläulich** durchschimmernde Veränderung. Therapie bei Funktionsstörungen (z. B. bei Lokalisation am Auge) oder aus kosmetischen Gründen: u. a. mittels operativer Lasertherapie oder Kryochirurgie.

4.6.7 Bösartige Hauttumoren

Bösartige Hauttumoren können sich grundsätzlich aus allen Zellstrukturen der Haut entwickeln. Sie zeigen ein **undifferenziertes**, **unkontrolliertes Wachstum** sowie eine **Metastasenbildung** oder ein **infiltrierendes** (in umgebendes Gewebe hinein) und **destruierendes** (lokal zerstörend) Wachstum.

Sie werden vornehmlich anhand ihres Ausgangsgewebes differenziert. Das Basaliom, das Spinaliom sowie das maligne Melanom sind die häufigsten malignen Hautgeschwülste. Zum umgangssprachlichen „weißen Hautkrebs" zählen das Basaliom und das Spinaliom.

Basalzellkarzinom

Definition

Basalzellkarzinom

Das Basalzellkarzinom (**Basaliom**) ist in Mitteleuropa der **häufigste** bösartige Hauttumor. Er geht von Zellen der Epidermis-Basalschicht sowie von Stammzellen im Bereich der Haarfollikel aus. Das Basaliom bildet zwar keine Metastasen, wächst aber infiltrativ und destruierend und kann auf diesem Weg gefährliche Folgen haben. In rund 95 % der Fälle ist der Tumor im Gesichts- und Kopfbereich lokalisiert.

Pathophysiologie

Die Veranlagung zum **Basalzellenkrebs** ist vererbbar. Umweltnoxen spielen als Co-Faktor eine untergeordnete Rolle. Der wichtigste Auslösefaktor ist eine langjährige Vorschädigung der Haut durch **Sonnenlicht**, insbesondere bei hellen Hauttypen. Darin begründet sich die Hauptlokalisation des Tumors: Er ist zu ca. 80 % in der Mitte des Gesichts (zentrofazial), zu rund 15 % an anderen Stellen des Kopfes (Kopf- und Halsbereich) und nur zu etwa 5 % an anderen Stellen des Körpers lokalisiert. Betroffen sind insbesondere alte Menschen.

! Cave

Tückisch: Das Basaliom wächst langsam und vor allem nach innen

Basaliome wachsen sehr langsam und zeigen nach außen oft ein eher harmloses Bild. Die Patienten gewöhnen sich deshalb oft an „ihren Leberfleck" und unterschätzen die Gefährlichkeit. Schmerzen treten oft erst auf, wenn das Tiefenwachstum des Tumors Nerven beschädigt.

Symptomatik

Das Basaliom ist in seinem Erscheinungsbild sehr **variantenreich**. Im Frühstadium zeigt es sich oft nur als kleiner **Fleck** oder als **glasig weißliches bis rötliches** Knötchen. Die Knötchen sind meist durchsetzt mit Teleangiektasien (irreversibel erweiterte Kapillargefäße). Die **Sonderform Ulcus rodens** entwickelt im weiteren Verlauf ein **geschwüriges Erscheinungsbild** mit zentraler Nekrose und derbem Rand aus feinen **perlschnurartig aneinandergereihten Knötchen** (▶ **Abb. 4.41**). Ein wichtiges Alarmzeichen sind über Wochen **nicht abheilende Krusten**. Die wunden Stellen sind nahezu resistent gegen herkömmliche Therapien. Seltene Formen sind das Basaliom als weißes, flächiges Areal oder mit dunkler Farbgebung, die die Unterscheidung vom Melanom erschwert.

Abb. 4.41 Basaliom auf dem Oberlid.

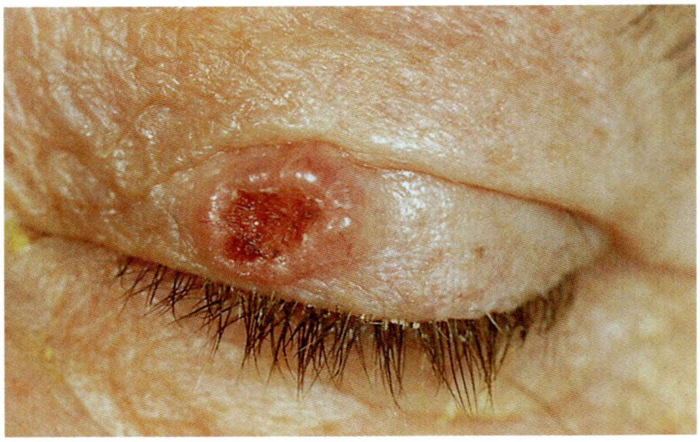

Noduläres Basaliom mit derber Konsistenz, „perlmuttartig" schimmernder Randwall. *Abb aus: Hintschich C. Basaliom. In: Kampik A, Grehn F, Pleyer U, Hrsg. Augenärztliche Differenzialdiagnose. 3., vollständig überarbeitete und erweiterte Auflage. Thieme; 2022*

Diagnostik

Die Verdachtsdiagnose ergibt sich v. a. aus der **Lokalisation und der Anamnese zum Verlauf**. Das äußere Bild ist aufgrund der hohen Variabilität diagnostisch weniger entscheidend. Die Diagnose wird durch den **histologischen Befund** aus einer Probebiopsie oder Exzision gesichert. Eine Beurteilung der evtl. bereits eingetretenen Folgeschäden über bildgebende Verfahren sollte die Diagnostik begleiten.

Therapie und Prognose

Therapie der Wahl ist fast stets die **vollständige chirurgische Entfernung** und ggf. operative Wiederherstellung zerstörten Gewebes (plastische Chirurgie). Lediglich oberflächliche Basaliome können mit einer Kombination aus speziellen Cremes und Rotlichtbehandlung therapiert werden. Da das Basaliom nicht metastasiert, ist die **Prognose** normalerweise **gut**.

Fazit – Das müssen Sie wissen.

Basalzellkarzinom (Basaliom)

Das Basaliom ist ein sehr häufiger bösartiger Tumor der Haut. Er wächst infiltrierend und destruierend, verursacht jedoch **keine Metastasen**. Häufigste Lokalisationen sind im Gesicht bzw. am Kopf, da **Sonnenexposition** ein Auslöser ist. Erscheinungsbild ist vielfältig: vom kleinen **Fleck** über **glasig weißliche bis rötliche** Knötchen bis zum geschwürigen Zerfall bei der **Sonderform** des **Ulcus rodens**. Typisch sind **Teleangiektasien** (Kapillarerweiterungen), v. a. beim knotigen Basaliom. Das Tiefenwachstum des Krebsgewebes kann u. a. Knochen, Gefäße, Nerven zerstören.
Die Diagnose wird mittels **Hautbiopsie** gesichert. Therapie der Wahl ist die **vollständige chirurgische Entfernung**.

Transferbeispiel

Überprüfungssituation: Der Nivea-Mann

Prüferin: „Ich komme jetzt zu Ihnen – als Mann, 71 Jahre alt, eher der bäuerliche Typ, wenn Sie wissen, was ich meine“ (fragendes Gesicht).
HPA: „Ja, ich denke schon. Und was ist der Grund? Warum kommen Sie in die Praxis?“
Prüferin: „Meine Frau schickt mich. Eigentlich ist das eine Bagatelle: so ein blöder Fleck hier an der Seite vom rechten Auge“ (zeigt auf eine entsprechende Stelle).
HPA: „Aha, und was ist mit dem Fleck. Können Sie das genauer schildern?“
Prüferin: „Also, den habe ich schon ewig. Sagen wir mal 3 Jahre. Der tut nicht weh, wächst kaum und stört eigentlich nur meine Frau.“
HPA: „Aber er wächst?“
Prüferin: „Ja, so ein bisschen.“
HPA: „Und wie sieht der genau aus?“
Prüferin: „Der ist nicht groß, nur vielleicht einen halben Zentimeter im Durchmesser. Im Moment glänzt er ein bisschen. Ist eher hell.“
HPA: „Der glänzt? Wieso das?“
Prüferin: „Da habe ich etwas Nivea-Creme draufgemacht“ (grinst etwas schief).
HPA: „Warum?“
Prüferin: „Dann ist das kosmetisch etwas angenehmer. Für meine Frau.“
HPA (muss unwillkürlich lachen): „Das gibt es nicht!“
Prüferin: „Doch. Ich sage Ihnen mal was: Genau den hatte ich vor 3 Wochen noch in meiner Praxis!“
HPA: „O.k. – wie sieht der denn ohne Creme aus?“
Prüferin: „Ein klein bisschen dunkel – ein bisschen bräunlich.“
HPA: „Spüren Sie den? Zieht das, tut das bei Berührung weh, hat das schon mal geblutet?“
Prüferin: „Nein, nichts!“
HPA: „Haben Sie das auch noch an anderen Stellen?“
Prüferin: „Nein. Ich habe ein paar Altersflecken.“
HPA: „Das würde ich gerne abklären lassen. Von einem Hautarzt.“
Prüferin: „Was könnte das denn sein?“
HPA: „Im besten Fall eine Alterswarze. Die Lokalisation, das Alter und die Charakteristika sprechen aber am ehesten für ein Basaliom. Im schlimmsten Fall könnte es sich auch um ein Melanom handeln. Aber dafür besteht die Effloreszenz eigentlich schon zu lange. Ein anderer Hauttumor – ein Spinaliom zum Beispiel – ist auch nicht ganz auszuschließen; sieht aber wohl nicht danach aus.“
Prüferin: „Gut. Muss ich da jetzt notfallmäßig hin? Und können Sie das nicht genauer bestimmen?“
HPA: „Nein, ich kann das nicht differenzieren! Bei einem Melanom oder Spinaliom könnte man vielleicht Metastasenzeichen finden. Aber sicher ist nur ein histologischer Befund. Das muss nicht mehr heute abgeklärt werden, aber möglichst bald. Das Folgende sage ich jetzt zu Ihnen als Prüfungsteam, nicht zum Patienten: Da die Eigenmotivation nicht so groß zu sein scheint, würde ich mit dem Einverständnis des Mannes versuchen, einen baldigen Termin in einer mir bekannten nahen Hautklinik zu vereinbaren. Dann wäre ich mir sicher, dass das auch wirklich überprüft wird.“
Prüferin (lacht): „Ich bin jetzt aber wieder der Mann! Finde ich natürlich nicht sooo toll. Aber für meine Frau und weil Sie so nett mit mir umgegangen sind ... Mach ich (grinst).“
HPA: „Und, was kommt dabei heraus?“
Prüferin: „In der Tat ist es ein Basaliom. Das wird entfernt und glücklicherweise gibt es noch keine Komplikationen. Danke, ich bin zufrieden.“
Transferbeispiel frei erfunden.

Plattenepithelkarzinom (Spinaliom)

Definition

Plattenepithelkarzinom

Das Plattenepithelkarzinom (auch **Spinaliom**, Stachelzellkarzinom oder spinozelluläres Karzinom genannt) ist der zweithäufigste bösartige Tumor von Haut und Schleimhäuten. Er wächst infiltrierend und destruierend und kann metastasieren (meist über die Lymphwege).

Pathophysiologie

Das **Spinaliom** entsteht entweder an **gereizten Schleimhäuten** (z. B. Lippe, Speiseröhre oder Genitalien) oder als (oft verhornende) Effloreszenz auf **vorgeschädigter Haut**. Insbesondere Sonnenlicht spielt her eine Rolle. Als Co-Faktoren gelten eine Immunschwäche, bestimmte Antibiotika sowie toxische oder physikalische Belastungen (u. a. UV-, Röntgenstrahlung) der betroffenen Hautareale. Die meisten Spinaliom-Patienten sind **ältere Menschen**. Erst wenn ein Plattenzellkarzinom die Basalmembran der Haut durchwandert hat, metastasiert es hämato- und lymphogen.

Spinaliome entwickeln sich meist aus **Präkanzerosen** (Krebsvorstufen), den Keratosen, wie der **aktinischen Keratose** (Lichtkeratose). Sie zeigt sich sehr unterschiedlich: Man findet runde, unscharf begrenzte und erythematöse Hautläsionen mit **rauer Oberfläche** (wie Sandpapier), eine flächenhafte rötlich-weiße sog. Feldkanzerisierung, später eine Plaque oder Papel mit schmutzig gelblich-brauner, fest haftender Hornkruste, aber auch teilweise bizarr geformte warzenartig höckerige Gebilde. Feldkanzerisierung bedeutet, dass die einzelnen Läsionen dicht beieinanderliegen und sich nicht mehr voneinander abgrenzen lassen.

Symptomatik

Spinaliome wachsen **warzenartig** und **verhornen** teilweise (▸ **Abb. 4.42**). Teilweise sind sie nur schwer von der der aktinischen Keratose (s. o.) abzugrenzen. Man findet – wie beim Basaliom – **knotige** oder **ulzerierende** Erscheinungsformen. Meist ist die Haut zunächst verdickt und schuppig belegt. Später bilden sich **derbe**, meist **hautfarbene Knoten** aus, die **leicht bluten** können.

Abb. 4.42 Spinaliom (Plattenepithelkarzinom) am Handrücken.

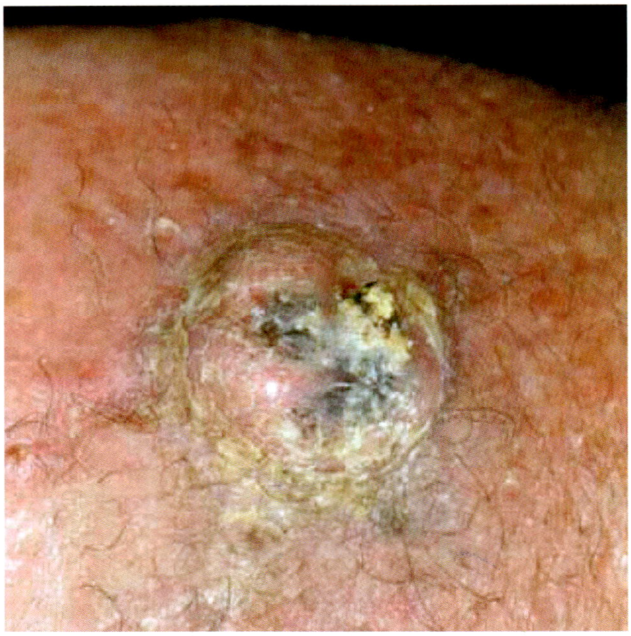

Abb. aus: Hauswirth U. Plattenepithelkarzinom. In: Moll I, Hrsg. Duale Reihe Dermatologie. 8. Auflage. Thieme; 2016

Diagnostik

Die Verdachtsdiagnose ergibt sich v. a. aus der Inspektion und der **Lokalisation der Effloreszenz**. Aufgrund der Diversität der äußeren Erscheinung ist eine Diagnostik über einen **histologischen Befund** zwingend. Nach Befund muss eine evtl. **Metastasenbildung** (z. B. über bildgebende Verfahren) **abgeklärt** werden.

Therapie und Prognose

Therapie der Wahl ist die **vollständige Entfernung des Tumors** und evtl. befallener regionärer Lymphknoten. Je nach Tumorlokalisation und Fortschritt der Erkrankung werden alternativ oder ergänzend **Strahlen- und/oder Chemotherapie** durchgeführt. Früh erkannte Tumoren mit einer Gewebsstärke von unter 3 mm haben eine 90 %ige Heilungschance. Die Überlebenschance ist v. a. abhängig vom Umfang der Metastasierung.

Fazit – Das müssen Sie wissen.

Spinaliom (Plattenepithelkarzinom der Haut)

Das **Spinaliom** entsteht vornehmlich an **gereizten Schleimhäuten** oder **sonnengeschädigter Haut**. Es kann hämatogen oder lymphogen metastasieren. Regelmäßig geht dem Tumor als Präkanzerose eine sog. **aktinische Keratose** voraus. Spinaliome an der sichtbaren Haut wachsen **warzenartig, knotig, tlw. ulzerierend** und oft **verhornend**. Teilweise neigen sie zu **Blutungen**.
Die Diagnose liefert der **histologische Befund. Therapie** der Wahl ist die vollständige **chirurgische Entfernung**, ggf. auch eine **Strahlen- und/oder Chemotherapie**.

Malignes Melanom

Definition

Malignes Melanom

Das maligne Melanom (Melanoblastom) ist ein **äußerst bösartiger** Hauttumor, der von den Melanozyten der Haut ausgeht.

Pathophysiologie

Die wichtigsten Faktoren für die Ausbildung eines malignen Melanoms (MM) sind einerseits eine **intensive Sonnenexposition** – besonders bereits in der Kindheit – und andererseits eine empfindliche, **helle Haut**. In rund 10–15 % der Fälle spielt eine **genetische Prädisposition** eine Rolle. Der überwiegende Teil der Melanoblastome entsteht auf zunächst gesunder Haut; rund ein Drittel entwickelt sich aus zuvor bestehenden **Muttermalen** (Nävuszellnävus). Besonders in diesem Fall wird der Krebs häufig zu spät erkannt. Melanome **metastasieren meist früh und sehr aggressiv**. Zunächst bilden maligne Melanome Metastasen in den regionalen Lymphknoten (**lymphogene Metastasierung**), später gelangen die Tumorzellen über die Blutbahn (**hämatogene Metastasierung**) v. a. in die Lungen, die Leber, in andere Hautregionen, in das Gehirn und/oder in die Knochen.

Häufige Lokalisationen sind Rücken, Bauch und Gliedmaßen. Melanoblastome können jedoch auch am Auge (z. B. auf der Aderhaut), im Nagelbett, an Schleimhäuten u. a. Stellen auftreten. Je nach Ausbreitungsform und Lokalisation werden verschiedene Subtypen des MM differenziert. Mit fast 60 % ist das sog. superfiziell spreitende Melanom die häufigste Form.

Symptomatik

Das Melanom hat folgende Eigenschaften, die (auch einzeln!) als Warnsignale äußerst ernst genommen werden müssen: **unklare schwarz-blaue Färbung, bizarrer Rand** mit **unklarer Begrenzung** (► Abb. 4.43), **bräunlicher und unregelmäßiger Hof, Ausdehnung über das Hautniveau, Blutungsneigung, ggf. Juckreiz, tumoröses Wachstum, schnelle Ausbreitung und lokale Parästhesien**. In der Umgebung sind häufig und rasch Zeichen der Metastasierung zu finden: Satelliten (kleine neue Hauttumoren) und für Metastasen typische **Lymphknotenbefunde**.

! Cave

Das maligne Melanom wird oft als „schwarzer Hautkrebs" bezeichnet. Dies ist irreführend und sogar gefährlich: **Amelanotische Melanome** sind hautfarben oder rötlich gefärbt und werden deshalb oft unterschätzt!

Diagnostik und Therapie

Die Diagnostik folgt der sog. **ABCDE-Regel**, die die o. g. häufigen Aspekte des MM in das Blickfeld rückt: **A**symmetrie – **B**egrenzung – **C**olour (Farbe) – **D**urchmesser/Dynamik – **E**rhabenheit/Entwicklung. Die regionären Lymphknoten sollten palpiert werden. Ein Verdacht muss fachärztlich mittels **Auflichtmikroskopie** weiter abgeklärt werden. Gewebeproben werden aufgrund der Streuungsgefahr nur selten entnommen. Erhärtet sich der Verdacht, erfolgt ein **Staging** (Ausdehnungsdiagnostik) durch bildgebende Verfahren.

Bereits bei begründetem Verdacht wird das verdächtige Hautareal sofort komplett und großzügig unter Berücksichtigung eines **Sicherheitsabstands** entnommen. Nicht selten folgt erst dann eine mikroskopische Befundung (**Exzisionsbiopsie**). Je nach Vorabbefund wird auch der sog. **Wächterlymphknoten** (auch Sentinel-Lymphknoten) entnommen und ebenfalls histologisch untersucht. Sind hier Metastasen festzustellen, erfolgt i. d. R. eine radikale **regionäre Lymphknotenentfernung**.

Wird das maligne Melanom im frühen Stadium erkannt und ist eine vollständige Entfernung möglich, ist die Prognose gut. Bei einer kritischen Eindringtiefe und gegebener Metastasierung sind die Heilungschancen jedoch verschwindend und die Prognose ist sehr ungünstig (infaust). Die Maßnahmen (v. a. **Chemo- und Strahlentherapie)** sind vor allem **palliativ**.

Abb. 4.43 Malignes Melanom.

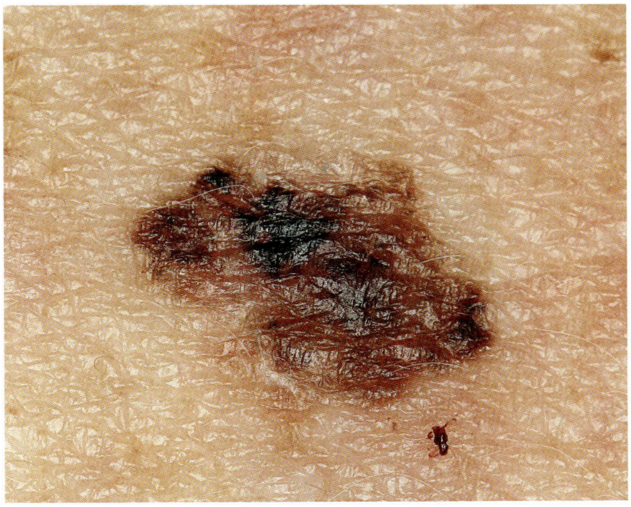

Das Melanom ist unregelmäßig begrenzt; die Pigmentierung ist inhomogen (uneinheitlich). *Abb. aus: Kiecker F. Malignes Melanom. In: Sterry W, Hrsg. Kurzlehrbuch Dermatologie. 2. Auflage. Thieme; 2018*

Fazit – Das müssen Sie wissen.

Malignes Melanom

Das maligne Melanom ist ein **hochgradig bösartiger Hauttumor**, der früh über alle Wege (lymphogen, hämatogen und infiltrativ) metastasiert. Wichtige Faktoren für die Entstehung sind **intensive Sonnenexposition, Muttermale** (Nävuszellnävi) sowie eine **genetische Prädisposition**. Die Erstdiagnose durch eine Inspektion folgt der **ABCDE-Regel**, die typische Eigenschaften des Tumors erfasst.
Bei Verdacht ist eine fachärztliche Untersuchung angezeigt, die neben der Inspektion per Auflichtmikroskopie u. U. auch eine großräumige **Exzisionsbiopsie** des befallenen Gewebes und des Wächterlymphknotens umfasst. Wird das Melanom erst nach erfolgter Metastasierung diagnostiziert, ist die Prognose infaust. In der dann palliativen Therapie zielen die **Chemo-** und **Strahlentherapie** lediglich auf eine Lebensverlängerung.

Kaposi-Sarkom

Definition

Kaposi-Sarkom

Das Kaposi-Sarkom ist ein bösartiger Hautkrebs, der v. a. bei immunsupprimierten Patienten – in der Regel an AIDS erkrankten Menschen – auftritt.

Pathophysiologie

Das Kaposi-Sarkom ist ein Gefäßtumor, der sich u. a. an der Hautoberfläche abzeichnet. Ausgelöst wird es durch eine Variante des humanen Herpesvirus (HHV-8). Die Hauterscheinung ist bei Weißen fast uneingeschränkt mit der Immunschwächekrankheit **AIDS** verbunden und gilt als eines der krankheitsdefinierenden Geschehen.

Das Kaposi-Sarkom kann in 2 Formen unterteilt werden. Das disseminierte **Kaposi-Sarkom (DKS)** bei AIDS ist in Europa die häufigere und **aggressivere** Variante. Etwa 30 % aller an AIDS Erkrankten sind davon betroffen (▶ **Abb. 4.44b**). Zudem tritt es nach Transplantationen und bei langfristiger medikamentöser Immunsuppression auf. Das DKS kann auch innere Organe

Abb. 4.44 Kaposi-Sarkome.

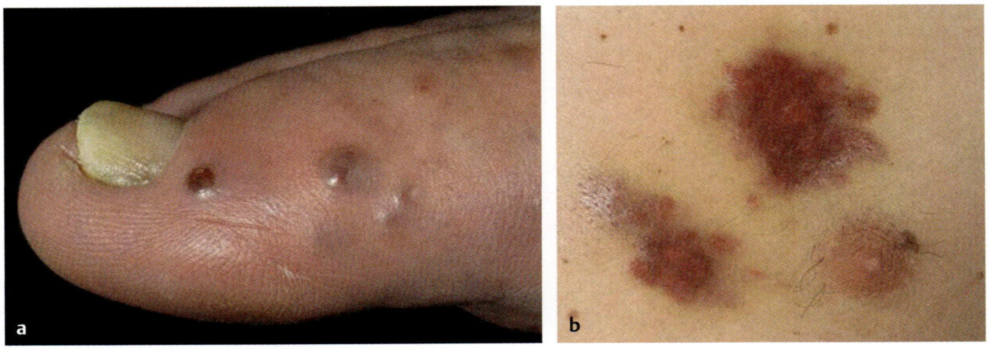

a Klassisches Kaposi-Sarkom.
b HIV-assoziiertes Kaposi-Sarkom.
Abb. aus: Hauswirth U. Kaposi-Sarkom. In: Moll I, Hrsg. Duale Reihe Dermatologie. 8. vollständig überarbeitete Auflage. Thieme; 2016

durchsetzen. Die Folge sind lebensgefährliche innere Blutungen Das **klassische idiopathische Kaposi-Sarkom** (▶ **Abb. 4.44a**) ist vergleichsweise selten und befällt in erster Linie Menschen aus Südosteuropa, dem Mittelmeerraum und weiteren Teilen Afrikas. Es ist äußerlich ohne Unterschied zum DKS, entwickelt sich jedoch langsamer, bevor es v. a. lymphogen metastasiert.

Symptomatik

Das Kaposi-Sarkom präsentiert sich anfangs mit **kleinen, unklar abgegrenzten hellroten bis lividen Flecken oder Knötchen** auf Hautniveau, die eher unauffällig sein können oder roseolenartig wirken. Sie entwickeln sich zu derben **braunroten bis bläulichen Knoten**, die aus dem Hautniveau heraustreten. Besonders betroffen sind Spaltlinien der Haut sowie Schleimhäute im Mund- und im Genitalbereich. Meist bilden sich aus den Knoten Geschwüre. Das DKS kann zu Beginn nur stecknadelgroß sein, später aber auf Handtellergröße anwachsen. Oft konfluieren kleine benachbarte Herde.

Diagnostik und Therapie

Die Verdachtsdiagnose ergibt sich über das **klinische Bild** vor dem Hintergrund der **bekannten Grunderkrankung**. Sie wird durch eine **Probeentnahme** und mikroskopische Untersuchung untermauert. Das AIDS-assoziierte Kaposi-Sarkom ist nicht heilbar. Prognosen und Bewertungen sind stets an den Status der AIDS-Erkrankung gebunden. Der Hauttumor selbst kann durch **chirurgische Entfernung, Strahlentherapie, Vereisung** mit flüssigem Stickstoff oder mit niedrig dosierten **Zytostatika und Interferonen** behandelt werden. Die Prognose ist ungünstig (infaust).

Fazit – Das müssen Sie wissen

Kaposi-Sarkom

Das Kaposi-Sarkom ist eine **bösartige Krebserkrankung von Haut** und **Schleimhaut**, die bei **AIDS** in einer generalisierten Form vorkommt. Es tritt gehäuft an den Beinen und im Mund auf und besteht an der **Haut** aus **violetten bis bräunlichen Flecken** und **Knoten**, an der Schleimhaut aus rötlich-bläulichen Knoten. **Diagnostik**: klinisches Bild, Probeentnahme und mikroskopische Untersuchung. **Therapie**: chirurgische Entfernung, Strahlentherapie, Vereisung und medikamentös. Schlechte Prognose.

4.6.8 Weitere Hauterkrankungen

Psoriasis (Schuppenflechte)

Definition

Psoriasis

Die Psoriasis (Schuppenflechte) ist eine **chronisch-schubweise** verlaufende **entzündliche** Erkrankung der Haut, der Nägel und selten der Gelenke. An der Haut kommt es zu einer **überschießenden schuppenbildenden Verhornung**.

Pathophysiologie

Die Psoriasis ist charakterisiert durch eine überschießende Neubildung (**Hyperproliferation**) **der Epidermis** aufgrund eines **überschießenden Wachstums der Hornzellen** (Keratinozyten). Dies verursacht das typische Erscheinungsbild der **Haut** (s. Symptomatik). Befallen sind häufig die **Streckseiten der Extremitäten** (Ellenbogen, Knie), das Kreuzbein und der **behaarte Kopf**. Meist sind auch die **Fingernägel** (Nagelverfärbungen) oder weitere Organe, insbesondere die **Gelenke**, betroffen. Auch eine Beteiligung von Gefäßen, Herz, Genitalien, Augen, Leber und Stoffwechselvorgängen ist bekannt. Wenn die Hautfalten (z. B. die Achselregion) befallen sind, spricht man von Psoriasis inversa (▶ **Abb. 4.46b**). Etwa 2 % der deutschen Bevölkerung sind betroffen.

Die Schuppenflechte entsteht aufgrund **autoimmunologischer Entzündungsvorgänge**, wobei die **genaue Ätiologie nicht abschließend geklärt** ist. Die Veranlagung für die Psoriasis ist vererbbar, bei bis zu 40 % der Betroffenen gilt eine **familiäre Disposition** als gesichert. Wenn ein Elternteil an Psoriasis erkrankt ist, liegt die Vererbungsrate bei ca. 10 %. Auslösende Faktoren lassen sich unterteilen in **endogene Auslöser** (v. a. Stress, Stoffwechselstörungen und Hormonschwankungen, z. B. in der Schwangerschaft, Adipositas) und **exogene Faktoren**, z. B. physikalische und chemische Reize, Infekte und Verletzungen, Alkohol- und Nikotinabusus sowie Medikamente (z. B. Betablocker, NSAR, Allergene).

Die Erstmanifestation der häufigsten Psoriasis-Form (Psoriasis vulgaris, ▶ **Abb. 4.45**, ▶ **Abb. 4.46a**) liegt im 2.–3. Lebensjahrzehnt. Beim seltenen Spättyp bricht die Schuppenflechte erst nach dem 50. Lebensjahr aus.

Die Erkrankung verläuft in **Schüben**, die sich in Länge, symptomfreiem Intervall und Heftigkeit stark unterscheiden können. Mechanische Belastungen (z. B. durch Kratzen oder Verletzungen) provozieren bei Menschen mit Psoriasis vulgaris die Entstehung neuer Herde.

Abb. 4.45 Psoriasis vulgaris.

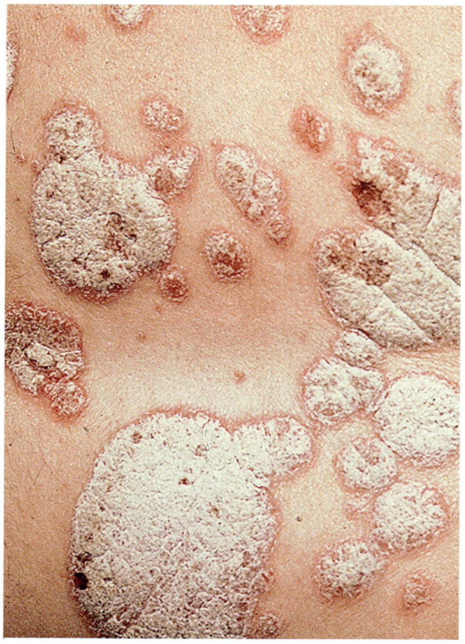

Typischer, scharf begrenzter, geröteter Psoriasisherd mit starker Schuppung. *Abb. aus: Tsianakas A. Psoriasis vulgaris. In: Moll I, Hrsg. Duale Reihe Dermatologie. 8. vollständig überarbeitete Auflage. Thieme; 2016*

Abb. 4.46 Prädilektionsstellen der Psoriasis.

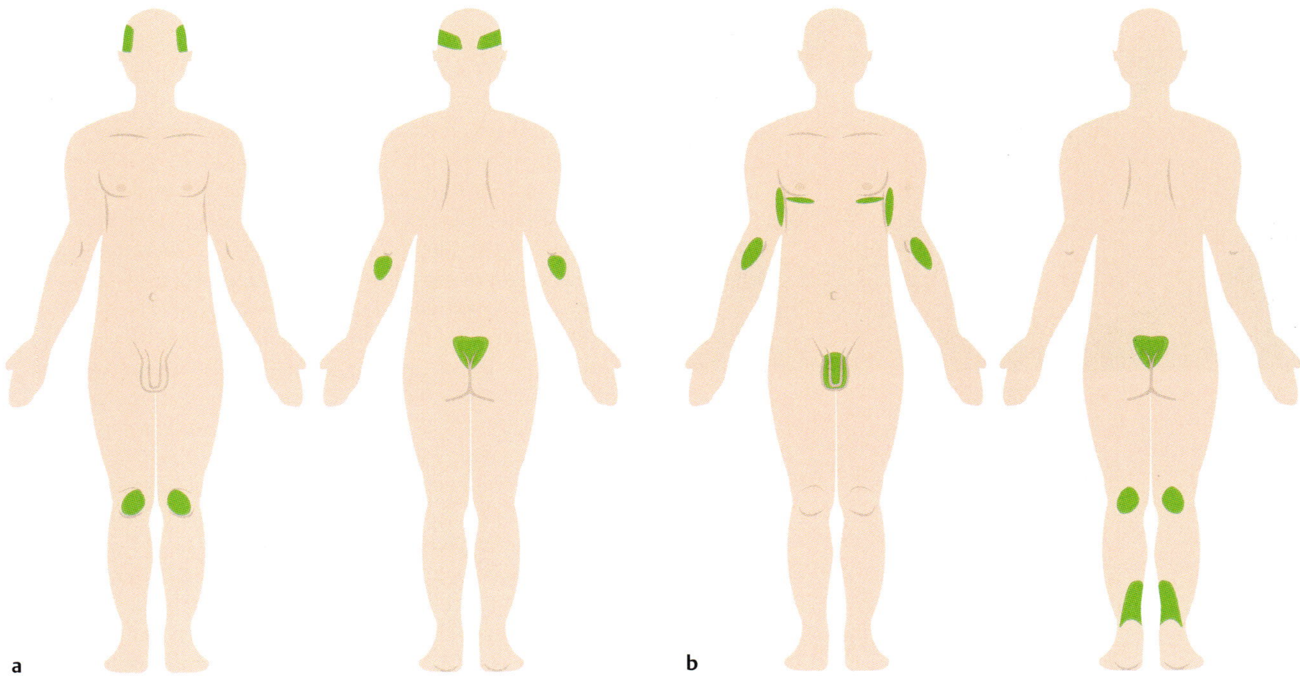

a Psoriasis vulgaris.
b Psoriasis inversa.
Abb nach: Tsianakas A. Psoriasis vulgaris. In: Moll I, Hrsg. Duale Reihe Dermatologie. 8. Thieme; 2016

Symptomatik

Typisch für die Psoriasis vulgaris sind **scharf begrenzte, rundliche, gerötete und leicht erhabene Läsionen**, die nachfolgend eine **silbrig glänzende Schuppung** ausbilden.

Die Größe variiert zwischen einigen Millimetern und mehreren Zentimetern, wobei die einzelnen Herde häufig zu einem großflächigen Befall konfluieren.

Häufige Lokalisation sind die Streckseiten der Extremitäten, der LWS-Bereich (Analfalte) und der Haaransatz. Eine Ausweitung auf den gesamten Körper ist möglich. Die Erstmanifestation findet sich oft an der Streckseite des Ellenbogens.

Bei den meisten Patienten entsteht ein teilweise hochgradiger Juckreiz. Durch Aufkratzen der betroffenen Hautstellen entstehen selten sekundäre Infektionen.

Rund die Hälfte der Betroffenen klagt über Veränderungen der Finger- und Fußnägel: **Krümel- (auch Tüpfel- oder Grübchen-) Nägel** sind gekennzeichnet durch multiple, kleine, runde Vertiefungen, die sich bis zur völligen Zerstörung der oft abgehobenen Nagelplatte entwickeln können (▶ **Abb. 4.47b**). Zudem sind auch gelblich-bräunliche Verfärbungen zu beobachten, die als **Ölflecknägel** bezeichnet werden (▶ **Abb. 4.47a**). In einzelnen Fällen dominieren diese Symptome gegenüber dem übrigen Hautbild.

Etwa 5–30 % der Patienten entwickeln eine Psoriasis arthropathica (**Psoriasis-Arthritis**), die unterschiedliche Gelenkstrukturen befallen kann und symptomatisch der rheumatoiden Arthritis oder einem Morbus Bechterew ähnelt. An den Händen sind die Grundgelenke häufig symptomfrei.

Die Sonderform der **Psoriasis pustulosa** imponiert durch **gruppiert** stehende **weiße Pusteln**, die bei Berührung **schmerzen**. Hauptlokalisationen sind die Handinnenflächen und die Fußsohlen. Die Pusteln entstehen durch Ansammlung von weißen Blutkörperchen, (Granulozyten). Sie sind steril, d. h. nicht bakteriell infiziert.

Diagnostik

Die Diagnostik erfolgt zunächst über das **klinische Erscheinungsbild** und die **Anamnese** (Verlaufsformen, positive Familienanamnese). Klassisch sind 3 Untersuchungsbefunde an den Psoriasis-Herden:

- **Kerzenwachsphänomen:** Durch vorsichtiges Kratzen lösen sich silbrige Hautschüppchen, die aussehen, als habe man sie von einer Kerze abgekratzt.
- **Phänomen des „letzten Häutchens“:** Nach dem Kratzen erscheint ein dünnes, helles Häutchen (die Dermis), das sich lamellenartig abheben lässt.
- **Phänomen des „blutigen Taus“** (Auspitz-Phänomen)**:** Nach dem Abheben des Häutchens zeigen sich an der betroffenen Stelle kleine punktförmige Blutungen.

Eine **histologische Untersuchung** sichert die Diagnose und grenzt sie von Differenzialdiagnosen (z. B. Mykosen und andere Ekzeme) ab.

Abb. 4.47 Nagelveränderungen bei Psoriasis.

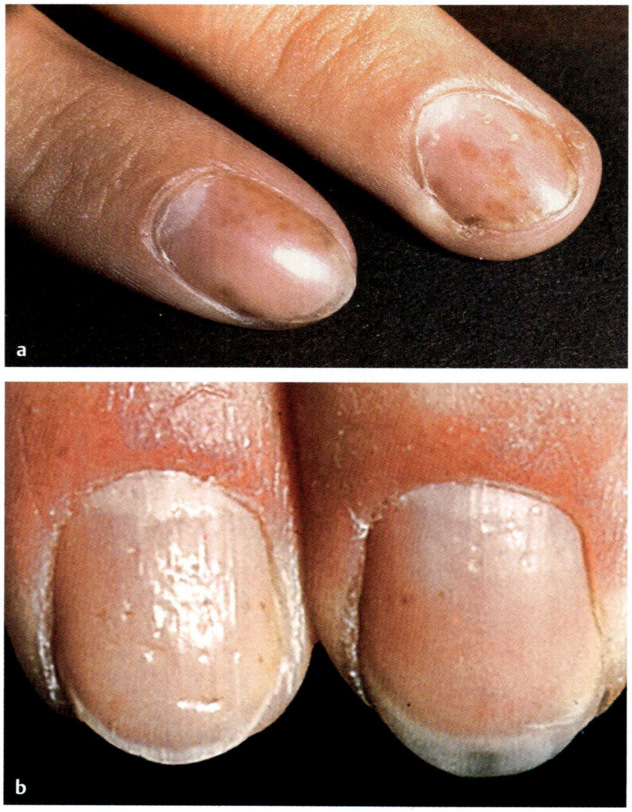

a Ölflecknägel mit gelblich-bräunlichen Flecken. *Abb. aus: Elsner P, Norgauer J, Hrsg. Psoriasis. 1. Auflage. Thieme; 2009*

b Bei Tüpfelnägeln ist die Nagelplatte grübchenförmig eingezogen. *Abb. aus: Lautenschlager S. Krümelige Nageldystrophien, Ölflecken, Tüpfelnägel. In: Battegay E, Hrsg. Differenzialdiagnose Innerer Krankheiten. 21. Auflage. Thieme; 2017*

Merke

Kratzen

Durch Kratzen oder andere mechanische Reizung können neue Psoriasisherde entstehen!

Therapie

Eine **Heilung** der Erkrankung ist bisher **nicht möglich**. Die Therapie zielt auf eine **Linderung der Symptome**, die Verlängerung symptomfreier Intervalle und die Vermeidung von Superinfektionen.

In aller Regel werden **äußerliche und lokale Anwendungen** gewählt wie Sonnenlicht, (mäßige) UV-Bestrahlung und Salzbäder (Photo- und Balneotherapie) sowie Salben, die der Keratolyse (Schuppen-Beseitigung) dienen oder entzündungshemmend und antiproliferativ wirken. Flankierend sind eine Psychotherapie und diätetische Maßnahmen in Erwägung zu ziehen. Eine systemische Therapie kommt lediglich bei außergewöhnlich schweren Verläufen zum Einsatz.

Fazit – Das müssen Sie wissen.

Psoriasis (Schuppenflechte)

Die Psoriasis ist eine chronisch-schubweise verlaufende entzündliche Hauterkrankung, die durch eine überschießende schuppenbildende Verhornung der Haut gekennzeichnet ist.
Die Schuppenflechte ist eine **Autoimmunerkrankung**; neben einer genetischen Prädisposition gibt es zahlreiche weitere Auslöser. Die Erstmanifestation der häufigsten Krankheitsvariante (Psoriasis vulgaris) liegt meist weit vor dem 40. Lebensjahr. Das äußere Bild ist gekennzeichnet durch **scharf begrenzte, rundliche, gerötete und leicht erhabene Läsionen**, die nachfolgend eine **silbrig glänzende Schuppung** ausbilden. Häufig sind die **Nägel** beteiligt (Krümel- und Ölflecknägel). Eine Ausweitung auf andere Organe ist möglich; v. a. die Gelenke (**Psoriasis-Arthritis**). Die Sonderform **Psoriasis pustulosa** äußert sich durch kleine, weiße Pusteln. Die betroffenen Hautstellen können stark jucken. Durch Kratzen können neue Herde provoziert werden.
Die Diagnostik erfolgt zunächst über das **klinische Erscheinungsbild** und die **Anamnese** sowie typische **Kratzphänomene**. Ein **histologischer** Befund sichert die Diagnose.
Eine **Heilung** der Erkrankung ist bisher **nicht möglich**. Die **Therapie** zielt auf eine **Linderung der Symptome**, die Verlängerung symptomfreier Intervalle und die Vermeidung von Superinfektionen. Im Vordergrund stehen **äußerliche Anwendungen**, hierbei v. a. die Photo- und Balneotherapie.

Erythema nodosum

Definition

Erythema nodosum (Knotenrose)

Das Erythema nodosum ist eine granulomatöse Entzündung des Unterhautfettgewebes und der Kapillaren. Es tritt überwiegend an beiden Unterschenkelstreckseiten auf und ist meist deutlich (druck)schmerzhaft.

Pathophysiologie

Das Erythema nodosum ist eine meist akute, selten auch chronische Entzündung der Subkutis (Pannikulitis). Typisch ist die Bildung kleiner roter Knötchen (Granulome) in der Haut. Das Erythema nodosum entsteht meist als allergische Überreaktion vom Typ III. Meist tritt es begleitend zu anderen Krankheiten auf, vorrangig bei systemischen Erkrankungen, die auf Autoimmunprozessen basieren: v. a. Sarkoidose, Morbus Crohn und Tuberkulose, seltener Colitis ulcerosa und gelegentlich auch rheumatischem Fieber, Infektionen mit Chlamydien, Streptokokken, Yersinien o. a. sowie paraneoplastischen Prozessen. Frauen sind häufiger betroffen.

Symptomatik und Diagnostik

Das Erythma nodosum variiert im Erscheinungsbild. Typisch sind v. a. eine **Rötung (Erythem)** und **knotige (noduläre) Veränderungen** (► **Abb. 4.48**). Diese sind multiform, teilweise scharf, teils aber auch unscharf begrenzt, meist leicht erhaben und teilweise sehr **druckschmerzhaft**. Die einzelnen Herde messen ca. 1–5 cm.

Die betroffenen Hautareale können auch bläulich (livide) verfärbt sein, selten gelblich-grünlich. Ursache hierfür ist ein lokaler

Abb. 4.48 Erythema nodosum.

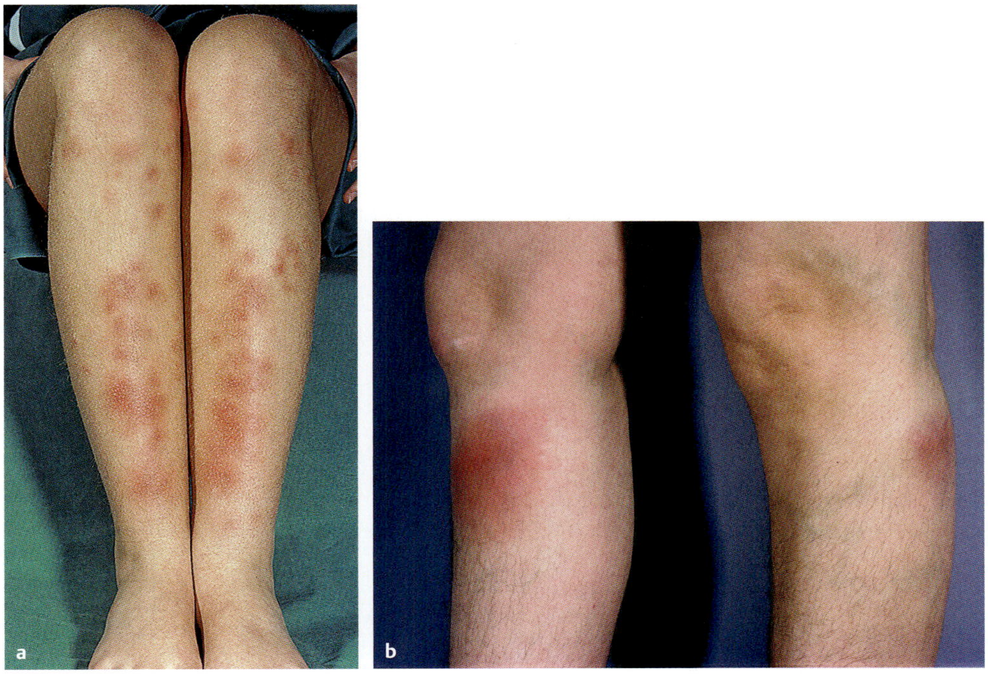

a Rötlich verfärbte Knoten an den Streckseiten der Unterschenkel. *Abb. aus: Coors E, Bayerl C, Weßbecher R et al. Erythema nodosum. In: Moll I, Hrsg. Duale Reihe Dermatologie. 7.Auflage. Thieme; 2010*

b Druckschmerzhafte, derbe, entzündliche Infiltrate und Knoten an den Unterschenkeln. *Abb. aus: Tilgen W, Pföhler C, Zaun H. Erythema nodosum. In: Gortner L, Meyer S, Hrsg. Duale Reihe Pädiatrie. 5., vollständig überarbeitete Auflage. Thieme; 2018*

Hämoglobinabbau als Folge einer Gefäßbeteiligung. Die Knotenrose tritt immer **beidseitig** auf, fast stets an den **Unterschenkelstreckseiten** und von dort aus ausdehnend auf Knie, Sprunggelenk oder Oberschenkel. Andere Lokalisationen (Arme, Gesäß) sind selten.

Das Erythem entwickelt sich über mehrere Tage. Der Allgemeinzustand des Patienten ist meist eingeschränkt – abhängig von der Grunderkrankung.

Therapie

Die Therapie zielt v. a. auf die Behandlung der Grunderkrankung. Je nach Zustand des Patienten kann Bettruhe verordnet werden. Eine lokale Glukokortikoid-Therapie und eine Antibiose sind bei stärkeren Entzündungen und bei Gefahr einer Sekundärinfektion angezeigt.

4.6.9 Erkrankungen in der Mundschleimhaut

Aphthen / Stomatitis aphthosa

Aphthen. Aphthen sind kleine, schmerzhafte, milchig weiße Defekte der Mundschleimhaut. Der Saum der Flecken ist meist rötlich und entzündlich. Die Ursache ist häufig nicht klar, oft treten sie als Begleiterkrankung, z. B. bei geschwächter Immunabwehr, onkologischen Erkrankungen oder reduziertem Allgemeinzustand auf. Aphthen sind nicht ansteckend. Zur Schmerzlinderung können Salben oder Gele eingesetzt werden, der Arzt verschreibt ggf. antiseptische Mundspülungen oder Kortikoide.

Stomatitis aphthosa. Die Stomatitis aphthosa (Mundfäule) ist eine durch Herpes-simplex-Viren ausgelöste Entzündung der Mundschleimhaut mit Bläschen- und Aphthenbildung. Bei der Stomatitis aphthosa kann es zu Foetor ex ore (Mundgeruch), vermehrtem Speicheln und schmerzhaften Schwellungen der Lymphknoten kommen. Die Erkrankung heilt nach 1–2 Wochen ab. Therapiert werden meist die Schmerzen, in schweren Fällen werden Virostatika gegeben.

4.6.10 Erkrankungen der Haare

Definition

Effluvium, Alopezie

Das Ausfallen der Haare wird als **Effluvium** bezeichnet. Der haarlose Zustand nach dem Ausfall heißt **Alopezie**. Alopezien können alle Haare des Körpers betreffen (**diffuse Alopezien**) oder sich nur an eng umschriebenen Bereichen des Körpers äußern (**Alopecia areata**).

Veränderungen des Haarbildes sind in den meisten Fällen keine eigene Grunderkrankung, sondern Ausdruck einer Grunderkrankung, einer Mangelerscheinung oder aber auch einer physiologischen Entwicklung. Diffuse Alopezien machen den **Großteil** aller Alopezien aus. Sie zeichnen sich durch einen mehr oder weniger starken Haarausfall aus, der **sämtliche behaarte Bereiche** des Körpers betreffen kann (▶ **Abb. 4.49**).

▶ **Tab. 4.4** nennt mögliche Ursachen für Haarbildveränderungen.

Tab. 4.4 Veränderungen der Haare / des Haarbildes.

Befund	Differenzierung, Erläuterung	Hinweis auf ...
Effluvium (Haarausfall)	generalisiert	Eisenmangel; Zink- und Vitaminmangel
		endokrine Gründe: Hypo-/Hyperthyreose, Schwangerschaft und die ersten 3 Monate nach Geburt
		Sklerodermie, Lichen ruber
		mechanische Ursachen (z. B. häufiges Tragen eines Schutzhelms)
	diffus, Alopecia areata	lokale und begleitende Infektionen und Entzündungen der Kopfhaut (z. B. diskoider Lupus erythematodes, Trichophyten, Pyodermie)
		Menopause
		Nebenwirkung von Medikamenten (z. B. Zytostatika)
		Lues
		Stress, Autoimmunreaktionen
		Traumen (z. B. Verbrennungen, Verbrühungen)
		mechanische Ursachen (z. B. Traktionsalopezie bei straffen Frisuren)
	eng umschrieben, Alopecia areata	im Bartwuchs des Mannes meist physiologisch
		Hauttumoren (v. a. Spinaliom)
		selbstverletzendes Verhalten
	als Haartypveränderung: androgen (Entstehung von „Geheimratsecken“)	physiologisch bei älteren Männern; bei Frauen: Nebennierenrinden-Überfunktion (M. Cushing), Medikamenten-Nebenwirkung
	Verlust der androgenen Behaarung	Östrogenüberhang (z. B. durch Medikamente, Hormonpräparate, Leberzirrhose)
Hypotrichose	unspezifische Verminderung der Behaarung, angeboren, schütteres Haarbild	oft angeboren, konstitutionell ohne Krankheitswert
Hirsutismus	Zunahme der androgenen Behaarung: z. B. Bartwuchs, Zunahme der Behaarung am Rumpf	bei Frauen: Androgenüberhang, z. B. bei Nebennierenrinden-Überfunktion (M. Cushing), Medikamenten-Nebenwirkung, Anabolika, adrenogenitales Syndrom
Hypertrichose	unspezifische Zunahme der Behaarung ohne Beeinflussung des androgenen Haartypus	idiopathisch Fehlbildungen der Haut Medikamenten-Nebenwirkung
Veränderung der Konsistenz	dünn, brüchig, verformt	Schwermetall-Exposition (z. B. Blei, Arsen, Thallium)
		Hypo- und Hyperthyreose
umschriebene Entfärbung		ohne Krankheitswert

Abb. 4.49 **Androgenetische Alopezie beim Mann.**

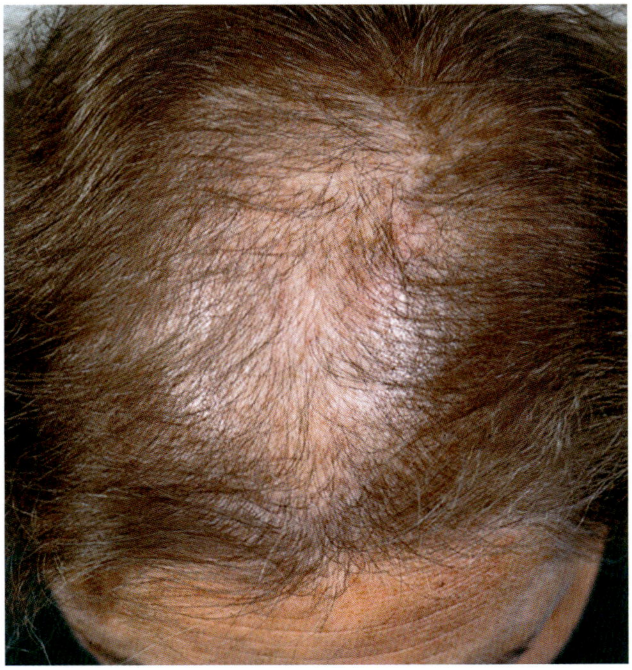

Abb. aus: Miller X. Alopezien. In: Moll I, Hrsg. Duale Reihe Dermatologie. 8. Auflage. Thieme; 2016

Fazit – Das müssen Sie wissen

Alopezie (Haarausfall)

Meist aufgrund von Infekten, anderen Erkrankungen, Mangelerscheinungen oder physiologischen Entwicklungen (z. B. Schwangerschaft, Stillzeit). Möglich sind generalisierter, diffuser oder umschriebener Haarausfall (Alopecia areata).

4.6.11 Erkrankungen der Fingernägel

Veränderungen der Fingernägel (▶ **Tab. 4.5**) können auf zahlreiche pathologische Geschehen hinweisen, die jedoch eher systemischer Natur sind. Primäre Erkrankungen der Finger- und Fußnägel sind eher selten.

Panaritium

Definition

Panaritium

Ein Panaritium ist eine (meist bakteriell hervorgerufene) schmerzhafte, **eitrige Entzündung** eines **Fingers** oder **Zehs**.

Pathophysiologie

Eintrittspforte für die Erreger (meist Bakterien) sind **kleine Hautverletzungen** im Bereich des Finger- oder Fußnagels. Häufig im Rahmen einer unsachgemäßen Nagelpflege.

Tab. 4.5 Veränderungen der Fingernägel/Fingerspitzen.

Nagelbefund	Charakteristika	Hinweis auf (Beispiele)
Tüpfelnägel (Grübchen-, Krümelnägel)	beidseitige Symptomatik an allen Fingern und Fußzehen; kraterförmige Vertiefungen in der Nagelplatte und im freien Rand des Nagels; Auflösung der Struktur bis (seltener) zur kompletten Nageldystrophie; beidseitig	Psoriasis
Ölfilmnägel	gelbbraune, diffus umschriebene oder scharf abgegrenzte Verfärbungen der Nagelplatte; Ablösung einer bröckeligen Hornmasse; beidseitig	
Löffelnägel	zunächst abgeplattete, dann konkav (muldenförmig) eingedellte Fingernägel mit erhöhter Brüchigkeit	Eisenmangel
Glanznägel	polierte Nagelflächen	Pruritus (z. B. bei ekzematösen Erkrankungen wie Neurodermitis)
Uhrglasnägel (mit Trommelschlägelfingern)	große, konvex gewölbte Nägel (Kolbenfinger); Auftreibung der Fingerendphalangen; beidseitig, auch an den Füßen	–
	mit zyanotisch verfärbten Nagelbetten	chronische Hypoxie (v. a. bei Herz- oder Lungenerkrankungen)
	mit Weißnägeln (s. dort)	Leberzirrhose
weiße Flecken in der Nagelplatte	diffuse „wölkchenartige" Flecken im Nagel; herauswachsend bei Verletzungen der Nagelplatte ohne Matrixbeteiligung	meist durch Läsionen (auch durch starkes Zurückschieben der Nagelhaut bei der Maniküre)
Weißnägel	Leukonychie, weiße Verfärbung der Nagelplatte	idiopathisch; Leberzirrhose; Schmermetallintoxikationen

▶ **Tab. 4.5** Fortsetzung.

Nagelbefund	Charakteristika	Hinweis auf (Beispiele)
brüchige, dystrophische und verdickte Nagelplatte	erst helle, dann oft bräunliche oder dunkelgelbe Verfärbung	Nagelpilz
brüchige, rissige, dünne Nägel	–	Mangelsyndrome
unspezifische Defekte	vereinzelte Abbrüche und Einrisse, unregelmäßiger bis fehlender freier Rand	Traumen (z. B. durch handwerkliche Tätigkeiten); psychiatrischer Hinweis
Osler-Splits/-knötchen	kleine, auf Mikroembolien basierende petechiale Blutungen an den Akren, insbesondere unter den Kuppen der Finger- und Fußnägel; meist Bestand für 12–24 h; schmerzhaft; beidseitig	Endokarditis; hyperallergische Arteriolitis

Symptomatik

Die Entzündung zeigt sich am Nagelsaum oder auch an der Weichteilkuppe mit klassischen Symptomen (**Rötung**, **Überwärmung** und v. a. **Schmerz**). In einigen Fällen bilden sich sichtbare Eiterblasen. Insbesondere bei geschlossenen Entzündungsherden ist rasch das Lymphsystem beteiligt – es kommt zur **Lymphangitis** (Lymphbahnentzündung, landläufig fälschlich auch als „Blutvergiftung" bezeichnet), die von einer deutlichen **Einschränkung des Allgemeinbefindens** (insbesondere durch Fieber) begleitet wird.

Diagnostik und Therapie

Die **Diagnose** wird anhand des klinischen Bildes gestellt.

Die **Therapie** richtet sich nach Intensität und der Ausdehnung des Geschehens. In einfachen Fällen ist die **Ruhigstellung** der betroffenen Extremität bei Anwendung **antiseptischer Umschläge** ausreichend. Bei verkapselten Entzündungen ist eine **operative Eröffnung**, bei einer Ausbreitung eine **antibiotische Therapie** unumgänglich.

Fazit – Das müssen Sie wissen

Panaritium

Eitrige Entzündung im Bereich der **Finger** oder **Zehen** (wenn der **Nagelwall** betroffen ist, auch **Paronychie** oder Umlauf genannt). Eintritt der Bakterien über kleine Hautverletzungen (v. a. bei geschwächtem Immunsystem) → **schmerzhafte Rötung** und **Überwärmung**. Die Therapie erfolgt durch **Ruhigstellung**, **antiseptische Umschläge**; ggf. operative **Eröffnung** und **Antibiotika**.

4.6.12 Vertiefungsfragen zu Erkrankungen der Haut

Vertiefungsfragen

Frage 1

Bitte nennen Sie Erkrankungen der Haut, denen Sie als Heilpraktiker häufig in Ihrer Praxis begegnen. In welchen Fällen dürfen Sie diese behandeln?

Musterlösung:

Der Heilpraktiker hat Behandlungsverbot bei Hautkrankheiten, die in § 6 Abs. 1 Satz 1 Nummer 1, 2 und 5 oder in § 34 Abs. 1 Satz 1 aufgeführt sind oder bei denen die Erreger in § 7 aufgelistet sind oder die sexuell übertragbar sind. Dazu zählen u. a. das Erysipel, die Impetigo contagiosa und die Skabies, streng genommen auch Warzen. Vor dem Hintergrund der Sorgfaltspflicht werden bösartige Hauttumoren nicht behandelt; die Patienten werden an eine Fachklinik verwiesen. Dasselbe gilt in gravierenden Fällen, in denen die Therapie mit verschreibungspflichtigen Medikamenten (z. B. Kortikoide bei hartnäckigen oder schweren Entzündungsreaktionen) angezeigt ist.

Patienten mit allergisch bedingten Hauterkrankungen, mit Akne, dem seborrhoischen Ekzem, Dyshidrosis, Psoriasis und Neurodermitis können behandelt werden. Bei Herpes und Mykosen kommt es auf die Übertragungswege und die Lokalisation an – hier kommt der § 24 IfSG (sexuell übertragbare Erkrankungen) zum Tragen. Für eine operative Entfernung einer Hauteffloreszenz (z. B. bei Lipomen, ausgeprägten Fibromen oder Hämangiomen) wird an den Facharzt verwiesen.

Frage 2

Bitte nennen Sie Gemeinsamkeiten und Unterschiede der Psoriasis und der Neurodermitis.

Musterlösung:

Sowohl die Neurodermitis als auch die Psoriasis zeigen häufig einen chronisch-schubweisen Verlauf. Die genaue Ätiologie beider Erkrankungen ist nicht geklärt, wird aber mit bestimmten endogenen Auslösern wie z. B. Stress und Stoffwechselstörungen in Verbindung gebracht. Symptomatisch zeigen beide Juckreiz und häufig weitere Beeinträchtigungen (z. B. allergischen Reaktionen).

Während die Neurodermitis bereits im Säuglingsalter auftreten kann und häufig im Jugendalter zu finden ist, liegt die Erstmanifestation der allermeisten Psoriasis-Fälle im 2.–3. Lebensjahrzehnt.

Die Hauptlokalisationen der typischen Erkrankungsherde liegen bei der Neurodermitis an den Beugestellen, bei der Schuppenflechte vor allem an den Streckseiten der Extremitäten. Beide Erkrankungen können als Nebenlokalisation auch Hautveränderungen am Haaransatz zeigen.

Bei beiden Erkrankungen kann es zu sog. Glanznägel kommen, die vom Umgang mit dem Juckreiz herrühren, bei der Psoriasis sind weitere Nagelveränderungen (Tüpfel- und Ölfilmnägel) jedoch typisch und in manchen Fällen vorrangig.

Sachverzeichnis